AF549322

KARINA REICHL

Fräulein Grüns

KRÄUTER WUNDER

KARINA REICHL

Fräulein Grüns KRÄUTERWUNDER

Entspannt, geerdet und gesund
mit der Kraft der Natur

INTEGRAL

Inhalt

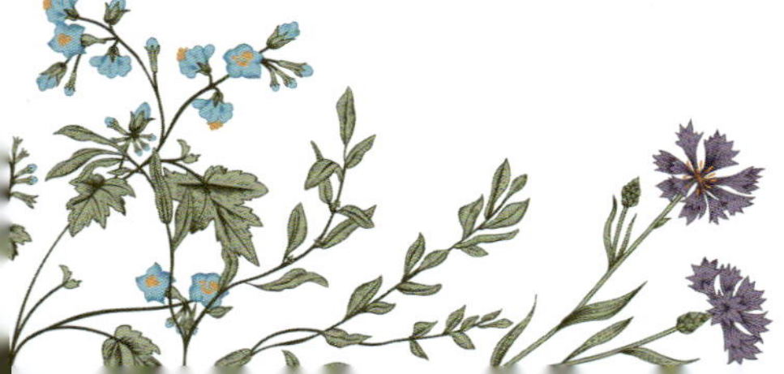

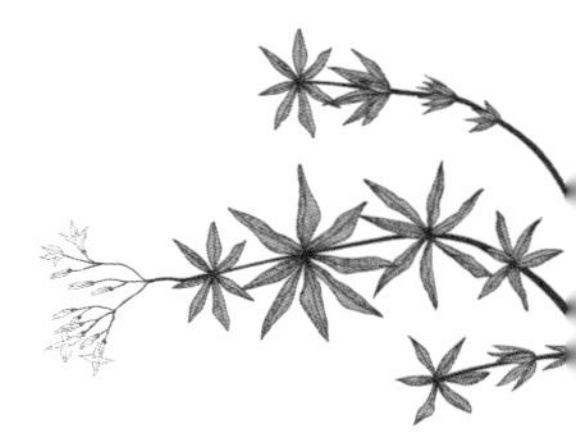

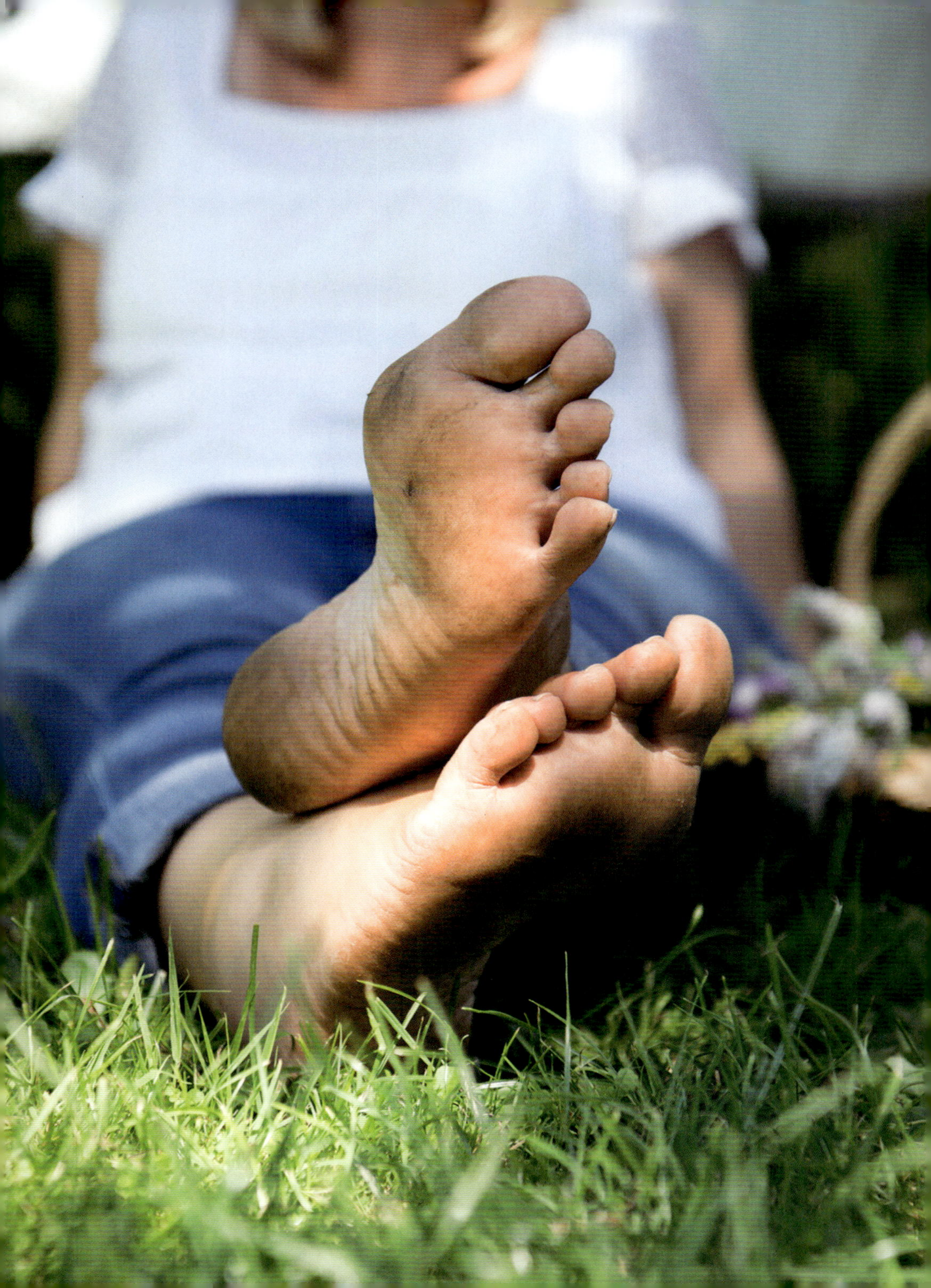

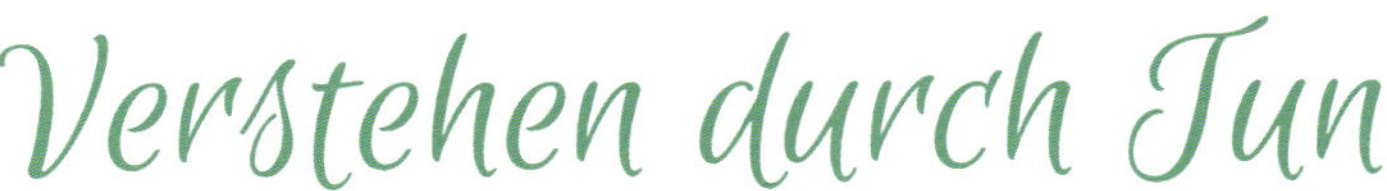

Verstehen durch Tun

Wie wird eine Radiomoderatorin und Marketingmanagerin plötzlich zur Kräuterexpertin mit eigenem Blog? Wieso bewegt sich eine Frau, deren Heimat die Medienwelt und schicke Partys waren, plötzlich am liebsten draußen in der Natur? Ganz einfach: Weil ich genau dort, im Grünen und bei den Heilkräften der Kräuter, meine wahre Erfüllung fand. Ein Gefühl tiefer Zufriedenheit. Und genau das möchte ich dir mit diesem Buch weitergeben.

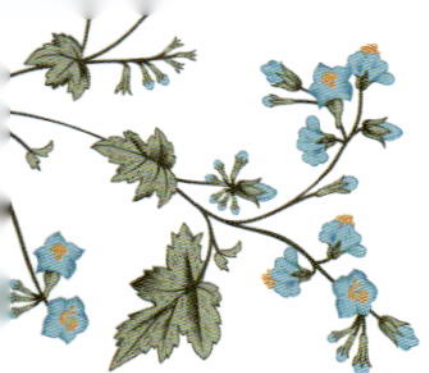

Einfach beginnen

Bereits mit den ersten Worten in diesem Buch möchte ich dir einen kleinen Anstupser geben: Wenn du das nächste Mal auf einer Wiese bist, zieh deine Schuhe und Socken aus, bewege bewusst deine Zehen und fühle die Freiheit, die ihnen die frische Luft verschafft. Und nun geh durch die Wiese, langsam … Schritt für Schritt … Was spürst du? Den kühlen, feuchten Boden? Grashalme, die deine Sohlen kitzeln? Kleine Steine, die deine Füße massieren? Nimm jedes Gefühl bewusst wahr. Fang an, das Berühren des Bodens zu genießen. Spür deine Erdung. Und dann atme einmal bewusst und lange tief ein und aus …

Du fragst dich, warum ich hier ausgerechnet mit dem Barfußlaufen in einer Wiese beginne? Weil es genauso auch bei mir begonnen hat. Barfußlaufen empfinde ich als den heilsamsten, einfachsten und effektivsten Einstieg zurück in die Natur und damit auch in die Welt der Kräuter. Bei allem, was ich heute tue, treibt mich ein besonderer Wunsch an: Ich wünsche mir, dass immer mehr Menschen etwas tun, das wirklich ihrem Naturell entspricht. Ich habe selbst eine ganze Weile gebraucht und bin einige, vielleicht notwendige Irrwege gegangen, bis ich wieder zu einem Gefühl zurückgefunden habe, das mich schon in frühester Kindheit erfüllt hat: das Gefühl von Glück und Gelassenheit beim intensiven und unmittelbaren Erleben der Natur.

Auf meinem späteren Berufsweg als Radiomoderatorin, Projektleiterin und Social-Media-Managerin ist unter dem Arbeitsdruck sehr, sehr viel davon in Vergessenheit geraten. Es gab eine Zeit in meinem Leben, wo ich mich wirklich ausgebrannt, ausgenutzt, kraftlos und leer gefühlt habe. Ich habe eine Weile gebraucht, um aus diesem schlechten Traum wieder aufzuwachen, zur Natur und zu einem »natürlichen« Leben zurückzufinden und beides – modernes Leben und Naturerleben – miteinander in Verbindung und in Einklang zu bringen. Heute kann ich daraus eine völlig neue Kraft und Stärke für mein Leben gewinnen. Wie mir das nach dem ersten »Aufwachen« mit ganz einfachen, völlig natürlichen Mitteln sehr rasch gelungen ist und wie es auch dir gelingen kann, davon handelt dieses Buch. Ich möchte dir mein Wissen und meine Erfahrungen weitergeben, so wie ich es seit einigen Jahren auch mit meinem Blog www.fräuleingrün.at tue. Auch ihn habe ich genau aus diesem Grund ins Leben gerufen: Menschen zu helfen, zurück zur Natur und zu dem zu finden, was sich in ihrer unmittelbaren Umgebung befindet.

DU BIST EIN TEIL DER NATUR

Auch wenn wir sie vielleicht einen Großteil der Zeit nur vom Fenster aus sehen und auch da oftmals nur als Baum zwischen Häuserzeilen, ist es doch eine Tatsache: Wir kommen aus der Natur und wir sind Natur. Das zu begreifen und zu erspüren, hat mich gerettet. Wir leben in einer Zeit, in der uns die Zeit fehlt. Wir hetzen von einem beruflichen Termin zum nächsten, immer erreichbar, immer »on«, und auch unsere Freizeit ist bis oben hin komplett ausgefüllt und durchorganisiert. Zwischendurch checken wir, was auf den Social-Media-Kanälen los ist, um nur ja nichts zu verpassen. Alles muss immer schneller und effektiver funktionieren. Aber wofür?

Ich bin jahrelang etwas hinterhergelaufen, das ich nicht greifen konnte, was mich aber durchgehend gestresst hat. Ich wollte immer dabei sein, für jeden da sein, alles im Griff haben, noch mehr erreichen und noch glücklicher werden – denn das müssen wir ja, oder? Irgendwann merkte ich, dass ich statt glücklicher immer unglücklicher wurde. Meine Welt wurde immer oberflächlicher und ich immer einsamer. Bis ich mir eines Tages diese einzig richtige Sinnfrage stellte: Was macht mein Leben wirklich aus? Ist es die Arbeit, die mich viele Stunden an einen Ort bindet, an dem ich eigentlich nicht sein möchte? Ist es meine Freizeit, die ich oft nach den Bedürfnissen anderer gestalte? Sind es die Dinge, die ich mir »gönne«, um mich dafür zu belohnen, dass ich wieder einmal vieles unter Zeitdruck gemeistert habe?

Als mir dann wieder mal alles zu viel wurde, bin ich raus in die Natur. Unbewusst, ein Teil von mir rief einfach danach. Ich habe mich nach Stille und

Ruhe gesehnt. Ich wollte durchatmen, einen klaren Kopf bekommen, wieder runterkommen. Man könnte auch sagen: Ich wollte mich wieder erden – und das begann mit einer ganz einfachen Handlung, spontan, ohne Überlegung, aus einem echten Bedürfnis heraus. Ich habe mir einfach die drückenden Schuhe ausgezogen, um meinen Füßen Freiheit zu geben, und bin barfuß durch eine Wiese gegangen. Erst langsam, tastend bin ich über das feuchte Gras gegangen, unendlich glücklich, wieder etwas zu spüren. Am Ende habe ich dann sogar in der Wiese gelegen, um diese kühle Erde unter mir voll und ganz zu spüren. Endlich hatte ich es wiedergefunden! Dieses Glücksgefühl, das meine ganze Kindheit bestimmt hat. Ein Gefühl, so erfüllend und wertvoll, dass es mir heute noch die Tränen in die Augen treibt, wenn ich daran denke. Das war die Initialzündung für eine komplette Richtungsänderung in meinem Leben. Undramatisch. Und doch ungeheuer machtvoll, logisch und enorm wichtig für alles Weitere.

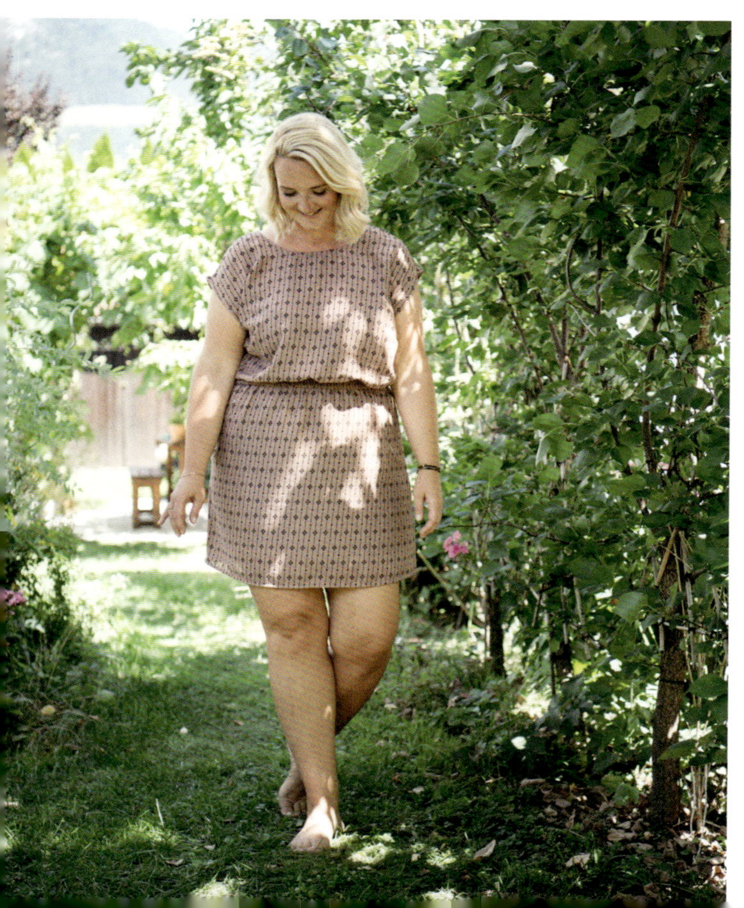

Wie? Ich bin barfuß herumgelaufen, und das hat alles verändert? Ja! Denn es ist einfach, wieder die Natur und dabei sich selbst zu spüren. Probier es einfach mal aus. Du wirst geerdet – wortwörtlich –, ohne viel dafür tun zu müssen. Es passiert einfach von selbst. Ohne Schuhe das Gefühl von Freiheit zu spüren und zu merken, dass wir dafür geschaffen sind, auf weichen Wald- und Wiesenböden zu laufen: Das ist mein persönliches Glücksrezept, das ich liebe und das ich gern mit dir teile. Denn vielleicht möchtest auch du dir endlich viel mehr Gutes tun – so wie ich damals. Dir vielleicht öfter eine Auszeit nehmen, einfach das unternehmen, worauf du gerade Lust hast, genüsslich abschalten.

Aber natürlich habe ich das »Ich mach das nur für mich« erst lernen müssen. Es ging nicht von selbst, diese kurzen Auszeiten ohne schlechtes Gewissen in mein Leben zu integrieren. Doch meine Begeisterung für die Kräuter, den Wald und die Natur hat mich dabei unterstützt. Ich merke das auch immer wieder bei den Teilnehmern meiner Naturwanderungen. Das schlechte Gewissen ist einfach ein Teil von uns, und es drückt auf unsere Brust, bis wir fast nicht mehr atmen können. Eine meiner Wanderungen ist die »Wiese, Wasser, Wald & Wunder Wanderung«, bei der ich Naturinteressierte um einen See im Salzburger Land führe. Dort geht es zum einen natürlich um die regionalen Kräuter und wie man sie erkennen und einsetzen kann, aber auch um den Wald. Wir tauchen dort kurz hinein, um wegzukommen vom Alltag und zu sehen, was die Stille im Wald in uns auslösen kann. Ich möchte zeigen, was es bedeutet, sich eine Auszeit ohne schlechtes Gewissen zu nehmen. Und genau dort, im ruhigen Wald, wo es eigentlich um Stille geht, öffnen sich viele der Teilnehmer und erzählen, dass sie sich niemals erlauben würden, einfach nur in den Wald zu gehen und nichts zu tun. Die Gedanken an das, was alles noch auf der To-do-Liste steht, lassen es nicht zu, dass sie sich fallen lassen und entspannen könnten. Oft höre ich dabei auch, dass es sie Überwindung gekostet hat, ihre spärliche Zeit in diese Wanderung zu investieren, wartet doch zu Hause so viel anderes, was sie erledigen müssen. Doch es ist genau dieser erste Schritt, dieser Ruf, auszubrechen und in die Natur zu gehen, der viele dann zu einer geführten Naturwanderung verleitet. Wir haben es verlernt, aus unserem eigenen Willen heraus diesem natürlichen Ruf zu folgen, Erholung in der Natur zu suchen. Aber nur dort können wir unsere leeren Batterien wieder aufladen, Kräfte für den durchgetakteten Alltag finden und uns erholen.

Bereits 1890 hat der US-amerikanische Psychologe William James festgestellt, dass es zwei Arten von Aufmerksamkeit gibt. Auf der einen Seite die gerichtete Aufmerksamkeit, die uns heutzutage meist den ganzen Tag über fest im Griff hat – und oft auch noch ein Grund für schlaflose Nächte ist. Mit ihrer Hilfe funktionieren wir in der Schule, im Beruf, im Straßenverkehr, sogar im Privatleben. Wir müssen fokussiert sein und bleiben. Und genau das kostet Energie, die uns irgendwann einfach ausgeht, wie einer Batterie, die unentwegt gefordert wird. Aber erlauben wir es uns, diese Batterie wieder aufzuladen? Auch wenn wir es nicht wollen, es geht oft gar nicht, weil wir aus dieser gerichteten Aufmerksamkeit nicht rauskommen. Ganz im Gegenteil: Wir konzentrieren uns in Zeiten der nachlassenden Kräfte noch mehr darauf, gut zu funktionieren, um alles in unserem Alltag zu schaffen. Und das kostet uns dann noch mehr unserer Kraftreserven.

Aber was bietet den Ausgleich zur gerichteten Aufmerksamkeit, was ist das Yin zum Yang? Auch das hat James rausgefunden: Es ist die Faszination. Sie ist eine andere Art der Aufmerksamkeit. Das heißt nicht, dass wir dafür unbedingt einen Artisten sehen müssen, der sich durch die Lüfte schwingt, bis wir vor lauter Faszination den Atem anhalten. Das Einfachste, was uns fasziniert, ist die Natur in all ihren Facetten – und genau das mache ich dann auch meinen Teilnehmern bewusst. Schon bei den ersten Schritten hinaus sind sie fasziniert, in welchen Blau- und Grüntönen der See schimmert, wie intensiv der wilde Thymian riecht, wie üppig eine einfache Blumenwiese abseits der Straße blüht und wie ruhig es sein kann, wenn wir nur ein paar Meter in ein kleines Waldstück eintauchen. Genau diese Faszination wartet überall um uns herum, kostenlos und oft direkt vor dem Fenster. Die wilden Kräuter und Pflanzen können uns helfen, die Aufmerksamkeit zu verändern, denn wenn wir auf die Suche nach ihnen gehen, Ausschau halten nach Gänseblümchen, Löwenzahn und Co., auch dann sind wir fasziniert, in diesem anderen Modus, der uns den gewünschten Ausgleich bringt. Und sind wir ausgeglichen, dann können wir uns auch endlich wieder spüren, wir nehmen unsere Umwelt wieder bewusster wahr – und plötzlich zeigt uns der Verstand, was wichtig ist und was uns eigentlich nur unnötig Energie kostet.

Das klingt vielleicht zu schön, um wahr zu sein, zu einfach, aber nach der dreistündigen Wanderung, bei der wir abschließend noch einen kleinen Kneipp-Ausflug in ein eiskaltes Becken machen, sind die Teilnehmer tiefenentspannt.

Sie tragen ein zufriedenes Lächeln auf den Lippen, und ich merke es oft auch an der Geschwindigkeit ihres Sprechens, dass die Runde in der Natur gewirkt hat. Oft rasen am Anfang ihre Worte und Fragen nur so aus ihren Mündern heraus. Am Ende der Tour redet jeder von ihnen langsamer und auch in einer tieferen Tonlage, also einfach entspannter.

Und das Allerbeste: Es muss nicht immer eine dreistündige Wandertour sein, die uns die Faszination und den Ausgleich bringt. Es reicht aus, einfach selbst in die Natur zu gehen – und das am besten regelmäßig, um es gar nicht so weit kommen zu lassen, dass die Batterien sich bis zur erschöpfenden Gänze leeren.

DIE EINFACHSTE REGEL: TU ES

Wie du vielleicht schon bemerkt hast, ist dieses Buch eine Handlungsaufforderung, ein schneller und einfacher Leitfaden dafür, wie du die Natur und ihre Kräuter in deinen Alltag integrieren kannst. Es geht um das Tun, um dein Tun. Was mir dabei ganz wichtig ist: Du sollst wissen, dass ich mein Leben nicht komplett umgekrempelt und dieser »schnellen und effektiven« Welt den Rücken gekehrt habe. Ganz im Gegenteil: Ich habe die Natur und die Kraft durch meine bewusst dort investierte Zeit in mein Leben eingebaut. Ich habe sozusagen eine alte Freundin wiedergefunden, die ständig erreichbar und immer um mich herum ist. Durch sie habe ich meine Balance zurückgewonnen und bin in der Lage, bestens geerdet Arbeit, Familie, Freunde, Freizeit und auch Probleme wieder zu meistern, ohne das Gefühl zu haben, machtlos und überfordert zu sein. Damit auch du schnell und einfach diese Erfahrung machen und erleben kannst, was Erdung bedeutet, habe ich dich gleich zu Beginn dieses Buches aufgefordert, barfuß durch eine Wiese zu laufen. Egal, ob draußen in der Natur oder direkt in der Stadt: raus aus den Schuhen und schon mit dem ersten Schritt das feuchte Gras, das deinen Körper automatisch erfrischt, wahrnehmen. Die Erde darunter spüren, das wohlig warme Gefühl, das sie auslöst. Die Gräser erleben, die kleinen Blüten und Blätter, die sich zwischen deinen Zehen durchschlängeln. Du gehst einfach ein paar Schritte, schließt dabei vielleicht auch die Augen und holst nach einigen Momenten tief Luft. Das wird dir am Anfang möglicherweise schwerfallen, denn wir haben verlernt, tief durchzuatmen. Doch das Atmen ist der Grundstein für ein gesundes Leben: durchatmen können, die Luft im Bauch spüren, sie drinnen behalten und dann wieder ausatmen, alles rauslassen und Platz schaffen für etwas Neues.

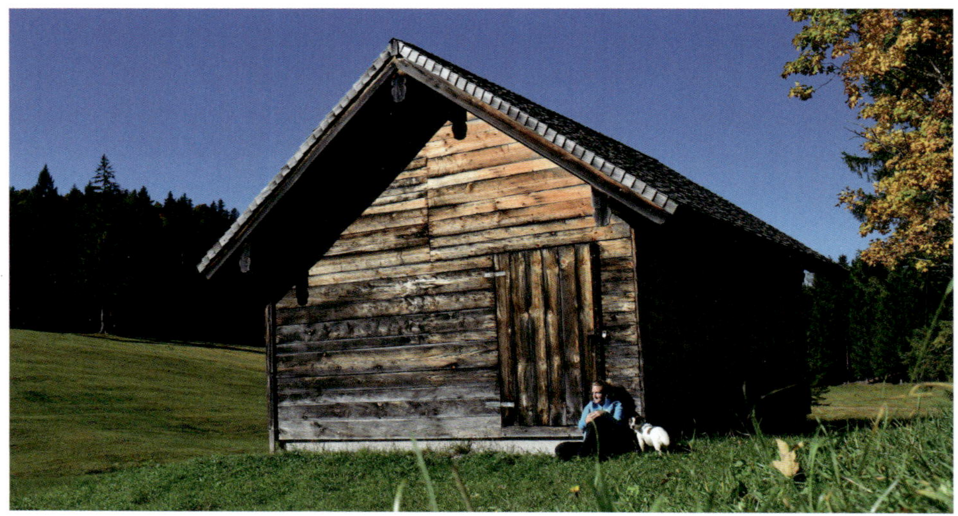

DEIN ERSTES KRÄUTERREZEPT

Da du jetzt schon in dieser wunderbaren, vielfältigen Wiese stehst, schau dich um. Erkennst du das Gänseblümchen? Dieses alltägliche Blümchen, dem wir kaum mehr unsere Aufmerksamkeit schenken? Was du wissen solltest: Das Gänseblümchen ist eine starke Heilpflanze, von der du in diesem Buch noch mehr erfahren wirst. Nimm dir doch schon mal ein paar Blumenköpfchen mit nach Hause, denn ihre reinigende Wirkung für den Körper kannst du dir sofort zunutze machen, indem du dir einen Tee damit zubereitest. Dir gefällt jetzt schon, wie unkompliziert du dir die Natur und ihre wilden Kräuter zu Hilfe holen kannst? Das freut mich. Und es ist erst der Anfang.

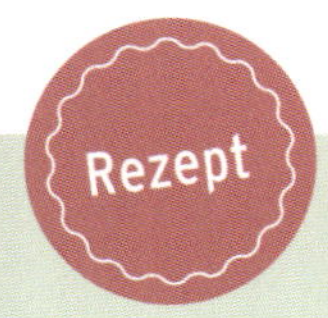

Gänseblümchen-Tee

Zutaten

5 bis 6 Gänseblümchenblüten | ¼ Liter Wasser

Die Blütenköpfe in eine Tasse geben, mit kochend heißem Wasser übergießen, Deckel drauf und zehn Minuten ziehen lassen. Dann durch ein Sieb gießen und gemütlich trinken.

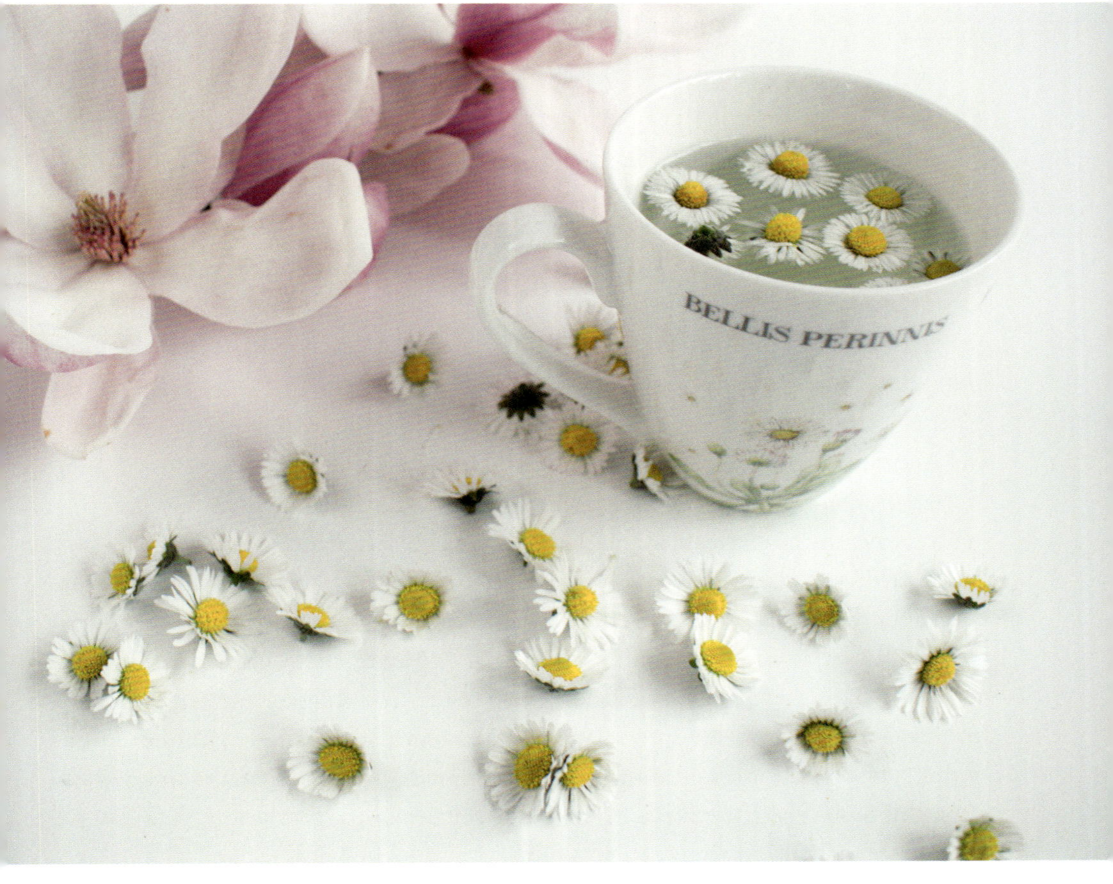

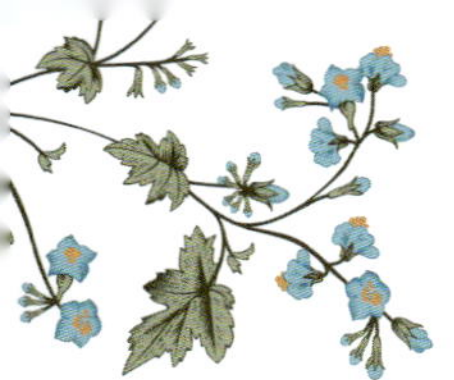

Die neue Erdung

Ich lebe in Salzburg. Das ist keine große Metropole, aber dennoch eine Stadt, in der Kunst, Kultur, schicke Menschen, viele Cafés, Lokale und Events dazu einladen, sich zu »beschäftigen«. Aber es gibt hier auch die grüne Seite. Meinen Garten zum Beispiel, in dem ein riesiger alter Apfelbaum thront. Die Stadtberge wie den Kapuzinerberg, wo ich nach wenigen Metern weg vom Touristen-Hot-Spot mitten im Wald stehe und wo sogar auch Gemsen leben. Die vielen Seen rund um die Stadt, die ich nach kurzer Autofahrt erreichen kann, und natürlich die zahlreichen Wanderwege und Almen mit ihren Kräuterwiesen in den Bergen, von denen ich einige schon nach wenigen Wanderminuten erreichen kann.

Ich verbringe so viel Zeit wie möglich in der Natur und verstehe dabei immer mehr, dass dieses »moderne« Leben, wie wir es heute meist führen, unnatürlich ist. So viele sitzen den ganzen Tag vor einem Computerbildschirm (es wird ja schon gesagt, dass das viele Sitzen das »Rauchen unserer Zeit« ist), abends gehen sie in einen anderen geschlossenen Raum, um dort in klimatisierter Luft Sport zu treiben, ständig umgeben von elektronischen Geräten, die teilweise sogar direkt am Körper kleben, damit sie ihre gesundheitlichen Werte checken und überprüfen können, was die 432 virtuellen Facebook- oder Instagram-Freunde gerade Tolles erleben. Was treibt uns an? Was wollen wir? Ein super Leben mit viel Action in der Freizeit und einem Traumjob? Den hatte ich …

»Hey, wow, du moderierst beim Radio?« Ja, ein Traum für viele. Damals auch für mich. Medien, Werbung, Marketing, das waren meine Stationen. Diese berufliche Richtung wollen viele einschlagen. Einen Job haben, der »anders«, modern, lukrativ ist.

Ich war immer schon die Entertainerin, habe beruflich und privat unterhalten. Wollte, dass mich die Leute mögen, und habe viel von mir selbst ausgeklammert, um anderen zu gefallen. Denn das wollen und müssen wir ja: gefallen. Ich habe nichts für mich gemacht, ich fühlte mich nicht wichtig, nur die anderen waren es und denen musste ich gefallen – im Job, in der Familie, im Freundeskreis. Aber das hat mich mein fröhliches, sonniges Wesen gekostet. Nach außen hin war ich es noch – die starke Frau, die Karriere macht und dabei Spaß hat und viel erlebt. Nach innen hin habe ich aber irgendwann einfach nichts mehr gespürt, kein Glück, keine Freude. Nichts von dem, was ich mir gekauft und »gegönnt« habe, keine Party und keine neuen Bekanntschaften haben mir ein Gefühl von Zufriedenheit und Ausgeglichenheit gebracht. Und dann kam der Tag, an dem ich wusste: Ich wollte so nicht weitermachen.

Ich wollte mich wieder spüren. Und so war ich eines Tages barfuß durch eine Wiese gegangen und hatte mich dabei überglücklich gefühlt. Danach habe ich immer wieder die vielen kleinen Pflanzen in den Wiesen mit Blicken studiert und mich gefragt: »Was können diese Kräuter vor der Haustür wohl alles für uns tun?« Einiges wusste ich noch von meinen Eltern und meiner Oma, die mich als Kind schon bevorzugt mit Kräutern und Pflanzen wie Kamille oder Fenchel und mit natürlichen Hausmitteln wie einem Essigwickel bei Fieber gesund gepflegt haben. Aber ich wollte mehr wissen und meldete mich zu einem Kräuterkurs an. Etwas Trendiges musste es sein. Ein Workshop für Green-Smoothies mit Kräutern. Dabei mochte ich damals gar keine Smoothies.

Neben dem praktischen Teil in der Küche stand auch eine Kräuterwanderung auf dem Programm. Und dabei hat sich das Feuer, das seit einiger Zeit in mir brannte, vergrößert. Wir sind tatsächlich nur ein paar Schritte gegangen. Stop and go von einem grünen Blatt am Baum zum nächsten Blümchen in der Wiese. Ganz unscheinbare Pflanzen sind mir begegnet, und ich erfuhr zum ersten Mal wieder bewusst etwas von den wirksamen Kräften der wilden Pflanzen für uns Menschen. Von der ersten Sekunde an war ich wie gefesselt, ich glaube, ich habe sogar oft mit offenem Mund dagestanden. Wie ein kleines Kind, bei dem die Begeisterung für etwas noch im Funkeln der Augen zu sehen ist. Zum ersten Mal seit Langem spürte ich wieder so etwas wie Begeisterung. Ich war beflügelt von dem, was ich gesehen, gerochen, gespürt und geschmeckt habe.

Ganz ruhig und leise sind wir zum Beispiel an einer Linde vorbeigegangen, haben ein Blatt gepflückt und gegessen. Ganz anders als erwartet, schmeckte dieses hellgrüne Blatt im Frühling zart und mild. Am Anfang sogar ein bisschen rau auf der Zunge. Bei längerem Kauen entfaltete sich dann eine leicht schleimige Konsistenz, die sich im Mund aber nicht unangenehm anfühlte. Erst in meiner späteren Ausbildung habe ich erfahren, dass ich hier den wertvollen Inhaltsstoff Schleim gespürt habe, der uns besonders bei Hals- und Magenschmerzen helfen kann. Dort unter der Linde habe ich in diesem Moment wiederentdeckt, wie vielfältig und abwechslungsreich die Natur schmecken kann.

Es ging weitere kleine Schritte durch eine Wiese hindurch, die ich mir erstmals genauer angesehen habe, weil ich mir dafür bewusst Zeit genommen habe. Und plötzlich verwandelte sich der anfängliche grüne Teppich für mich in eine vielschichtige Komposition aus kleinen unterschiedlichen Gräsern, verschieden bunten Blumen, großen und kleinen Blättern, die rund, gezackt oder gefiedert waren. Ein Buffet der Natur, von dem wir uns nur bedienen müssen. Diese scheinbar kleinen Dinge, die um uns herum wachsen, haben mich verwandelt, und die Farbe Grün hat mir an diesem Tag neue Hoffnung gegeben. Wie sehr das alles mein Leben verändern sollte, wusste ich noch nicht.

Nach diesem Kräuterkurs bin ich in mein Auto gestiegen und wollte meiner Mutter am Telefon von meinen Erlebnissen erzählen, aber plötzlich konnte ich nicht mehr aufhören, zu weinen und zu schluchzen. Mit den Pflanzen und Kräutern sein, das war es, was ich machen wollte! Das war es, was für mich einen Sinn ergab. Ich wollte die Natur und die Kräfte der Kräuter in mein Leben bringen – und genau betrachtet waren sie ja schon da. Komplett verheult, aufgelöst, aber glücklich kam ich nämlich zu Hause an und bemerkte, dass ich schon einige Bücher über Kräuter, Heilpflanzen und Naturanwendungen von meiner Oma bei mir im Regal gehortet hatte. Beim Betrachten dieser kleinen Naturbibliothek wurde mir klar: Das wird mein neues Leben sein.

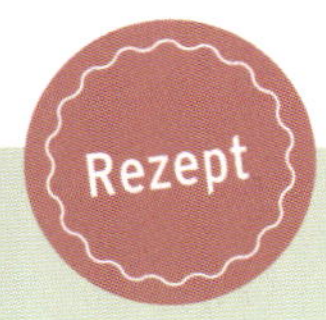

Kräutersmoothie

Die wilden Kräuter und Pflanzen der Natur kannst du in den verschiedensten Formen in dein Leben und deinen Alltag bringen. Vor allem kulinarisch. Bei dem erwähnten Kräuterkurs haben wir einen Smoothie mit den selbst gesammelten Kräutern gemixt. Dieses schnelle Rezept ist ideal als Einstieg in die kulinarische Kräuterwelt geeignet.

Zutaten

1 Apfel (oder Obst nach Wahl)
2 Handvoll wilde Kräuter wie Gänseblümchen, Löwenzahn oder Brennnessel
1 Spritzer frische Zitrone
¼ Liter Wasser
Honig, falls du es ein wenig süßer magst

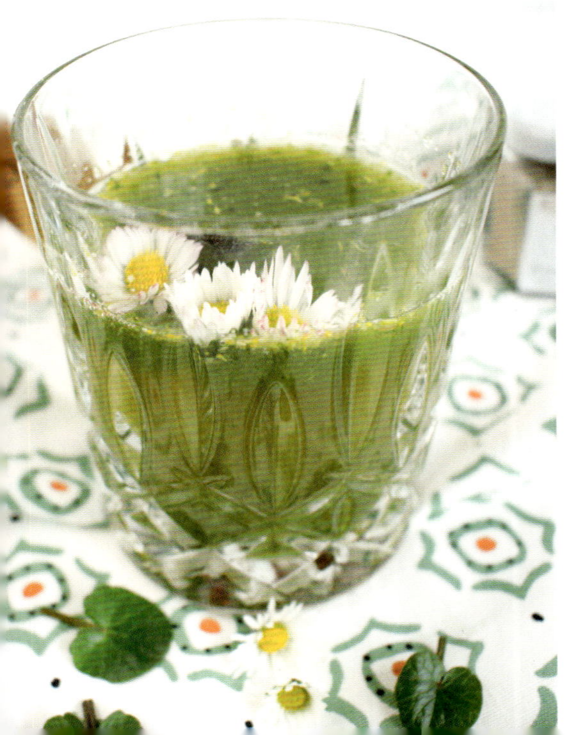

Den Apfel mit der Schale kleinschneiden und mit den Kräutern, der Zitrone und dem Wasser in den Mixer geben. Alles gut durchmixen und fertig. Wenn dir der Smoothie durch die Apfelschale zu breiig ist, kannst du ihn abseihen. Zu empfehlen wäre aber, alles zu trinken, da du so wichtige Ballaststoffe und Vitamine mit aufnimmst.

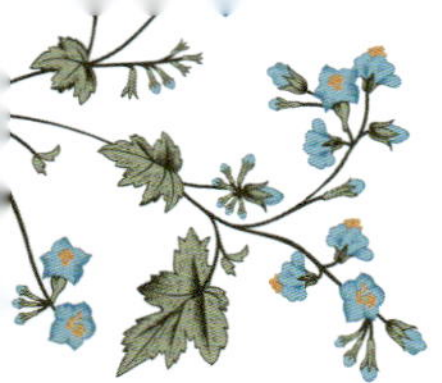

TEH statt TCM

Wieso boomt die TCM (Traditionelle Chinesische Medizin) bei uns so sehr, und warum verwenden viele von uns Kräuter, Wurzeln und Heilpflanzen, die Tausende Kilometer von uns entfernt wachsen? Das ist eine Frage, die mich nach meiner ersten Kräuterwanderung viel beschäftigt hat. Direkt vor unserer Nasenspitze wachsen unzählige Schätze, die uns zum einen Nahrung sein und uns zum anderen bei Krankheiten und anderen Problemen unterstützen, ja sogar heilen können. Aber irgendwie scheint das kaum jemand zu wissen. Zumindest war ich erstaunt, dass meine ersten Online-Recherchen über regionale Kräuter-Heilanwendungen damals kaum ein Ergebnis erbrachten. Deshalb habe ich mich auf die Suche nach einer Ausbildung begeben, die mich weiter in die Welt der regionalen Kräuter führt. Die Frage, warum TCM vor dem Regionalen zu kommen schien, war für mich wegweisend. Klar, wenn wir uns die Geschichte ansehen, liegt es auf der Hand, warum die TCM ihren Weg bis nach Europa geschafft hat. In China wird auch heute noch altes Wissen rund um Pflanzen und alternative Behandlungen von Generation zu Generation weitergegeben. Die alten und weisen Menschen werden mit viel Achtung behandelt und für ihr Wissen geehrt. Man hört gern auf ihre Ratschläge, wenn es um die Gesundheit geht. Alternative Heilanwendungen stehen in Fernost an erster Stelle. In unseren Breitengraden hingegen ist das alte Wissen fast ausgestorben. Stichwort Mittelalter: Vieles ist durch die Inquisition verloren gegangen. Aber doch nicht alles, oder? Schon meine Eltern haben mich bei Fieber mit Essigwickeln gepflegt oder mich Kamille inhalieren lassen. Es werden also immer noch ein paar Rezepte des alten Heilwissens überliefert. Also musste es doch auch eine Ausbildung geben, die regionales Wissen rund um Heilmethoden und Heilkräuter weitergibt.

Ein kleiner Ostermarkt schließlich hat mich auf die Spur der TEH (Traditionelle Europäische Heilkunde) gebracht. Fast magisch angezogen hat mich dort ein kleiner Tisch mit Kräuterprodukten wie Ringelblumensalben, Haustee-Mischungen mit Hagebutten und Malve sowie selbst gemachter Hustensaft aus Fichtenwipferln. Gekauft habe ich mir ein graues, nicht sehr ansehnliches Pulver, das meinen Darm wieder auf Vordermann bringen sollte. Viel hatte ich schon versucht, aber geklappt hatte bis dato nichts. Und jetzt: Eibischwurzel, Fenchel, Kümmel, Löwenzahnwurzel, Angelikawurzel, Schafgarbe … Lauter regionale Kräuter, die es nach zwei Tagen geschafft hatten, mein Problem in den Griff zu bekommen. Das hat mich so fasziniert, dass ich mir den Herkunftsort des Pulvers genauer angesehen habe. So bin ich auf die TEH in Unken im Salzburger Land gestoßen. Ein Verein, der es sich zur Aufgabe gemacht hat, regionales Wissen über Kräuter und deren Anwendungen weiterzugeben. Mein Glück war komplett, als meine Recherche zeigte, dass in meinem Bundesland eine Ausbildung zur diplomierten Kräuterpraktikerin angeboten wird. Es hat nicht lange gedauert und ich war angemeldet und voller Vorfreude, bis es losging. Diese Zeit habe ich natürlich genutzt und mich tief in die Kräuterbücher meiner Oma gegraben. Ich habe schnell gemerkt, wie einfach es ist, die Natur als Unterstützerin zu gewinnen. Man muss nur wissen, wie es geht.

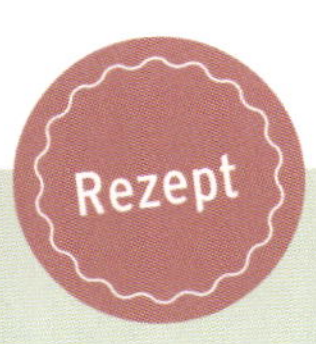

Bitteressig für den Darm

Wenn du Probleme mit dem Darm hast, dann kann ich dir jetzt schon das Kapitel rund um den Löwenzahn ans Herz legen. Bitterstoffe sind ein wichtiger Faktor, um alles wieder in Schwung zu bringen. Du kannst dir auch Apfelessig und Kräuter zu Hilfe holen und dir so einen Darmessig zaubern. Super geeignet für dein Salatdressing.

Zutaten

- ¼ Liter Apfelessig
- 2 Esslöffel Engelwurzwurzel
- 2 kleine Zweige Rosmarin
- 2 Esslöffel frischen Salbei

Idealerweise verwendest du einen nicht pasteurisierten Apfelessig, der gute Bakterien für deine Darmflora enthält. Alle Zutaten werden in ein Schraubglas oder eine Flasche gefüllt und müssen mindestens zwei Wochen stehen. Du musst den Essig dann nicht abseihen, sondern kannst die Kräuter ruhig in dem Glasgefäß lassen. So ist es auch ein hübsches Geschenk. Den fertigen Bitteressig kannst du als Salatessig verwenden oder du trinkst kurmäßig über drei Wochen hinweg jeden Morgen einen viertel Liter lauwarmes Wasser mit einem Esslöffel von diesem bitteren Essig.

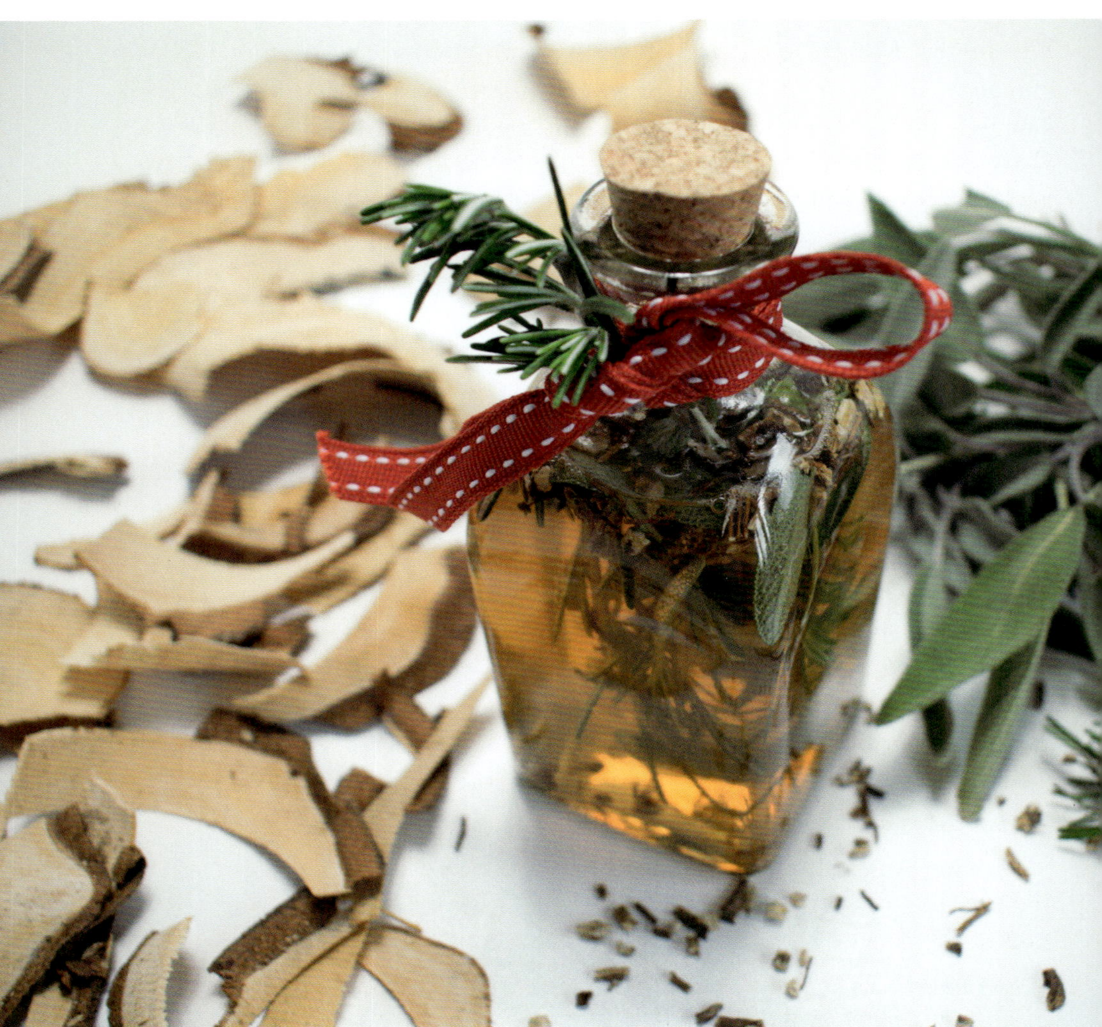

VOLKSMEDIZIN: DAS ALTE HEILWISSEN DER ALPINEN VÖLKER

Rückbesinnung, alte Traditionen und Omas Rezepte – ich glaube, jeder von uns spürt in sich etwas von der Sehnsucht nach dem »guten Alten«. Bei mir zumindest war diese Sehnsucht bei der Suche nach Kräuterwissen stark vorhanden. Genau darum ließ ich mich ja auch zur Kräuterpraktikerin der Traditionellen Europäischen Heilkunde ausbilden, wo ich viel vom alten alpinen Wissen lernte.

Inmitten der Berge, an abgelegenen Orten, wo eine Reise in die nächstgelegene Ortschaft oder Stadt manchmal Tage gedauert hat, mussten sich die Menschen bei Krankheiten und Beschwerden einfach selbst helfen. Einen Arzt konnte man sich oft auch nicht leisten, und von der Geburt eines Kindes bis zum Sterben passierte fast alles auf dem eigenen Hof, mit den Heilmitteln der Natur und allem voran mit den Kräutern. Von Generation zu Generation wurden die alten Rezepte, aber auch Rituale weitergegeben. Beim Heilen war immer der Glaube an das Übersinnliche, an die Magie mit dabei – sogar schon bei dem Grund, warum einen eine Krankheit überhaupt erwischt hat. Leiden und Krankheiten wurden oft als Dämonen beziehungsweise von Dämonen verursacht angesehen. Beim »Hexenschuss« ist das ziemlich klar, oder? Und überleg mal, warum du dir die Hand beim Gähnen vor den Mund hältst. Meine Mutter hat mir das, als ich klein war, im Sinne eines guten Benehmens beigebracht. Gemacht wurde es ursprünglich aber, damit uns beim Öffnen des Mundes kein böser Geist einfährt.

Ein anderes Ritual ist das Räuchern mit Kräutern. Zum einen wurde mit Beifuß, Johanniskraut oder Wermut geräuchert, um Hof und Stall vor bösen Geistern zu schützen und für gute Luft im Haus zu sorgen, zum anderen aber auch, um Mensch und Tier vor Krankheiten zu schützen. Heute wissen wir, dass das Verräuchern mancher Kräuter und Harze wie Weihrauch tatsächlich Viren und Bakterien töten kann. Dazu wirkt das Räuchern über den Geruchssinn auf das limbische System im Gehirn. Da sitzt unser Langzeitgedächtnis, und wir erinnern uns dann an bestimmte Situationen. Wenn du den Geruch von Weihrauch in der Nase hast, denkst du doch unmittelbar an die schöne Weihnachtszeit, oder?

Natürlich gab es damals auch Rezepte, die wenig Sinn machten. Aber vor allem dann, wenn es um die kleinen Wehwechen in unserer heutigen Zeit geht, können Kräuterrezepte eine gesunde Alternative zu chemischen Mitteln liefern. Ich habe das anhand der Pechsalbe erfahren.

DIE PECHSALBE: MEIN ALLHEILMITTEL

Sobald ein Nadelbaum eine Verletzung hat, fließt es: das Gold des Waldes, das Harz. In flüssigem Zustand bahnt es sich seinen Weg aus dem Baum, verschließt die Wunde und sorgt dafür, dass Viren, Pilze und Bakterien keine Chance haben, das Bauminnere zu befallen. Diese Fähigkeit zeigt das Harz auch bei Wunden, die wir uns äußerlich zufügen. Tagtäglich passiert es, dass wir uns schneiden, uns eine Schürfwunde zuziehen oder uns einen Schiefer einziehen. Genau dann hole ich mir meine Pechsalbe zu Hilfe. Sie ist der Renner in meiner Familie und in meinem Freundeskreis und der Grund, warum ich diese Salbe auch im Akkord produziere. Die schönste Erfahrung hatte ich hierzu mit meiner 89-jährigen Oma. Nicht wissend, welche Salbe ich ihr schenke, öffnete sie den Tiegel, schnupperte daran und sagte: »Mah, eine Pechsalbe. Schon deine Uroma hat damit und mit Sonnenlicht ihr Loch im Knie geheilt.« Darauf habe ich sie natürlich völlig verblüfft angesehen und wollte wissen, warum sie denn nicht mehr weiß, wie man diese Salbe macht, und warum ich nicht mehr von dem alten Wissen, das ja anscheinend in unserer Familie vorhanden war, gelernt habe. Ihre klare Antwort war, dass sie nach dem Ende des Zweiten Weltkrieges nicht mehr auf diese alten Rezepte zurückgreifen wollten. Zu viele leidvolle Gedanken waren damit verbunden, sich Dinge aus der Natur zu holen, um zu überleben. Außerdem war es danach so einfach, in einen Lebensmittelladen oder eine Apotheke zu gehen und sich fertige Produkte zu holen. Ich verstand meine Oma und ihre Generation. Dieser einfache Weg war damals nach der schweren Zeit wohl für viele der bessere.

Nichtsdestotrotz hat sie die Pechsalbe nicht mehr aus der Hand gelassen, denn neben der Unterstützung der Wundheilung kann das Harz der Bäume noch mehr. Es lindert auch von Gicht geplagte Hände, und meine Oma hat sich damit mehrmals täglich die Hände eingecremt. Der Geruch des Harzes war für sie dazu noch eine kleine Reise in ihre Kindheit.

Was meine Pechsalbe so wirksam macht, sind zusätzliche Kräuter wie Ringelblume und Schafgarbe, manchmal auch Kamille. Diese Kräuter sind wundheilend, blutstillend und entzündungshemmend. Unschlagbar bei vielen Verletzungen. Das Harz für das Rezept kannst du im Wald sammeln. Am meisten verwendet werden das Harz der Lärche und vor allem der Fichte, da Letztere sehr oft bei uns in den Wäldern vorkommt. Achte darauf, dass du dem Baum beim Sammeln keine weiteren Wunden mit Messern oder Ähnlichem zufügst, und nimm immer nur so viel mit, wie du für deinen Eigenbedarf benötigst. Oft bildet das Harz Knubbel an der Rinde, die ich versuche runterzubrechen. Bei noch etwas weicherem Harz schabe ich es vorsichtig mit einem Messer runter und fange alles in einem Gefäß auf, das ich immer nur zum Sammeln von Harz verwende. Vorsicht, dass du deine Kleidung nicht verschmutzt, da diese Substanz sehr schwer wieder rausgeht. Falls dir etwas Harz an den Fingern klebt, löst du es am besten mit Fett wie zum Beispiel einem Öl, da es nicht wasserlöslich ist.

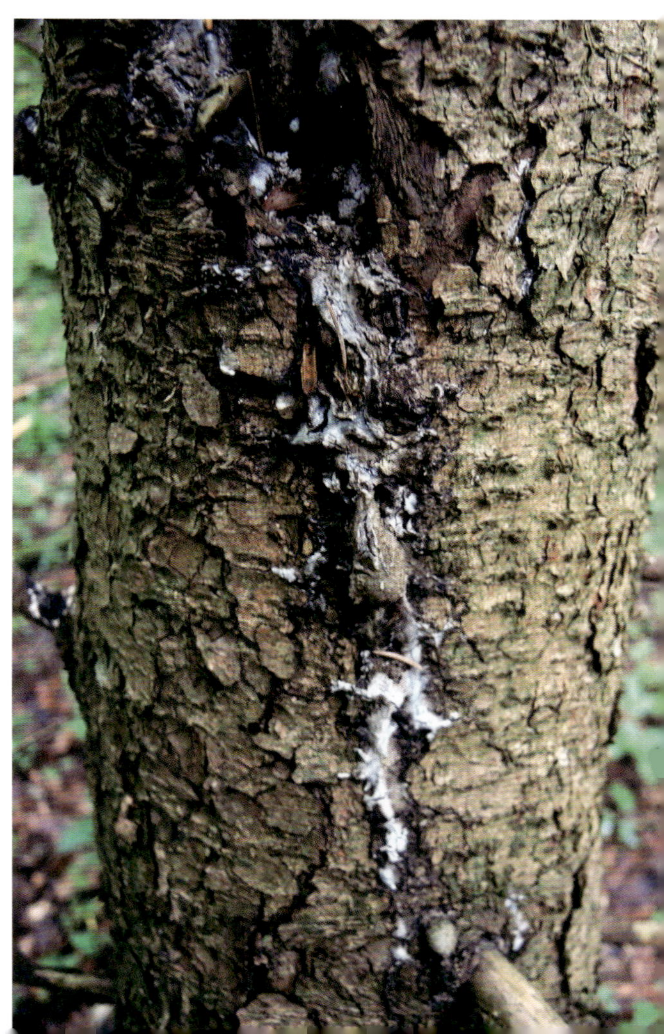

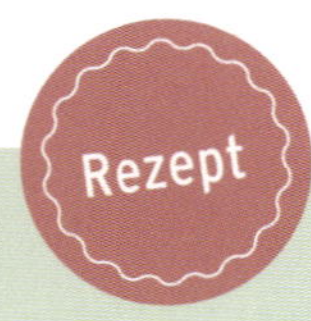

Pechsalbe

Zutaten

100 Milliliter hochwertiges Bio-Olivenöl
2 Teelöffel getrocknete Ringelblumenblüten
1 Teelöffel getrocknete Schafgarbenblüten
etwa 40 Gramm Baumharz
20 Gramm Bienenwachs

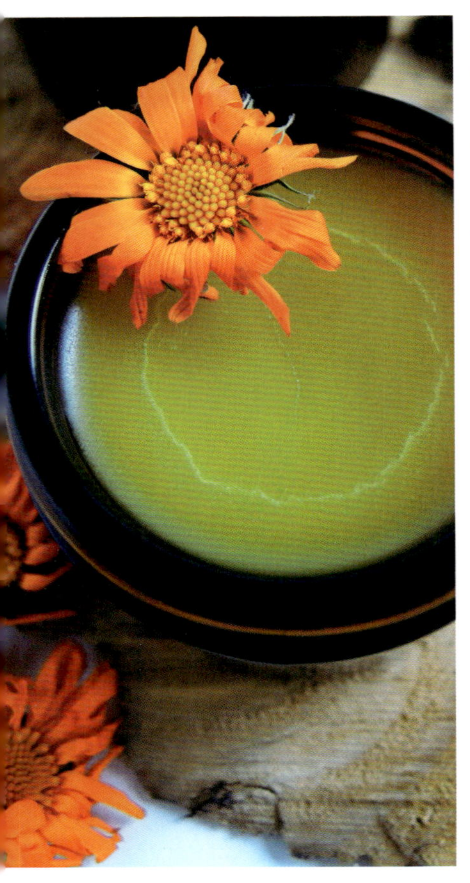

Zunächst wird das Olivenöl langsam in einem alten Topf erwärmt. Dann kommen getrocknete Ringelblumen- und Schafgarbenblüten dazu. Das Öl nicht zu heiß werden lassen, sonst gibt's frittierte Blüten. Nun das Harz in den Topf geben. Jetzt löst sich der Wirkstoff aus den Harzteilen, und zurück bleiben ein paar Brocken Rinde und andere Rückstände. Das Ganze mindestens eine Stunde bei niedriger Hitze ausziehen lassen. Anschließend durch ein Sieb abseihen und das durch das Harz dunkel gefärbte Olivenöl in einen sauberen Topf füllen und auf den Herd stellen. Alles wieder auf niedrigster Stufe erhitzen. Zur warmen Flüssigkeit kommt nun das Bienenwachs hinzu. Sobald es sich aufgelöst hat, die noch flüssige Salbe in kleine vorbereitete Gefäße füllen. Bereits nach wenigen Minuten merkst du, wie sich alles in eine feste Salbe verwandelt. Nach dem kompletten Auskühlen lässt sich die Salbe verwenden. (Die Rückstände des Harzes bekommt man übrigens sehr schwer aus dem Topf. Ein Tipp: Nimm dafür Backpulver und Natron.)

Ihren Einsatz findet die Pechsalbe bei mir und in meiner Familie in vielen Situationen, allem voran bei frischen Verletzungen. Da wird die Salbe nach dem Säubern der Wunde rundherum aufgetragen und verhindert somit, dass Viren, Pilze und Bakterien leichtes Spiel haben. Auch bei einem Holzschiefer wirkt die Pechsalbe wie eine Zugsalbe und befördert den Störenfried nach außen. Dafür einfach dick genug die Stelle mit der Salbe eincremen. Bei einer Erkältung kommt das Allheilmittel meiner Familie als Brustbalsam zum Einsatz – wegen der ätherischen Öle des Harzes. Und ich habe Freundinnen, die bei einer Fieberblase auf die Pechsalbe schwören.

Mein Weg zur TEH-Praktikerin

Der Entschluss, mich zur diplomierten TEH-Praktikerin ausbilden zu lassen, war die wichtigste Entscheidung in meinem bisherigen Leben. Schon der erste Kurstag hat mich auf einen neuen Weg geführt, den ich bis heute gehe. Die Ausbildung fand in einem umgebauten Zollhäusl statt. Mir strömte der Duft von Zirben und getrockneten Kräutern entgegen. Ich sah die von der Decke hängenden Kräuterbüschel mit Beifuß, Thymian und Johanniskraut. Essenzen und Tinkturen mit Löwenzahnwurzel und Ringelblumen standen auf den Fensterbänken. Das alles hat mir schon beim ersten Anblick ein Gefühl der Glückseligkeit beschert. Und dann erst der Lehrsaal. Ein heller, freundlicher grüner Raum mit einem großen Tisch. Darauf unzählige Gläser, gefüllt mit Wildkräutern wie Malve, Pfefferminze, Salbei, Rose, gelbe Enzianwurzel und viele mehr. Damit sollte ich also die nächsten Monate über arbeiten. Lernen, wie Tinkturen, Salben und Tees hergestellt werden, und das alles so, wie man es in meiner Heimat immer schon gemacht hat. Als mir das bewusst wurde, ist es wieder passiert – wie auch jetzt beim Schreiben, wenn ich daran zurückdenke: Ich habe Tränen in den Augen. Mich überkommt in diesen Situationen die Gewissheit, etwas in meinem Leben gefunden zu haben, was Sinn macht, was mich erfüllt, was ich spüren und wo ich mich wieder spüren kann. Es ist ein Privileg. Ich weiß. Denn das höre ich immer wieder. Viele um mich herum sind auf der Suche danach, endlich wieder etwas zu spüren, endlich einen Sinn zu empfinden und etwas, wofür sie gern jeden Tag aufstehen. Etwas, womit sie sich identifizieren können. Ich habe es bereits am ersten Tag in Unken gefunden, ohne zu wissen, dass das erst der Anfang einer spannenden Veränderung für meine private und berufliche Zukunft war. Meine Mutter hat mir zu Beginn der Ausbildung gesagt: »Egal, ob du das einmal beruflich machst oder nicht, was du hier lernst, ist etwas fürs Leben.« Dieser Satz begleitet mich seit dem ersten Kurstag. Denn auch wenn mein Wunsch, die Kräuterwelt den Menschen näherzubringen, nicht funktioniert hätte, ist das Wissen rund um die Heilwirkungen und Einsatzmöglichkeiten etwas, was mein Leben auf so vielfältige und vor allem gesunde Art und Weise bereichert hat. Seit ein paar Jahren sind regionale Kräuter ein fixer Bestandteil meines Alltags, und ich kann bestätigen, dass es mir körperlich und seelisch besser geht als je zuvor. Ich würde sogar so weit gehen, zu sagen, dass ich für mich ein Allheilmittel für ein gesundes Leben gefunden habe. Die Kombination macht es aus: Die Kräuter sind der eine Part, die Natur ist der andere. Beides zusammen funktioniert bestens. Bewegung an der frischen Luft zu jeder Jahreszeit, um Kräuter, Harze und Beeren zu suchen, das gehört zu meinem Kräuterleben unbedingt dazu. Natur und Kräuter, ein unschlagbares Duo, das frei zugänglich, rund um die Uhr, das ganze Jahr über jedem Menschen zur Verfügung steht. Na? Klingt das fast zu schön, um wahr zu sein? Den bewussten Schritt vor die Haustür, um in die Natur und die Welt der Kräuter einzutauchen, den musst du selbst gehen. Ich würde dich dabei aber gern begleiten und dir mit ein paar Rezepten und meinen Erlebnissen einen Anstoß geben. Genauso, wie ich es seit einiger Zeit für die Besucher meiner Website *www.fräuleingrün.at* tu.

Kräuterhexe goes online

Der Löwenzahn bringt durch seine Bitterstoffe unsere Verdauungssäfte zum Fließen, die Malve legt sich mit ihren Schleimstoffen wohlig auf einen gereizten Hals und darf als Tee nur kalt angesetzt werden, das Gänseblümchen reinigt unseren Körper durch Seifenstoffe und ist dazu auch noch wundheilend …

Schon der erste Tag meiner TEH-Ausbildung hat mich fasziniert, aber gleichzeitig auch ein wenig traurig gemacht. Mir wurde bewusst, dass es viel zu wenige Menschen gibt, die um die Kräfte der Natur wissen. Eigentlich sollte jedes Kind lernen, dass zum Beispiel der Spitzwegerich das Erste-Hilfe-Kraut bei einem Bienenstich ist und antiseptisch und juckreizlindernd wirkt. Mir war sofort klar: Ich muss das, was ich in dieser Ausbildung lerne, weitergeben. Das ist ein Allgemeingut, das uns das Leben nur erleichtern kann. Andere sollten nicht so ergebnislos im Internet recherchieren wie ich damals. Das war die treibende Kraft, mit der ich innerhalb weniger Wochen parallel zu meiner Ausbildung meinen Blog »Fräulein Grün« ins Leben gerufen habe. Einfache, schnelle Rezepte aus Pflanzen und Kräutern aus der unmittelbaren Nähe sollten es sein, die die Leser dazu bewegen, wieder selbst Gutes in der Natur zu suchen und anzuwenden.

Tja, auch drei Jahre später noch poste ich jede Woche ein Rezept mit regionalen Kräutern und Heilpflanzen in den Kategorien Naturapotheke, Naturkosmetik oder Naturküche. Mein Blog ist sozusagen ein öffentliches Kräuter-Rezept-Buch, in dem ich selbst auch nachschlage, wenn ich zum Beispiel für meine Mama eine Venensalbe zubereiten möchte.

Aber passt das überhaupt zusammen? Natur und Internet? Verbringen wir nicht sowieso schon zu viel Zeit vor dem Computer, am Handy? Ja, das tun wir tatsächlich, und das finde ich eine ziemlich negative Entwicklung. Aber ich glaube, gerade so ein Extrem schürt noch mehr die Sehnsucht nach einem Ausgleich. Die Sehnsucht danach, einmal abzuschalten, vor allem das Handy. Mein Blog soll daher wie auch dieses Buch dein Anreiz sein rauszugehen, dir die Kräuter anzusehen, sie kennenzulernen und – wenn du sie sicher erkennst – auch mit nach Hause zu nehmen und in tolle Rezepte zu verwandeln. Deswegen findest du online auf Fräulein Grün ebenso wie hier im Buch Kräuterrezepte in den genannten Kategorien. Was bedeuten sie im Einzelnen?

NATURKÜCHE

Ich wiederhole immer wieder gern, dass Kräuter in erster Linie Lebensmittel sind. Und je mehr du davon in deine Ernährung einbaust, desto besser ist dein Körper durch die vielen Inhaltsstoffe der Pflanzen gestärkt und gegen Krankheiten gewappnet. Mit meinen Naturküche-Anregungen möchte ich dir zeigen, welche Möglichkeiten dir die grünen Schätze vor deiner Haustür liefern. Ob gebackene Blüten am Stil, Sirupe oder herzhafte Leckereien: Trau dich und gib den Kräutern eine Chance. Am meisten erstaunt wirst du sein, wenn du deinen ersten Wildsalat verkostest. Nussig, bitter, scharf … lauter Geschmacksrichtungen, die wir von einem gekauften, in Plastik verpackten Salat aus dem Lebensmittelhandel nicht mehr kennen. Oft geben wir dann viel Balsamico und Öl darüber, weil der Salat an sich nach nichts schmeckt. Ein Wildsalat aber benötigt meist nur ein wenig Zitronensaft und etwas Olivenöl. Das reicht bereits, denn der Geschmack der Natur tut das Übrige. Am meisten freue ich mich im Frühling auf meinen Wildkräutersalat. Da hinein kommen auf alle Fälle Gänseblümchen, Bärlauch und junge Löwenzahnblätter. Je besser du die Kräuter kennenlernst und sicher bestimmen kannst, desto vielfältiger wird dein persönlicher Frühlingssalat.

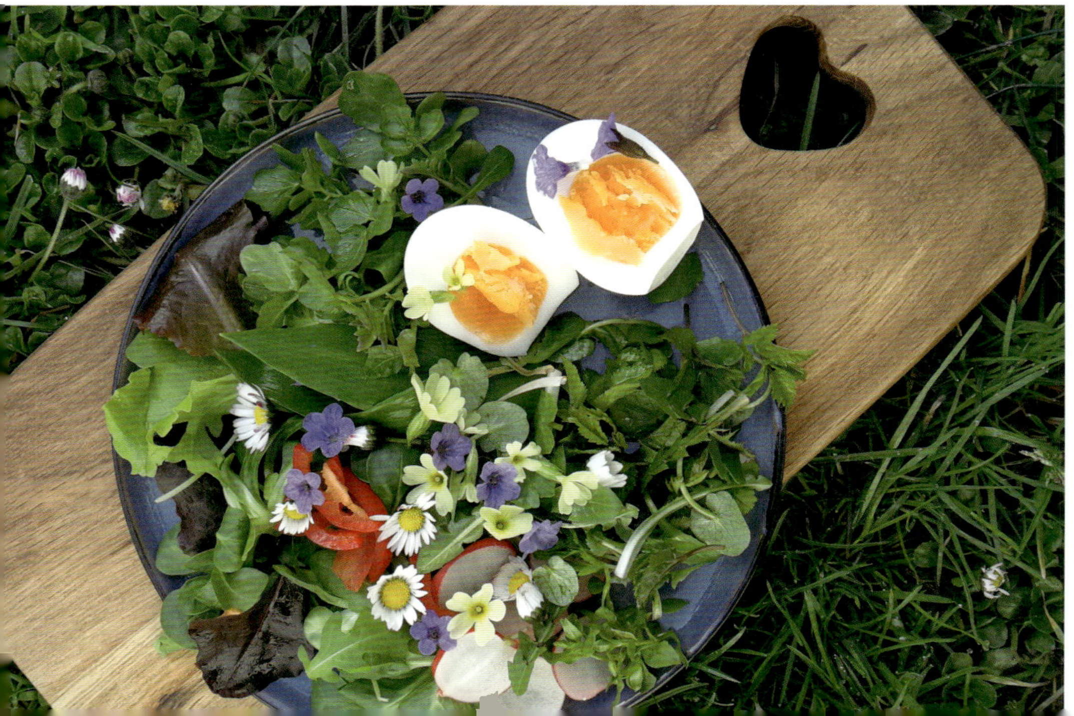

NATURAPOTHEKE

Sowohl auf der körperlichen als auch der seelischen Ebene können uns regionale Heilkräuter gute Begleiter sein. Alle Rezepte, die ich in diesem Buch oder auf meinem Blog vorstelle, koste ich selbst. Seit ich so viel in der Natur bin und die Kräuter in meiner Ernährung einen festen Platz haben, bin ich allerdings so gut wie nicht mehr krank. Doch umso mehr freuen sich die Menschen um mich herum, wenn sie sich aus meiner Naturapotheke bedienen. Das fängt beim ersten Halskratzen an und geht über schlaflose Nächte, Kopfschmerzen oder Muskelbeschwerden bis hin zu Frauenleiden wie Menstruationskrämpfen. Es gibt tagtägliche Beschwerden, die einem das Leben schwer machen – aber jedes Mal zu einer Tablette greifen? Kräuter können uns hier leichter unterstützen.

Ich möchte dir bewusst ans Herz legen, dass Pflanzen eine starke Wirkung haben können. Wenn du schon Medikamente nimmst, kläre bitte mit einem Arzt ab, ob du ergänzend Kräuter verwenden kannst. Es kann nämlich zu einer Wechselwirkung kommen. Auch wenn deine Beschwerden zu stark sind, ist der Gang zu einem Profi sehr wichtig. Aber du kannst sicherlich selbst einschätzen, ob du bei jedem kleinen Kopfschmerz gleich eine Tablette zu dir nehmen willst oder ob du es nicht doch lieber einmal mit einem Tee aus Mädesüßblüten versuchen möchtest. Mehr dazu findest du im Kapitel über dieses »natürliche Aspirin«.

NATURKOSMETIK

Aluminium in Deos, Mikroplastik in Duschgels, chemische Mittel zur Konservierung ... Gerade im Bereich Kosmetik wird der Ruf nach natürlichen Alternativen immer lauter. Und auch hier lässt sich mit Kräutern gut arbeiten. Denn unser größtes Organ, die Haut, nimmt viele sekundäre Pflanzenstoffe auf, wenn wir uns zum Beispiel mit einer Creme aus Rosenblütenblättern eincremen (das Rezept findest du im Kapitel zur Rose). Ich arbeite immer ganz ohne Konservierungsstoffe, wobei ich öfter kleinere Mengen produziere, weil die lange Haltbarkeit nicht gegeben ist. Dafür weiß ich aber ganz genau, was drinnen ist – wie auch bei meinem natürlichen Cremedeo aus Kokos- oder Olivenöl. Ich verwende zum Abfüllen eine Silikonform für Pralinen, du kannst dir aber auch online ein Nachfüllgefäß für Cremedeos besorgen. Hier also gleich das erste Rezept aus der Naturkosmetik, dem in den weiteren Kapiteln noch einige andere folgen werden.

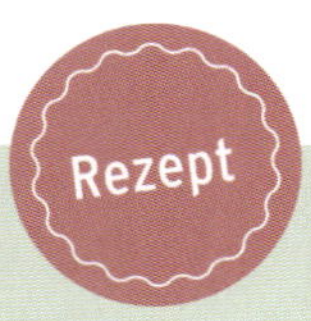

Cremedeo mit Olivenöl

Zutaten

100 Milliliter Olivenöl
40 Gramm Bienenwachs
4 Tropfen ätherisches Öl nach Lust und Laune (wegen des frischen Geruchs passt sehr gut Orange)
2 Esslöffel Natron

In einem Topf werden auf niedriger Temperatur Olivenöl und Bienenwachs erwärmt und so lange vermischt, bis sich alles aufgelöst hat. Danach den Topf vom Herd nehmen und kurz abkühlen lassen. Nun das ätherische Öl und das Natron hinzugeben und gut einmischen. Mit einem Esslöffel in die Silikonform füllen und abkühlen lassen. Da das Natron immer wieder zu Boden sinkt, solltest du immer alles erneut im Topf umrühren, bevor du den nächsten Esslöffel voll herausholst.

Nach kurzer Zeit wird alles in der Form fest (am schnellsten funktioniert es im Kühlschrank), und danach kannst du die Cremedeos herauslösen. Ich lagere die fertigen Stückchen auf einem kleinen Teller im Bad, wo es nicht zu warm ist. Auch der Kühlschrank ist im Sommer ein guter Platz, damit die Deopralinen nicht schmelzen. Übrigens: Auch ein toller Geschenktipp für Freunde und Familie.

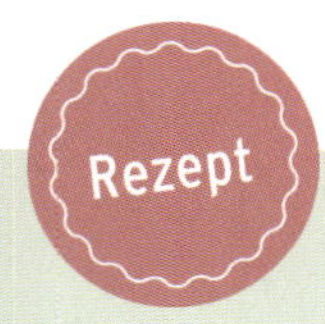

Cremedeo mit Kokosöl

Zutaten

100 Milliliter flüssiges Kokosöl
1 Esslöffel Natron
1 Esslöffel Speisestärke

Je nach Raumtemperatur ist das Kokosöl unterschiedlich fest. Erwärme es daher in einem Topf, bis es flüssig wird. Dann vom Herd nehmen, kurz abkühlen lassen und das Natron und die Speisestärke hinzugeben. Alles gut umrühren und beim Abfüllen so verfahren, wie beim Cremedeo mit Olivenöl beschrieben.

Da der Kokosgeruch schon verführerisch genug ist, verzichte ich hierbei auf das ätherische Öl. Und da das Kokosöl beim Abkühlen – anders als das Olivenöl – fest wird, braucht dieses Rezept kein Bienenwachs.

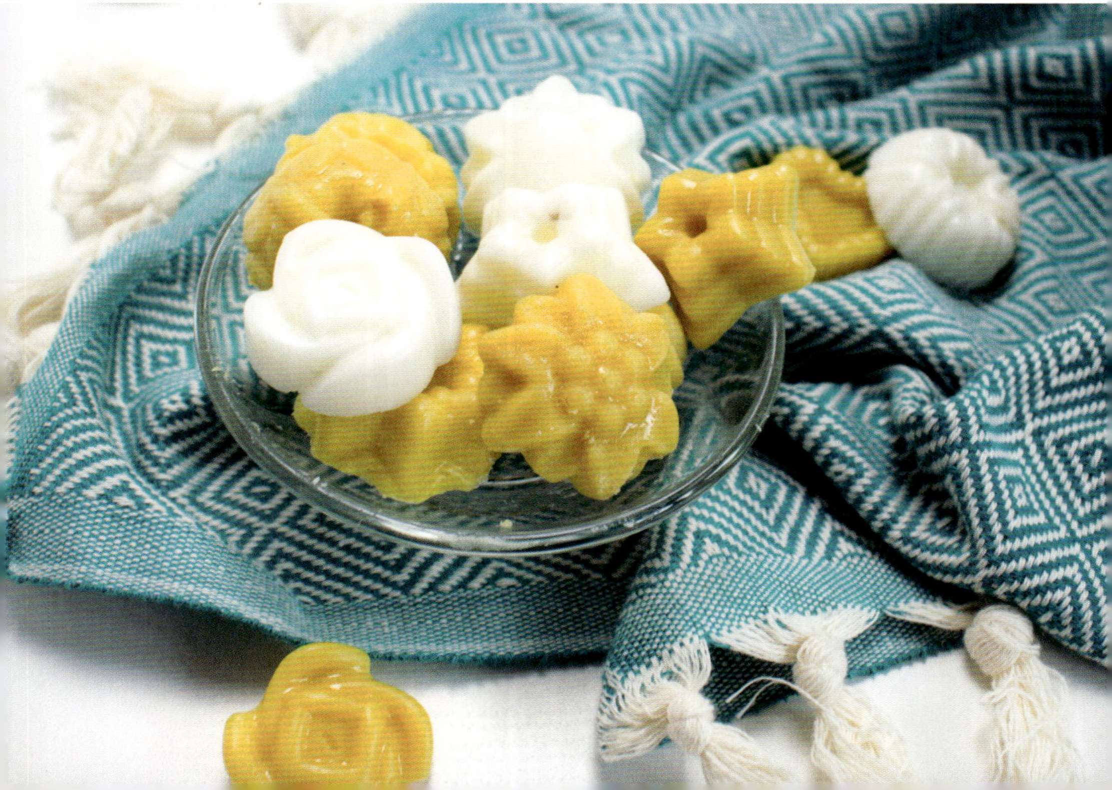

Bereits nach wenigen Wochen des Bestehens von *fräuleingrün.at* habe ich bemerkt: Ich war mit meiner Sehnsucht nach der Natur, mit dem Wunsch, in den eigenen vier Wänden selbst etwas wachsen zu sehen, mit dem Verlangen, dem Körper mit regionalen Kräutern etwas Gutes zu tun, nicht allein. Unzählige Mails und Nachrichten von Lesern haben mich darin bestätigt und tun es auch heute noch. So ist es mir immer noch wichtiger geworden, dass wir das Wissen unserer Vorfahren wiederaufleben lassen und es in unser Leben integrieren. Auch wenn uns scheinbar oft die Zeit fehlt, sollten wir uns gerade dafür wieder die Zeit nehmen. Was unsere Omas früher schon gemacht haben, was gut für sie und die Familien war, kann doch auch für uns nur gut sein. Die kleinen Hilfsmittel bei Erkältungen, Kopfschmerzen oder Magen-Darm-Problemen wollen wieder ausgegraben werden. Ein weiterer Aspekt, der ebenfalls für viele immer wichtiger wird und mich darin bestärkt hat, meinen Weg weiterzugehen, ist das Thema Regionalität. Wir wollen wissen, woher die Produkte kommen, die wir essen oder anderweitig nutzen. War der Weg bis zu uns ein sehr langer? Wo wächst das Ganze eigentlich? Und jetzt ganz ehrlich: Was könnte regionaler sein als ein Gänseblümchen, das wir uns für Salat oder Tee selbst pflücken?

Alles vor deiner Haustür

Die TEH-Ausbildung hat mich in dem bestätigt, was ich mir schon immer gedacht hatte: Unsere Krankheiten entstehen in unserem Klima. Unsere Heilpflanzen wachsen ebenfalls in diesem Klima und können unsere Krankheiten daher auch am besten heilen. Warum soll ich einen Ginseng zu mir nehmen, wenn ich doch die Löwenzahnwurzel habe, die auch als der »europäische Ginseng« bezeichnet wird? Er bringt alles in unserem Körper zum Fließen und schenkt uns viel Kraft. Versteh mich bitte nicht falsch, ich finde es fantastisch, wenn sich jemand an alternativen Heilmethoden wie der TCM oder Ayurveda orientiert. Aber ein europäischer Körper reagiert auf europäische Kräuter einfach besser.

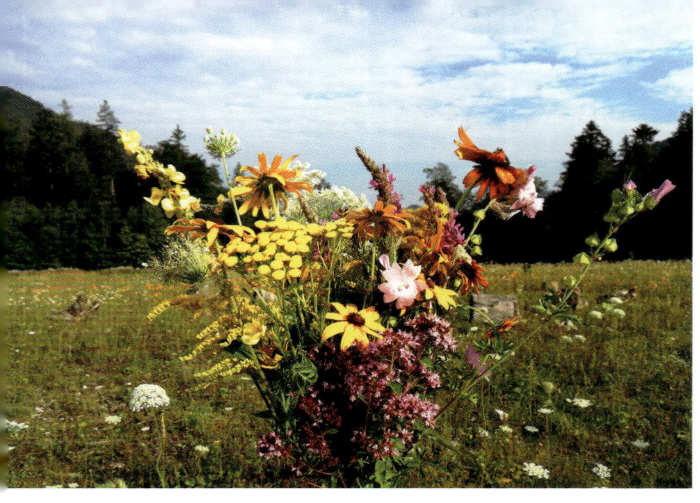

Es ist mir gleich zu Beginn dieses Buches auch sehr wichtig zu betonen, dass ich die Schulmedizin nicht verteufle. Wir können viel vom Wissen der letzten Jahrhunderte medizinischer Forschung profitieren, deswegen sollten wir aber die traditionellen und »alternativen« Heilmethoden mit Kräutern und Naturprodukten nicht vergessen. Beides kann sich sehr gut ergänzen, und das Traditionelle kann zudem eine gute Prophylaxe sein, damit Körper und Geist gar nicht erst krank werden. Wie ich bereits erwähnt habe: Heilkräuter sind in allererster Linie Lebensmittel und dann erst Heilmittel. Integriere sie daher in dein Leben und schütze deinen Köper damit, sodass er gestärkt durchs Leben geht.

DIE SIGNATURENLEHRE – DAS WESEN EINER PFLANZE

Es wird gesagt, man brauche ein wenig Talent, um das Wesen einer Pflanze zu erkennen. Vielleicht schlummert dieses Talent ja in dir. Natürlich, sich mit der passenden Pflanze einen Tee oder eine Salbe zuzubereiten, das kann man lernen. Aber seit alters her gehen einige Menschen mit der Kräuterkunde noch sehr viel tiefer. Auch ich bin immer noch im Lernprozess, die Kräuter um mich herum nicht nur als das zu sehen, was sie offensichtlich sind, sondern ein wenig dahinter zu blicken, ihre Zeichen zu erkennen oder auch ihre Botschaften. Okay, das klingt vielleicht ein wenig esoterisch, hat aber einen plausiblen und lange überlieferten Hintergrund: die Signaturenlehre. Sie versucht sozusagen, die Zeichensprache der Natur zu entschlüsseln. Schon seit Menschengedenken, lange bevor die Wissenschaft einen Teil der Pflanzenwirkungen enträtselt hatte, zog man anhand des äußeren Erscheinungsbildes der Pflanze – also Form und Farbe von Blüten und Blättern, Duft, Geschmack, Farbe des Pflanzensaftes, wo sie wächst, wie sie sich bei bestimmten Einflüssen verhält und so weiter – Rückschlüsse auf ihre Heilwirkungen. Oft wurde auch der Name der Pflanze passend zu ihrem Einsatzgebiet gewählt. Ein paar Beispiele, die du vielleicht schon kennst, sind

- Frauenmantel – er gilt als die Frauenheilpflanze Nummer 1,
- Augentrost – das Heilmittel schlechthin bei Augenleiden,
- Lungenkraut – unterstützend bei allen Lungenkrankheiten.

Auch wo eine Pflanze wächst und gedeiht, war oft ein Zeichen dafür, welches Einsatzgebiet sie für uns Menschen bietet. Ein gutes Beispiel dafür ist die Lärche, die bei uns in den Alpen noch in Höhen von 2400 Metern anzutreffen ist. Der Baum wächst so weit oben unter Extrembedingungen, und deshalb wird gesagt, dass die Lärche unsere Belastbarkeit unter Extrembedingungen erhöhen kann.

Auch das Erscheinungsbild einer Pflanze, so wie sie als Ganzes auf uns wirkt, ist ein Teil der Signaturenlehre. Denk nur an die Rose, die uns sanft und wunderschön ein Lächeln auf die Lippen zaubert, wenn wir sie betrachten. Sie erfreut uns und erhellt unser Gemüt. Lieblich, zart und sensibel zeigt sie sich durch ihre schnell welkenden Blätter. Eine weibliche Pflanze durch und durch, auf die sehr sensible Menschen ansprechen – ihnen verleiht sie Kraft. Die Rose war auch der römischen Göttin Venus geweiht.

Spannend finde ich auch »Sonnenkräuter« wie Gänseblümchen, Ringelblume oder Johanniskraut. Ihre gelbe Farbe hat eine besondere Strahlkraft und wirkt positiv auf unser Gemüt. Und das offenbar nicht nur beim Anschauen. Vor allem das Johanniskraut wirkt als Tee in der dunklen Jahreszeit stimmungsaufhellend und findet auch als Naturpräparat bei der Therapie von Patienten, die an leichten bis mittelschweren Depressionen leiden, Verwendung.

Das Erstaunliche ist, dass vieles vom übertragenen Wissen tatsächlich wissenschaftlich bestätigt werden konnte – zum Beispiel, dass das Lungenkraut durch die in ihm enthaltene Kieselsäure das Lungengewebe festigen kann. Ein Tee daraus wirkt unterstützend bei Heiserkeit, Halsschmerzen und auch Lungenkrankheiten. Die Beobachtungsgabe war in früheren Zeiten bei den Menschen offenbar besser ausgeprägt, und man lernte aus Erfahrungen – wohl auch, weil es nichts anderes gab. Ärzte und Apotheken? Für die meisten Menschen früherer Jahrhunderte einfach nicht zugänglich.

In der Signaturenlehre liegt auch der Ansatzpunkt für mich, warum ich immer weiter übe und versuche, das Wesen einer Pflanze besser zu erkennen. Es ist unsagbar spannend und erweitert meine Fähigkeiten, mir und anderen zu helfen, enorm. Es benötigt natürlich Zeit, Beobachtungsgabe und fordert mich auch auf, meinem Bauchgefühl, meiner Intuition wieder mehr zu vertrauen. Hast du Lust auf eine erste Übung, die mir schon ein wenig geholfen hat, tiefer in die Sprache der Kräuter einzutauchen?

Wir hören nämlich viel zu wenig auf unsere Intuition. Da nehme ich mich nicht aus. Aber ich mache es mir seit einiger Zeit jeden Tag bewusst, dass ich an dem Grundvertrauen in mir, Sachen durch meine inneren Empfindungen richtig deuten zu können, arbeiten möchte. Wir gehen aus meiner Sicht heute viel zu rational durch die Welt, entscheiden alles nur mit dem Kopf, dabei hätte unser Bauch auch so gern ein Wörtchen mitzureden. Denn oft ist er es, der am besten weiß, was uns guttut.

Die Signaturenlehre konnte natürlich nur entstehen, weil Menschen dazu bereit waren, die Erscheinung einer Pflanze genauer unter die Lupe zu nehmen. Oft hatte das auch sehr individuelle Hintergründe. Es ist überliefertes Wissen, das uns viel Raum für Interpretationen gibt. Deswegen ist es wichtig, sich nicht nur auf die Signatur, die Zeichen einer Pflanze, zu verlassen. Denn es können uns ja auch giftige Pflanzen »ansprechen«, aber das heißt nicht, dass wir diese verwenden sollten. Für mich ist die Kräuterwelt wegen dieser Kombination aus Wissen und Intuition so reizvoll. Vielleicht bietet das auch für dich einen zusätzlichen Anreiz, darauf zu achten, was die Pflanze dir möglicherweise sagen möchte.

Übung: Stärke dein Bauchgefühl

Stell dir vor, du hast eine Erkältung und nun die Qual der Wahl, dir entweder mit dem Holunder oder dem Mädesüß zu helfen. Beide können als Erkältungstee unterstützend wirken. Aber für welches der beiden Kräuter würdest du dich entscheiden? Welches sagt dir mehr zu? Was sagt dir dein Bauchgefühl? Schau dir die Bilder an und überleg nicht zu lange, folge deinem ersten Impuls und wähle die Pflanze, die »zu dir spricht«, die dir sympathischer ist.

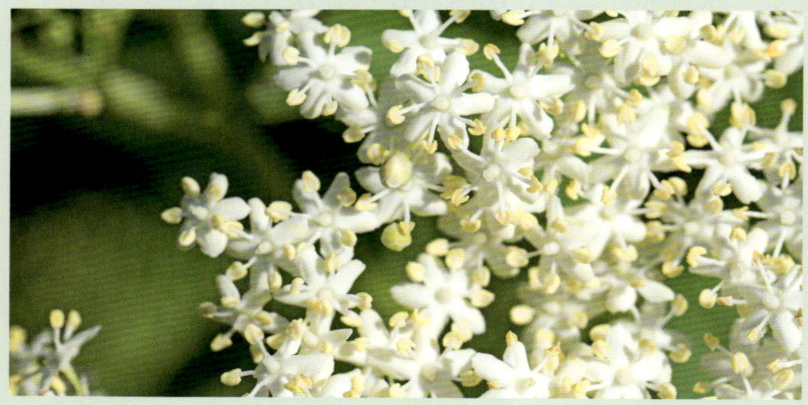

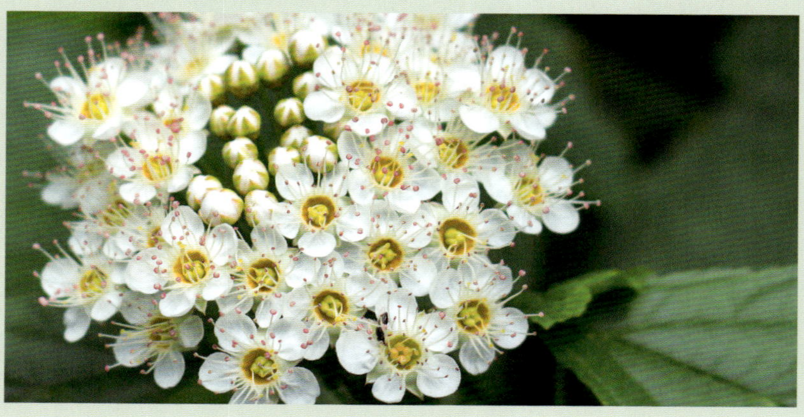

Der »grüne Therapeut«

Noch lange bevor ich den bewussten Weg in Richtung Kräuter und Natur eingeschlagen habe, hat es mich in den schwierigen Phasen meines Lebens, wenn es keine Lösungen für die einfachsten Probleme zu geben schien und die Gedanken wie Kreisel ziellos herumirrten, raus in die Natur gezogen. Vielleicht kennst du diesen Moment, wenn du nicht mehr durchatmen kannst, nur noch Enge in der Brust spürst und dich wie versteinert fühlst. An diesen Tagen habe ich mich wie ferngesteuert hinter mein Lenkrad gesetzt und bin aus der Stadt rausgefahren. Dahin, wo ich keinen Lärm mehr hörte, sondern einfach nur Stille. Raus in die Natur. Einfach ein paar Schritte gehen oder auf einem Stein sitzen und einmal nichts tun. Und weißt du, was passiert ist? Mein Körper hat in einen anderen Modus geschaltet. Mein Herzschlag hat sich verlangsamt. Meine Gedanken haben sich neu strukturiert. Plötzlich waren für mich vermeintlich unlösbare Probleme recht einfach lösbar. Oft musste ich danach selbst über mich schmunzeln, weil ich im Vorfeld so ein Drama aus meiner Situation gemacht habe, die im Nachhinein ganz »easy« war.

Heute weiß ich, dass mir der »grüne Therapeut« geholfen hat. Das ist keine Bezeichnung für die Natur, die ich erfunden habe, sondern eine von Clemens G. Arvay. Und es ist eine längst wissenschaftlich bewiesene Tatsache. Arvay, bei dem ich ein Naturseminar erleben durfte, schreibt in seinem Buch *Der Biophilia-Effekt*, dass der regelmäßige Aufenthalt in der Natur zu einer messbaren Linderung von Symptomen und Belastungen führt wie:

- Angst- und Panikstörungen
- Depressionen
- Burn-out und chronische Stressbelastung
- Zustände der Verwirrtheit
- Erschöpfungszustände
- Sinnkrisen, Perspektivlosigkeit

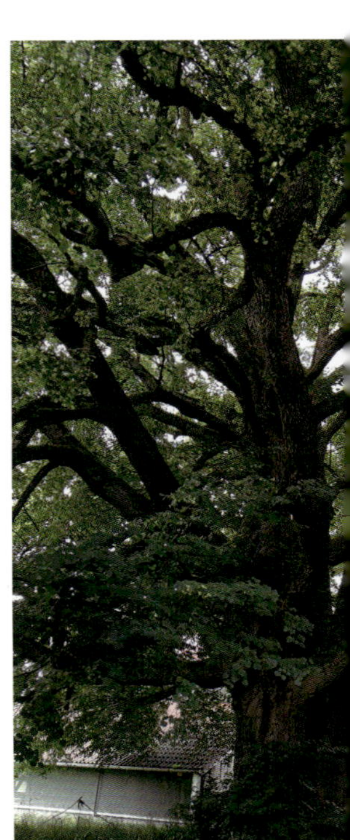

Und weißt du, was das Beste an der ganzen Sache ist? Der »grüne Therapeut« ist rund um die Uhr für uns da, es sind keine Wartezeiten für Termine und keine Kosten mit den »Behandlungen« verbunden. Das Einzige, was du dafür tun musst, ist, bewusst rauszugehen ins Grüne, dorthin, wo Kräuter, Blumen und Bäume sind, und dann ... Ja, dann: nichts ... Und das wird wohl am Anfang das Schwerste für dich sein: einfach nichts zu tun.

Nimm dir vielleicht die Kinder als Vorbild. Die Kleinen haben instinktiv etwas, das uns leider abhandengekommen ist: Sie leben im Moment. Da gibt es keine To-do-Listen, die noch abgearbeitet gehören. Bei Kindern zählt der Augenblick, sie leben im Hier und Jetzt und: Sie sind glücklich. Sie sehen sich die Gänseblümchen ganz genau an, sie spielen unter Bäumen mit Blättern oder sitzen einfach da und sehen sich die Formen der Wolken an. Mach es ihnen nach.

Übung: Lass den »grünen Therapeuten« wirken

Such dir einen Baum, setz dich hin, lehn dich an und dann tue nichts. Ich weiß, das wird eine der schwersten Aufgaben sein, eine, die du üben musst. Nichts tun, den schwirrenden Gedanken bewusst freien Lauf lassen, damit sie sich ordnen können, das braucht Übung. Doch spür den kühlen Boden, hör dir die Naturgeräusche um dich herum an, beobachte Wolken oder Tiere. Und, wichtig: Atme bewusst ein und aus. Entspannung, Beruhigung, ein neues ungewohntes Gefühl der Zufriedenheit, das alles wird deine Belohnung sein. Schenk dir Zeit mit dir allein beim Sitzen unter deinem Baum und auch beim Kräutersammeln.

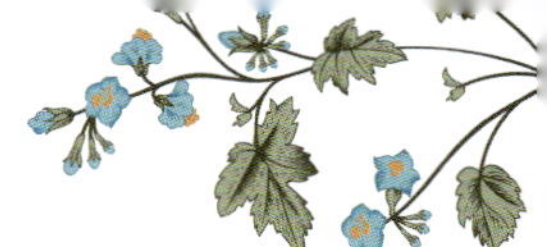

Wohin mich die Kräuter gebracht haben

Heute, über drei Jahre, nachdem ich das erste Rezept auf meinem Blog gepostet habe, bin ich als Kräuterexpertin selbstständig tätig. Ich habe bewusst den Schritt von der virtuellen Welt in die reale gewählt, weil ich Menschen gern persönlich die Natur, ihre Pflanzen und die damit verbundenen Möglichkeiten näherbringen möchte. In meinen Kräuterkursen können sich die Teilnehmer an ihren ersten eigenen Kräuterrezepten versuchen, und bei den Kräuterwanderungen lernen sie das richtige und so wichtige Erkennen der Pflanzen. Diese Momente, wenn ich über mein liebstes Thema erzählen darf und mir Menschen gegenüberstehen, die erstaunt und neugierig sind und manches Mal auch dieses Funkeln in den Augen haben, dann weiß ich, dass dieser Weg der einzig richtige für mich ist. Ich spüre, dass ich hier noch ganz viel erleben darf. Allein die Tatsache, dass ich dir in diesem Buch darüber erzählen darf, ist für mich so ein großes Privileg, dass es mir gerade Gänsehaut bereitet, während ich dies hier schreibe. Und weißt du, was ich noch spüre? Meine Reise in die Natur ist noch längst nicht zu Ende. Und egal, ob deine gerade erst beginnt oder einfach nur fortgesetzt und neu inspiriert werden möchte – in den folgenden Kapiteln lade ich dich ein, deinem Herzen immer weiter hin zum »grünen Therapeuten« zu folgen.

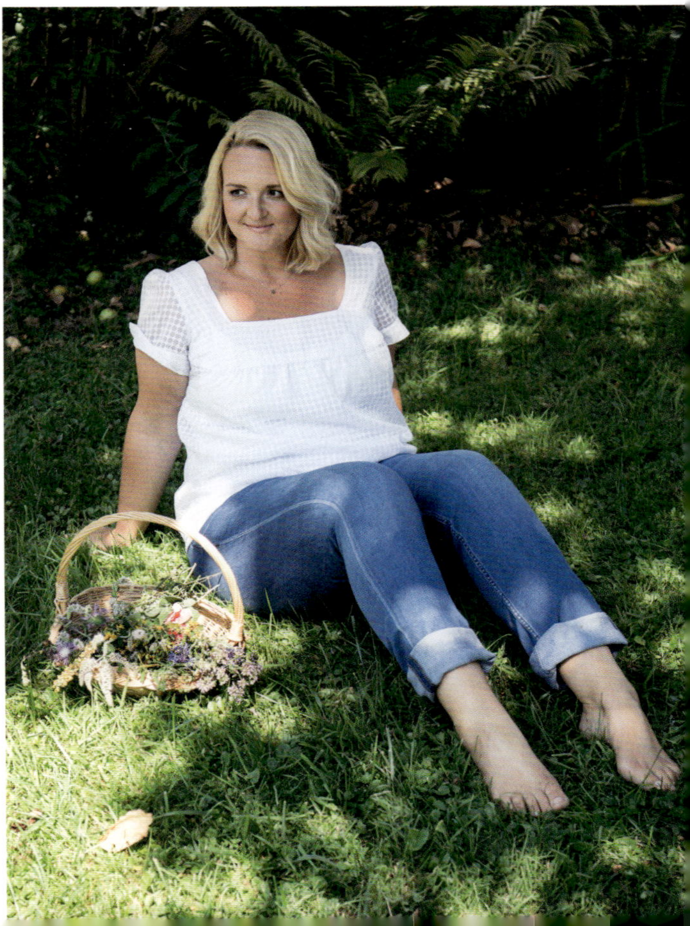

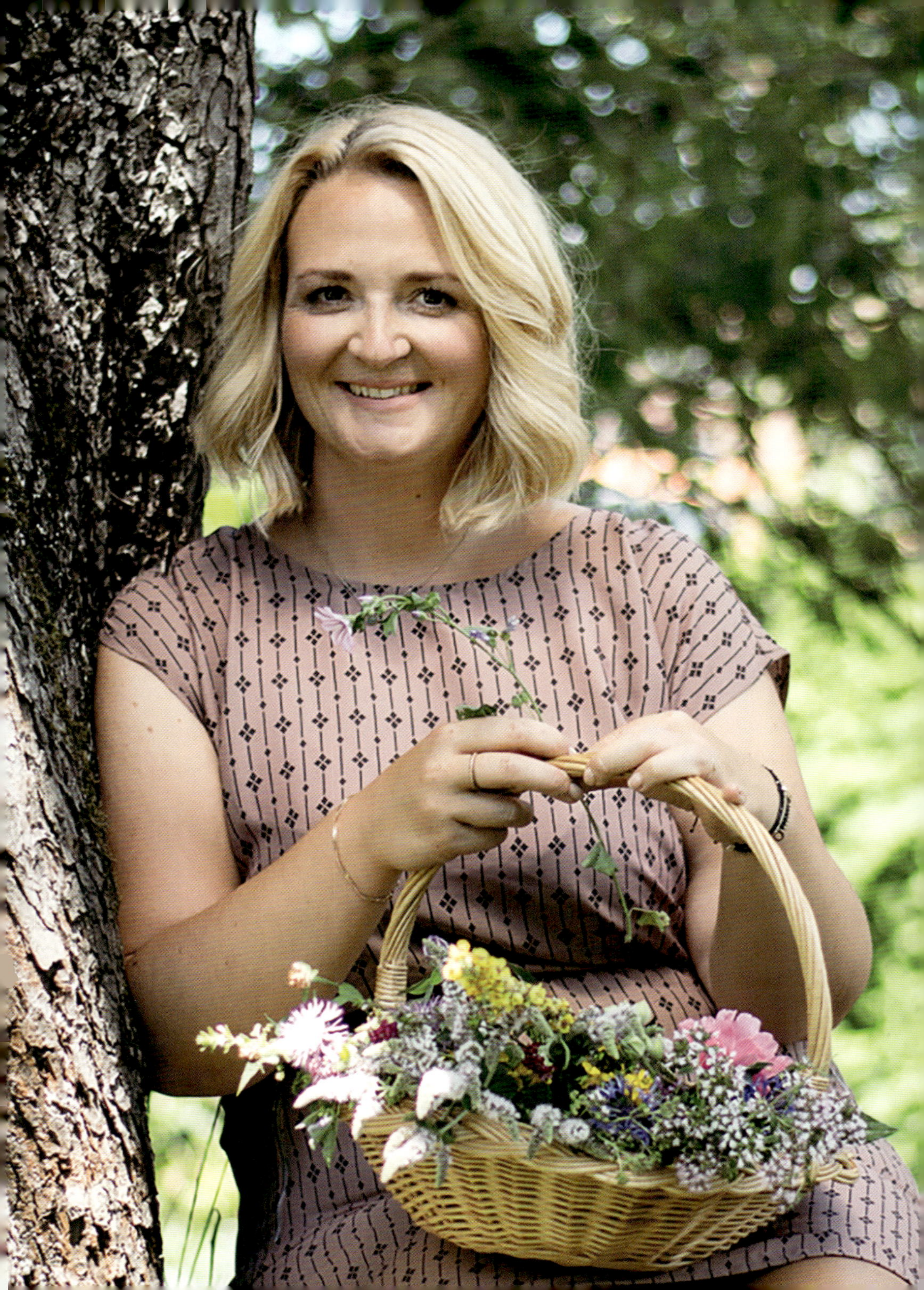

Raus in die Natur und zu den Kräutern!

Sie wachsen überall um uns herum und warten nur darauf, entdeckt zu werden. Kräuter und Pflanzen sind Teil unserer Geschichte, nur ist leider in den letzten Jahrzehnten viel vom Kräuterwissen verloren gegangen. Wie und wann werden die Pflanzen am besten gesammelt? Wie werden Blüten, Blätter oder Wurzeln verarbeitet? Wie lange lassen sich Kräuter und Zubereitungen aufbewahren? Einen leichten Einstieg in die Handhabung erhältst du hier in diesem Kapitel.

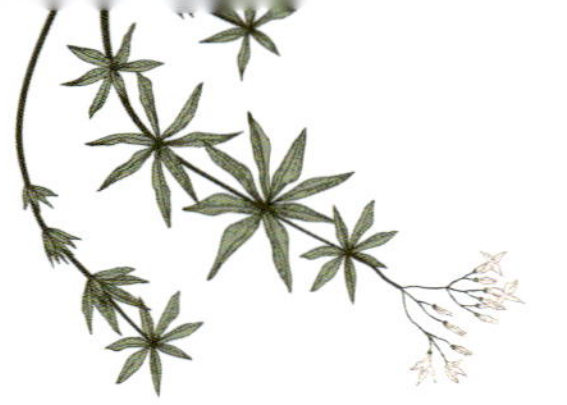

Dein erstes Kräuterdate

Übermotiviert, mit viel Elan und voller Tatendrang bin ich damals nach meiner ersten Kräuterwanderung raus auf die Wiesen und wollte einfach beginnen. Am liebsten hätte ich sofort alle Wildblumen zu meinen Füßen mit nach Hause genommen, um aus ihnen Tees, Salben, Hustensaft und so vieles mehr zu machen. Und so übermotiviert, wie ich war, habe ich mir natürlich keine Gedanken gemacht, was ich zum Sammeln benötige, wie ich die Pflanzen am besten nach Hause transportiere und wie viel ich überhaupt für den Eigengebrauch benötige. Es war in der ersten Zeit wirklich ein *learning by doing* mit vielen Fehlern, die ich dir ersparen möchte. Denn mit einer guten und dabei trotzdem unkomplizierten Vorbereitung und ein paar Tipps ersparst du dir so manches Kräutermalheur.

SAMMLE NUR, WAS DU KENNST

Kräuter haben große Kraft. Das habe ich besonders in meiner weiteren Ausbildung zum Thema TEH-Apotheke gemerkt. Dort fand ich Antworten auf Fragen wie: Was können regionale Kräuter und Pflanzen für unser Nervensystem tun? Wie erkenne ich die unterschiedlichen Atemwegserkrankungen? Welche Kräuterprodukte unterstützen die Genesung nach den einzelnen Krankheiten, und was brauchen Leber, Galle oder Niere unterstützend, um weiterhin das Beste für den Körper zu tun? Ja, sie sind eine Alternative zur Schulmedizin, aber man muss sich definitiv mit den Kräutern, ihren Wirkstoffen und natürlich auch ihren Giftstoffen auseinandersetzen, um wirklich heilend beraten oder sich selbst helfen zu können. Denn ja, wir haben auch sehr giftige Kräuter in Europa und sollten immer nur Pflanzenteile sammeln, wenn wir uns zu 100 Prozent sicher sind, dass wir die Pflanze kennen.

Wie war das bei mir am Anfang? Ohne Bestimmungsbuch, nur mit einer leichten Ahnung, wie sie denn aussehen könnte, aber mit viel Motivation bin ich zu Beginn meiner Kräuterkarriere in die Natur, um die Schafgarbe zu suchen. Ich wollte ein Ansatzöl für eine Salbe machen. Dann stand ich auf einer üppig blühenden Wiese, entdeckte unzählig viele weiß blühende Kräuter und war mir plötzlich nicht mehr so sicher, ob die eine verdächtige Pflanze denn nun wirklich die Schafgarbe ist. Auf einer Wildwiese, wo es ähnlich aussehende Doldenblütler wie zum Beispiel den giftigen gefleckten Schierling gibt, kann Unwissenheit zur Gefahr werden. Damals war ich also umsonst raus in die Natur gegangen, denn ich war mir nicht sicher und bin ohne Kräuter wieder nach Hause gefahren. Das war aber auch die einzig richtige Entscheidung.

Nur wenn du dir zu 100 Prozent sicher bist, solltest du die wilden Kräuter und Beeren mit nach Hause nehmen. Um dir den Start in ein sicheres Experimentieren mit Heilkräutern zu erleichtern, möchte ich dir in diesem Buch zwölf leicht zu erkennende Kräuter näherbringen, mit denen du kinderleicht viele Rezepte umsetzen kannst. Aber auch hier ist es wichtig: Wenn du dir nicht sicher bist, ob es zum Beispiel wirklich der Löwenzahn ist, lass die Blätter lieber stehen. Aber mit der Zeit und deinem wachsenden Interesse an Kräutern wirst du sehen, dass sich ein intensives Kennenlernen auf alle Fälle bezahlt macht. Und bald wirst du sie einfach kennen: »deine« Kräuter.

IMMER AUCH EINE PORTION VORSICHT

Es ist auch bei meinen Kräuterwanderungen einer der ersten Sätze, den ich zur Begrüßung sage: Bitte achtet darauf, euch ganz sicher zu sein, welches Kraut ihr pflückt und verarbeitet. Leider sind viele Leute da nicht so umsichtig. Nach einer dieser Wanderungen in der Stadt Salzburg hat mir beispielsweise eine Teilnehmerin am nächsten Tag ein Foto geschickt mit den Worten: »Ich glaube, ich habe den Giersch gefunden. Hat super geschmeckt, habe ihn in den Salat gegeben, wegen dem Vitamin C.« Gleich vorweg, es ist alles gut gegangen, denn es war wirklich der Giersch. Aber ein »Ich glaube …« ist einfach zu wenig. Noch mal: Wenn du dir nicht ganz sicher bist, ob du wirklich den Giersch, die Brennnessel oder den Spitzwegerich vor dir hast, lass die Pflanze stehen. Ich möchte

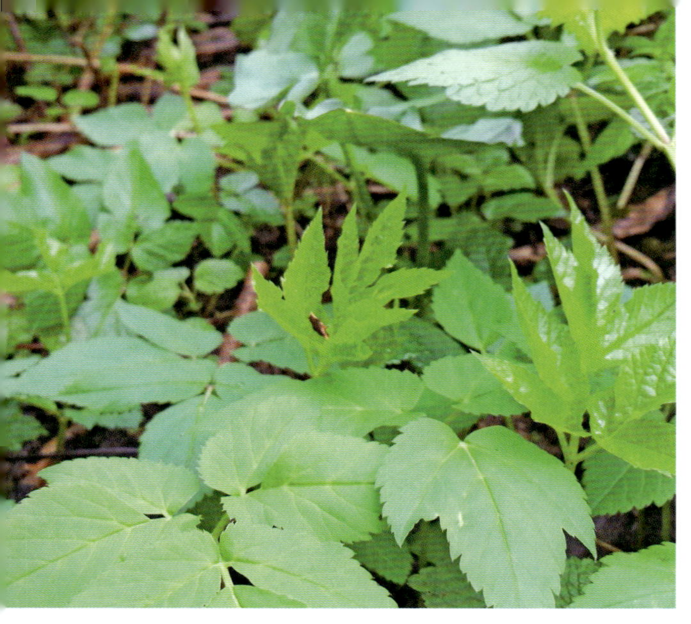

dich nicht verunsichern, denn Kräuter kann jeder richtig erkennen lernen, aber dazu braucht es ein wenig Geduld, am Anfang ein Bestimmungsbuch und idealerweise Kräuterwanderungen mit einem Profi. Such doch mal nach einer Kräuterwanderung in deiner Umgebung. Ich bin mir sicher, dass es gar nicht weit weg von dir jemanden gibt, der diese tollen Naturerlebnisse anbietet.

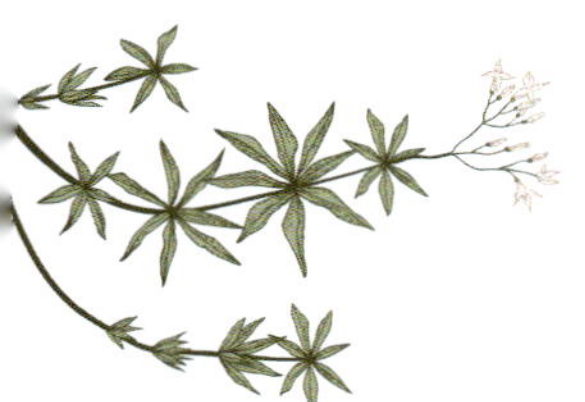

So werdet ihr Freunde, die Kräuter und du

Du bist jetzt sicher bereit für die ersten Schritte hinein in die Kräuterwelt, oder? Der beste Anfang: Geh hinaus und nimm deine Umgebung bewusst wahr. Grün ist nicht gleich Grün. Bei genauerem Hinsehen wirst du erkennen, dass die unterschiedlichsten Gräser, Blumen, Büsche und Bäume vor deiner Haustür wachsen. Welche Pflanzen kennst du bereits? Was weißt du über sie? Das erste Kennenlernen eines Krautes heißt, es wahrzunehmen und sich Gedanken darüber zu machen.

Das beste Beispiel für die Vielfalt im Erscheinungsbild einer Pflanze ist für mich der Holunder – oder Holler, wie wir in Österreich diesen Strauch nennen. Der Sirup aus den süßlich duftenden Dolden ist im Sommer ein beliebtes Getränk. Aber was weißt du noch über diese Pflanze? Wo wächst sie am liebsten? Wie sieht sie im Frühling aus und wie im Herbst? In welchem Monat blüht sie? Was kannst du mit ihren Früchten machen? Wenn du dich mit der Pflanze beschäftigst, wirst du erfahren, dass der Holunder in der Volksheilkunde eine der ganz großen Heilpflanzen ist, die vor allem in der Erkältungszeit ihren Einsatz findet. Wenn man nicht fiebern kann, wirkt ein Tee schweißtreibend, und wenn dich Husten plagt, hilft er, diesen zu lindern.

Mein erster Berührungspunkt mit der Kräuterwelt war Jahre, bevor ich überhaupt die Kräuter als das entdeckte, was sie jetzt für mich sind, eben genau der Holunder. Und vielleicht ist er es auch für dich. Beginne doch einfach mit dem Sirup aus den Blüten. Es gibt unzählige Familienrezepte, wie der Hollersaft angesetzt werden kann. Hier verrate ich dir meines. Am besten du machst genügend auf Vorrat, denn zumindest unter meinen Freunden und in der Familie ist dieser Sirup immer der Renner.

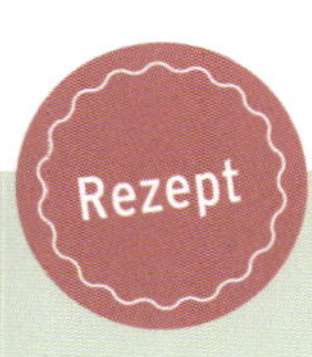

Holunderblüten-Sirup

Zutaten für etwa 3 Liter

10 bis 15 Holunderblütendolden
1 Biozitrone
3 Kilo Zucker
3 Liter Wasser
1 Bioorange

Wenn du die Holunderblüten sammelst, achte darauf, dass keine Läuse darauf sind. Die sammeln sich gern dort. Pflücke die Dolden vorsichtig, damit nicht zu viel von dem guten Blütenstaub verloren geht. Ich nehme meistens einen Korb oder einen Karton, lege die Dolden vorsichtig hinein und transportiere sie so nach Hause. Da angekommen, breite die Dolden auf einem Tisch aus und lege ein Tuch darüber. Die letzten Tierchen krabbeln dann unter dem Tuch hervor, weil sie das Licht suchen. Bitte die Dolden nicht waschen, sonst schwemmst du den Geschmack mit dem Blütenstaub weg.

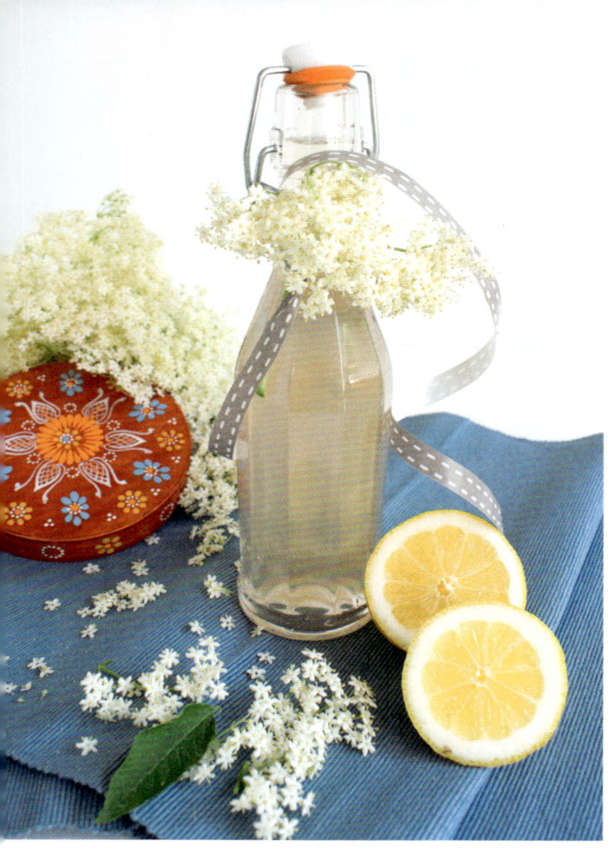

Für den Sirup wird ein großes Gefäß mit dem Wasser gefüllt (sollte dein Leitungswasser nicht das Beste sein, vorher abkochen und abkühlen lassen). Da hinein kommen die Holunderblüten und die in Scheiben geschnittene unbehandelte Zitrone und Orange. Nun das Gefäß abdecken und ein bis zwei Tage stehen lassen. Ab und zu nachsehen, wie es sich entwickelt, und die Zutaten mit einem Holzkochlöffel wieder unter Wasser drücken.

Nach den zwei Tagen wird alles abgeseiht, und das Wasser, das nun das volle Aroma angenommen hat, wird mit dem Zucker in einem Topf einmal aufgekocht. Hat sich alles aufgelöst, wird der noch heiße Sirup in saubere Flaschen abgefüllt und verschraubt. Dadurch hält er sich bis in den Winter hinein, wenn du einen Schluck Sommerfeeling genießen möchtest. Aber in der Praxis hält sich der Sirup niemals so lange, weil er einfach zu gut schmeckt.

SCHÄTZE DIE GESCHENKE DER NATUR

Die Schafgarbe hat mich damals übrigens noch etwas anderes gelehrt. Als ich mir beim nächsten Mal sicher war, sie wirklich entdeckt zu haben, war meine Sammelmotivation einfach zu groß. Ein großer Korb voller Blüten wurde bald freudestrahlend zu Hause ausgebreitet – und dann kamen die Ernüchterung und das schlechte Gewissen. Was soll ich mit so viel Schafgarbe überhaupt machen?

Die Natur beschenkt uns mit ihren Kräutern, und das sollten wir immer im Hinterkopf haben. Mach dir bewusst, was du mit den Pflanzen anstellen möchtest, und sammle nur so viel, wie du wirklich benötigst. Einige Kräuter wie die Schlüsselblume stehen bei uns unter Naturschutz, weil wir Menschen einfach zu viele von ihnen geraubt haben. Erkundige dich, ob eine Pflanze geschützt oder gefährdet ist. Und vor allem: Lass immer einen Großteil der Pflanzenart stehen, damit sie weiter wachsen und sich vermehren kann und auch die Insekten weiterhin Futter haben.

Wir sind Gast in der Natur

Sei behutsam beim Sammeln von Heilpflanzen. Überlege dir immer genau, wie viel du von der Pflanze an Blüten oder Blättern überhaupt benötigst, denn oft reichen ja schon ein paar Pflanzenteile aus. Wenn du zum Beispiel nur ein paar Blütenblätter benötigst, sammel wenn möglich nicht den ganzen Blütenkopf, damit die Insekten immer noch etwas von der Pflanze an Nahrung haben. Versuche, auch im Umfeld der Kräuter keinen Schaden anzurichten, indem du keine Wiesen zertrittst und keine anderen Pflanzen beschädigst. Und ich weiß gar nicht, wann es passiert ist, aber irgendwann führte ich ein, dass ich mich nach dem Sammeln innerlich bei der Pflanze bedanke. Das ist für mich ein schönes Ritual geworden.

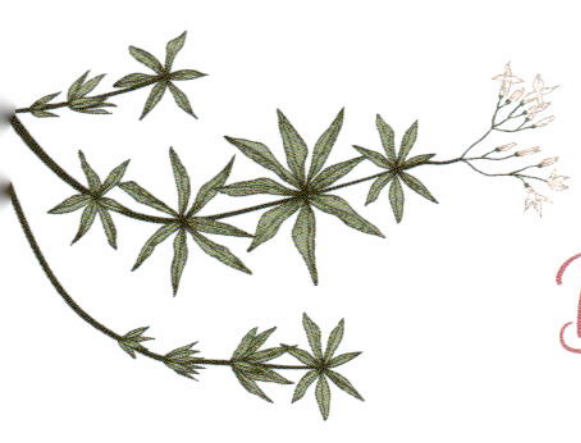

Das Sammeln der Kräuter

DER RICHTIGE SAMMELORT

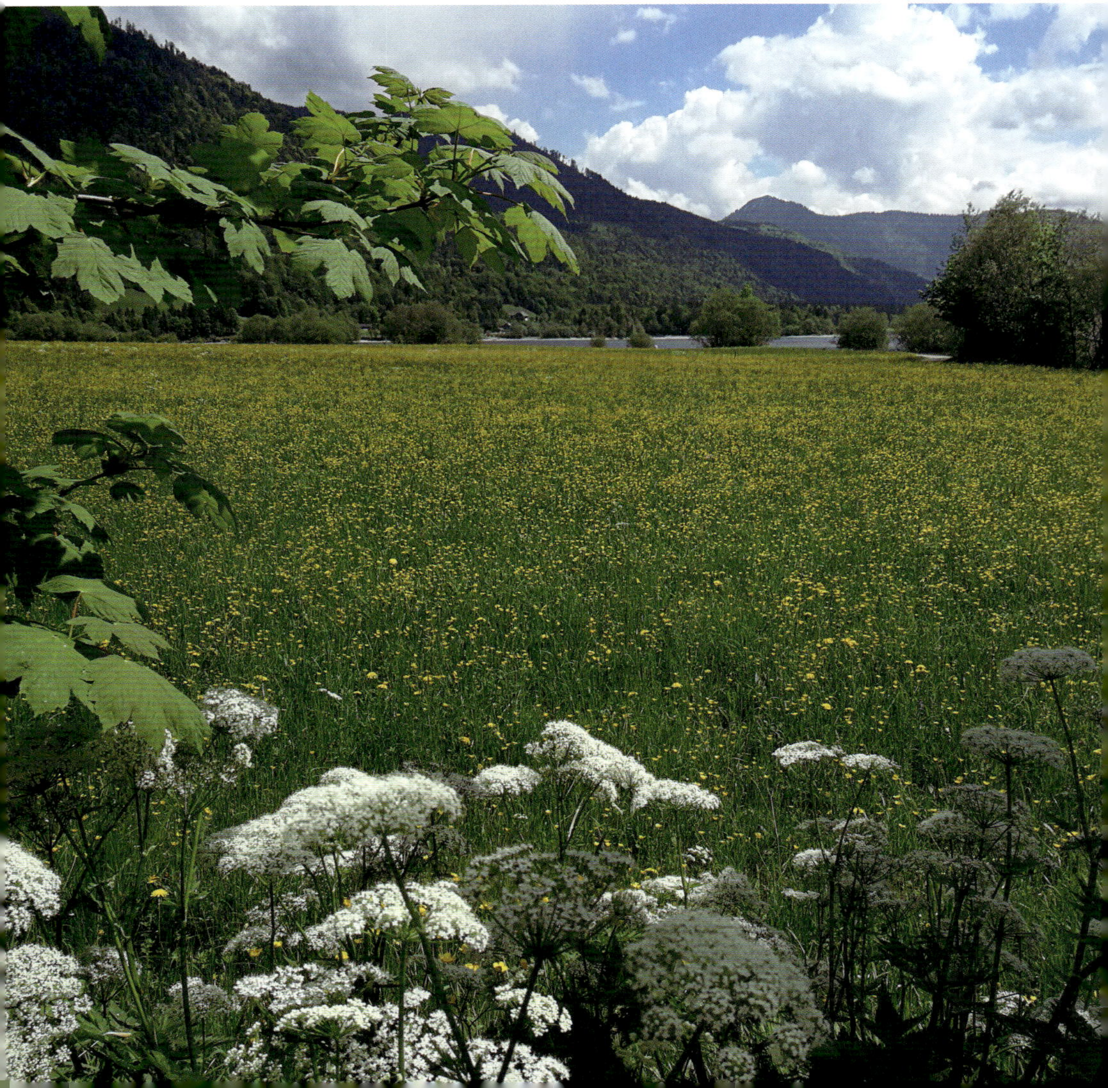

Viele meiner TeilnehmerInnen an den Kräuterwanderungen fragen mich nach meinen Plätzen, an denen ich meine Kräuter sammle. Ich verrate ihnen diese Plätze aber nicht – und zwar nicht aus dem Grund, dass ich sie geheim halten und für mich allein nutzen möchte. Aber stell dir mal den Moment vor, wenn du unterwegs bist, spazieren gehst und plötzlich ein Plätzchen findest, wo ein Kraut wie das Johanniskraut wächst. Diesen Glücksmoment und den Platz wirst du dir ewig merken. Es ist dein persönlicher Kräuterort, an den du immer zurückkehrst, wenn du die Unterstützung dieser Pflanze benötigst. Es ist ein Gänsehautmoment. Und genau den würde ich anderen nehmen, wenn ich sie zu »meinen« Plätzen schicke. Außerdem möchte ich niemanden um die Freude des Suchens, des Umherstreifens, des allmählichen Entdeckens draußen in der Natur bringen.

Worauf du achten solltest: Dein Kräuterplatz sollte nicht direkt neben der Straße, auf frisch gedüngten Feldern oder an beliebten Hundeplätzen liegen. Pflanzen speichern zum Beispiel Abgase, und verdreckte Blätter und Blüten sind ebenfalls nichts für deine Kräuterküche. Achte auch darauf, nicht auf fremden Grundstücken zu sammeln, denn niemand hat gern Fremde auf seinem Privatgrund. Naturschutzgebiete sind natürlich tabu, und was viele einfach immer vergessen: Auch hohe Wiesen, wo viele Pflanzen, Insekten und Tiere leben, sollten niemals von dir als Kräuterfan durch deine Schritte zerstört werden. Diese Orte sind für die Natur heilig, und wir sollten hier nicht achtlos durchtrampeln.

Jede Pflanze hat natürlich auch ihre Vorliebe, wo sie gern wächst. Einige lieben einen feuchten Boden wie das Mädesüß, andere mögen neben Wiesen auch kiesige Wege wie der Spitzwegerich. Ein guter Tipp ist immer der Waldrand, da, wo noch viel Sonne hinkommt. Dort findest du oft tolle Heilkräuter wie die Brennnessel. Mehr zu den beliebtesten Plätzen der einzelnen Kräuter steht hier im Buch jeweils in den Kräuterporträts.

ACHTE AUF DIE SAMMELZEIT

Es gibt ein paar Grundregeln, die du beachten kannst, um möglichst viele Wirkstoffe in den gesammelten Pflanzen zu erhalten. Die Wichtigste ist, dass du Pflanzen nur an Schönwettertagen sammeln solltest. Idealerweise sollte auch zumindest der Vortag nicht regnerisch gewesen sein. Nach dem Regen haben Pflanzen nämlich einen viel geringeren Wirkstoffanteil. Feuchtigkeit gibt es in unseren Breiten oft auch am Morgen, der sogenannte Tau. Deswegen lohnt es, erst dann zu sammeln, wenn jegliche Feuchtigkeit von außen verdampft ist, und das ist meist am späteren Vormittag der Fall. Bei der Rose ist es sogar so, dass ihre ätherischen Öle um zehn Uhr am Vormittag am stärksten sind.

Es gibt aber ein paar Sonnenkräuter, die du als Ausnahme am Mittag, wenn die Sonne richtig stark auf die Blüten scheint, sammeln kannst. Die Ringelblume und das Johanniskraut sind solche Sonnenanbeter und sollten in der Mittagssonne geerntet werden. Möchtest du dir ein paar Bitterkräuter wie Schafgarbe oder Löwenzahnblätter auf Vorrat nach Hause holen, dann ist der Nachmittag dafür am besten geeignet.

Es gibt auch einen Feierabend für Kräuter. Ab dem späten Nachmittag heißt es daher: Schluss mit der Kräuterernte. Da ich es aber gern einfach handhabe, kannst du dir zusammenfassend merken: Kräuter sammelt man dann, wenn sie richtig trocken sind, idealerweise am Vormittag.

Du wirst in diesem Buch auch etwas über die heilsame Kraft der Löwenzahnwurzel erfahren. Wenn du dann selbst zum Ausstechen unterwegs bist, gibt es hier ebenfalls eine Empfehlung von mir: Grabe Wurzeln im Frühling oder Herbst. Dann nämlich, wenn die ganze Kraft, die sonst in Blättern und Blüten steckt, noch in der Wurzel ist oder sich wieder in die Wurzel zurückgezogen hat.

DAS PASSENDE KRÄUTERWERKZEUG

Natürlich kannst du mit der Hand Kräuter sammeln. Gänseblümchen oder Ringelblumen lassen sich sehr leicht pflücken. Bei der Schafgarbe sieht das schon ein wenig anders aus: So zierlich die Blüten dieses Korbblütlers auch aussehen, so robust ist ihr Stängel. Möchtest du ihn per Hand pflücken und ziehst am Stängel, hältst du womöglich bald die gesamte Pflanze plus Wurzel in der Hand.

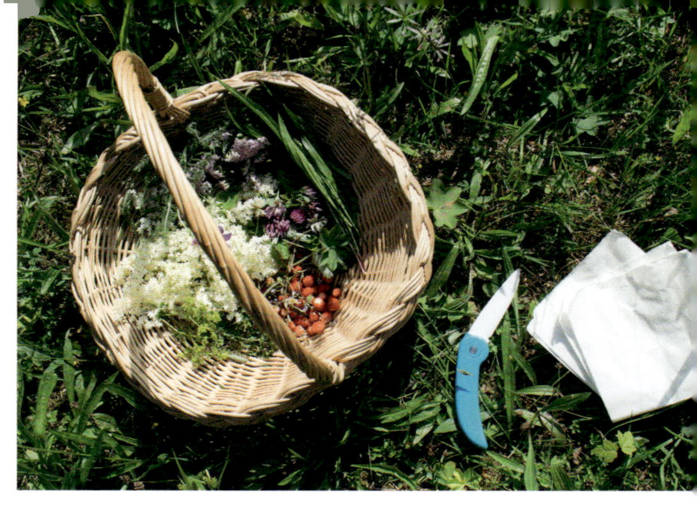

Und eines ist ja klar: Wurzel weg, Pflanze tot. Also benötigst du bei manchen Pflanzen ein Werkzeug wie ein Messer oder eine Schere, um die benötigten Teile abzuschneiden. Ich kann dir hier am ehesten ein Keramikmesser empfehlen. Das schont die Pflanzen, die Schnittfläche oxidiert nicht wie bei Metall, und durch den scharfen Schnitt treten nicht so viele ätherische Öle aus. Dieser Tipp gilt generell auch für die Kräuterküche. Schnittlauch, Petersilie und Co. solltest du idealerweise mit einem Keramikmesser zerkleinern.

Wenn du es auf die Wurzeln abgesehen hast, dann besorge dir aus einem Baumarkt einen Wurzelstecher: ähnlich wie eine Gartenschaufel, nur kleiner in der Fläche und viel länger. Mit diesem Gerät stichst du rund um die Pflanze einen Kranz, und mit einer letzten Hebebewegung kannst du die Wurzel dann aus der Erde heben.

WAS WIRD GESAMMELT?

Blüten, Blätter, Beeren, Samen, Wurzeln … Oft benötigst du von den Kräutern nur bestimmte Teile, in denen die Inhaltsstoffe enthalten sind. Das bedeutet, dass du meist nicht die ganze Pflanze mit nach Hause nehmen musst. In diesem Buch erfährst du in jedem Kapitel zu den einzelnen Pflanzen, welche Teile du zum Verarbeiten benötigst. Schau dir schon beim Ernten das Sammelgut genau an. Ist es verschmutzt, von Tieren zerfressen, durch Pilze krank? Dann solltest du diese Pflanzen auf keinen Fall mehr für dich selbst verwenden. Kleiner Tipp von mir: Arbeite bereits beim Sammeln sauber und genau, dann ersparst du dir zu Hause viel Arbeit.

DER TRANSPORT DER KRÄUTER

Ein hübsches Weidenkörbchen, in dem die gesammelten Blumen und Kräuter fotoreif drapiert nach Hause transportiert werden. Ja, die Idealvorstellung. Aber meistens muss es einfach praktischer gehen. Es kann ja sein, dass du irgendwo unterwegs bist, plötzlich einem lang gesuchten Kraut gegenüberstehst und weit und breit kein Korb in der Nähe ist. In solchen Fällen habe ich immer einen Butterbrotbeutel aus Papier in meiner Tasche. Leicht, zusammenfaltbar und perfekt für das Sammeln von Kräutern.

Von Plastik würde ich nicht nur aus umwelttechnischen Gründen abraten. Jede Pflanze hat nach dem Sammeln eine Restfeuchte, die austritt. In Plastik gesteckt, schwitzen die Kräuter zusätzlich und beginnen bei längerem Transport zu schimmeln. Daher sind auch Baumwolltaschen ideal, um Pflanzen oder Teile davon heil nach Hause zu bringen. Deiner Kreativität sind hier keine Grenzen gesetzt, Hauptsache luftig und trocken. Wichtig ist im Allgemeinen, dass du vorsichtig mit dem wertvollen Gut umgehst. Denn möchtest du zum Beispiel den Holunder zu einem Sirup verarbeiten (s. Rezept im Kapitel »Schwarzer Holunder: Der Duft des Sommers«), dann dürfen die Blüten nicht zu sehr geschüttelt werden. Der Blütenstaub macht nämlich den Geschmack aus. In diesem Fall hole ich mir oft einen kleinen Karton, wie es sie in Supermärkten gibt, und lege die Dolden des Holunders schön mit den Blüten nach oben nebeneinander dort hinein. Ein Korb ist natürlich auch gut geeignet.

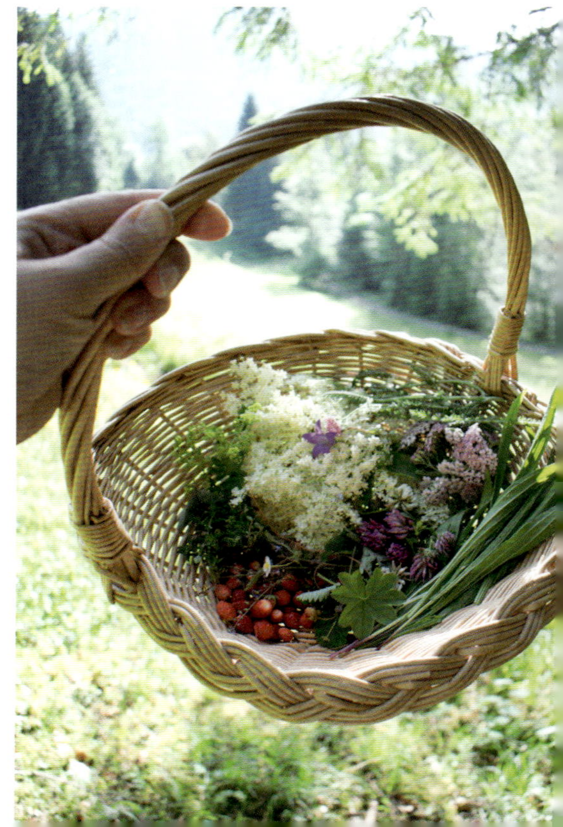

Checkliste zum Kräutersammeln

- Sammle nur, was du kennst.
- Sei behutsam in der Natur und zerstöre keine Pflanzen oder Wiesen.
- Sammle nur so viele Kräuter, wie du benötigst.
- Überlege dir, was du von den Kräutern benötigst, und nimm nur diesen Pflanzenteil mit.
- Achte auf den richtigen Sammelort – nicht neben stark befahrenen Straßen oder auf Hundewiesen.
- Achte auf die Sammelzeit – nicht bei Regen, idealerweise am Vormittag.
- Kräuterwerkzeug wie eine Schere aus Keramik erleichtert das Sammeln.
- Verwende kein Plastik zum Transport für die Pflanzen.

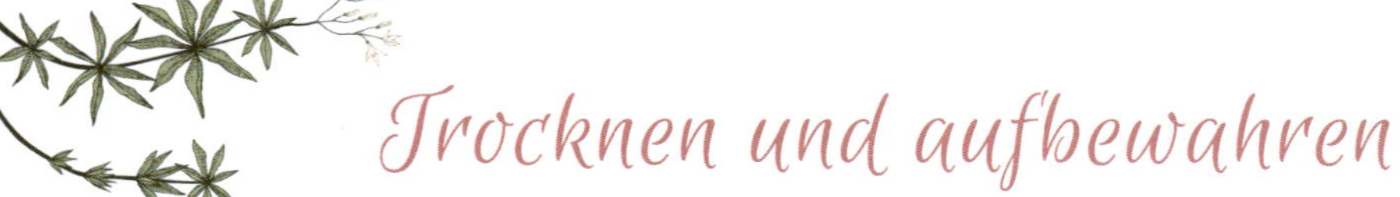

Trocknen und aufbewahren

Den Duft der Rosenblätter riechen, den nussigen Geschmack der Gänseblümchen schmecken, die weiche Konsistenz der Lindenblüten im Mund ertasten. Frische Kräuter und Blätter duften und schmecken sehr vielfältig, und idealerweise solltest du sie in diesem Zustand in dein alltägliches Leben einbauen, genau dann, wenn die Natur sie dir zur Verfügung stellt. Es reichen bereits ein paar wenige Blüten, Blätter oder Beeren. Ob beim Kochen oder als kleine wilde Nascherei. Die Regelmäßigkeit des Kräuterverzehrs ist der Schlüssel zu einem gesunden und starken Körper, der gegen vieles gewappnet ist. Du bietest ihm in häufigen kleinen Dosen die wertvollen Inhaltsstoffe als Kraftnahrung an, die dich fit hält und dir Energie liefert. Aber auch die Vorsorge, zum Beispiel für die Erkältungszeit, ist wichtig. Da viele Erkältungskräuter wie das Mädesüß nur in den Sommermonaten blühen, solltest du dir die Blüten für die kalte Zeit, in der wir oftmals schnupfen und husten, vorsorglich vorbereiten, indem du sie trocknest.

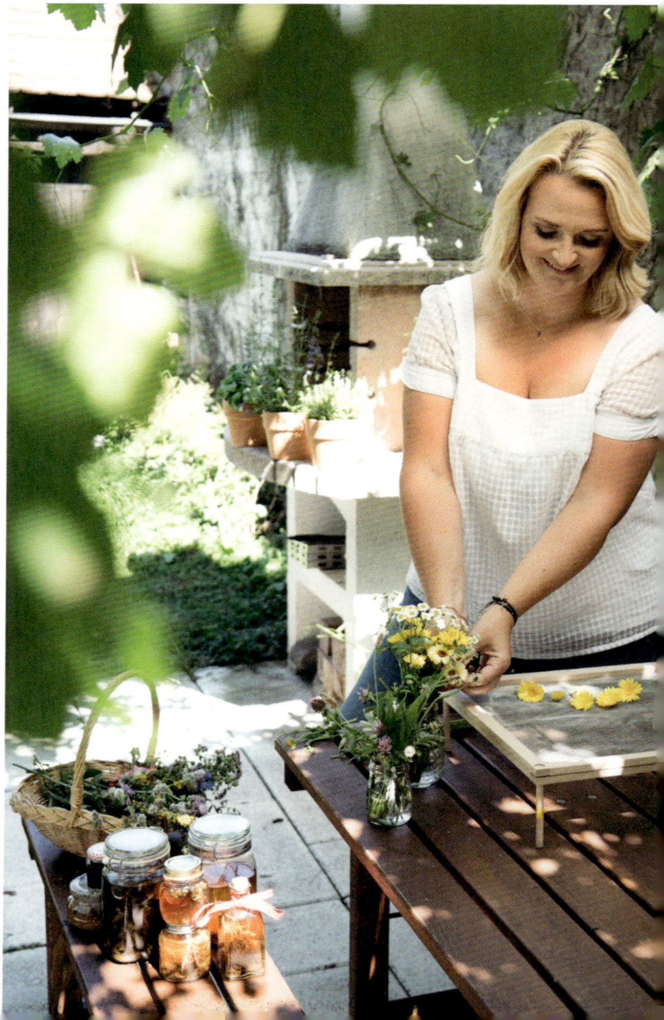

Schnell und schonend. Das ist die Devise. Bringst du also die grünen Schätze von deinem Ausflug nach Hause, bereite sie möglichst rasch zum Trocknen vor. Als Erstes untersuche noch mal deine gesammelten Pflanzenteile auf verdreckte oder kranke Stellen, und ein paar Tierchen wollen sicherlich wieder in die Freiheit entlassen werden. Als Nächstes geht es um den Ort, an dem deine Kräuter und Pflanzen getrocknet werden sollen. Mach einmal kurz die Augen zu und stell dir einen großen alten Bauernhof vor. Die besitzen meistens einen großen Dachboden, wo kühl und zugig die Luft durch die alten Schindeln zieht. Genau da werden auch noch heute in alten Höfen ganze Kräuterbüschel getrocknet. Der ideale Platz für schnelles und schonendes Trocknen. Da aber die meisten von uns weder so einen Dachboden geschweige denn einen alten Bauernhof besitzen, können wir uns an diesen Gegebenheiten nur geistig orientieren. Such dir also einen Platz, der trocken und kühl ist, und vielleicht kannst du auch ein Fenster öffnen, damit ein wenig Wind reinweht. Eines ist aber ganz wichtig: Direkte Sonne ist beim Trocknen zu vermeiden, da sie zu viele Inhaltsstoffe aus den Pflanzen zieht. Hast du schon ein Plätzchen bei dir zu Hause vor Augen? Bei mir ist es der Vorraum. Da gibt es keine Fenster, es ist dazu kühler als im Rest der Wohnung, und wenn ich die Badtür offen lasse und dort ein Fenster öffne, zieht auch ein wenig Luft durch. Das ist also mein Pendant zum perfekten Dachboden.

Blüten und Blätter trocknen

Zu einem Strauß binden, einzeln auflegen oder vorab in Scheiben schneiden: Unterschiedliche Pflanzenteile müssen unterschiedlich zum Trocknen vorbereitet werden. Das schauen wir uns jetzt genauer an.

Werden Blütenköpfchen wie zum Beispiel von der Ringelblume oder dem Gänseblümchen oder einzelne Blätter wie von der Johannisbeere getrocknet, lege diese schön nebeneinander hin. Es dürfen sich keine Pflanzenteile überlappen, also keine Blütenblätter übereinanderliegen, da die Feuchtigkeit entdampfen soll. Wenn das nicht geht, entsteht Schimmel. Platziere die Blüten idealerweise auf ei-

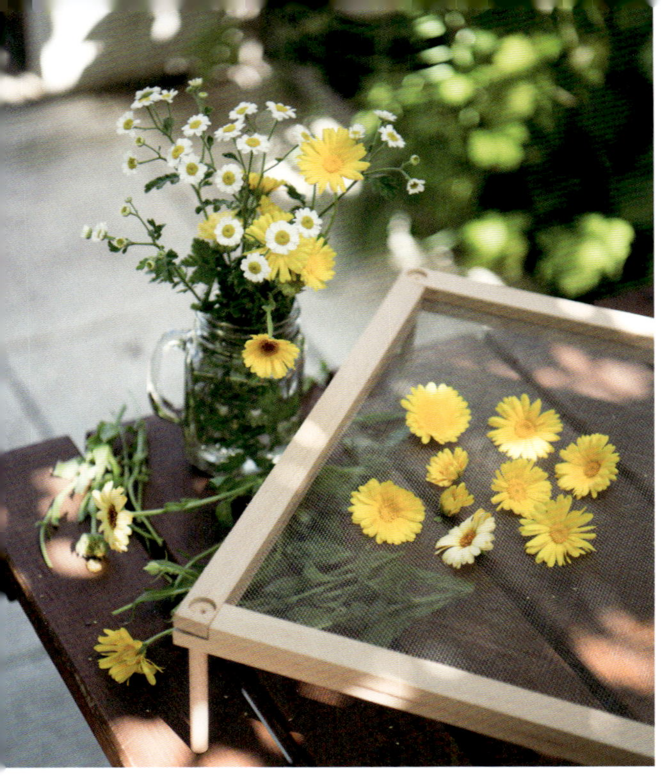

nem aufgespannten Leinen- oder groben Baumwolltuch. Wichtig ist, dass hier von so vielen Seiten wie möglich Luft hinzukommen kann. Oder du bastelst dir ein Trockengestell aus vier Holzleisten, in denen ein rostfreies Gitter gespannt ist. Da findest du online genügend Anleitungen, und vielleicht hast du jemanden in deiner Nähe, der gern bastelt, oder du bist selbst ein DIY-Meister. Bei so einem Trockengestell kann nämlich wunderbar die Luft zirkulieren, und die Blüten oder Blätter werden schnell und schonend trocken.

Kräuterstrauß trocknen

Es gibt natürlich auch Kräuter, die am Stängel gesammelt werden wie Rosmarin, Lavendel, Salbei … Aus denen bindest du idealerweise ein Sträußchen und hängst es dann kopfüber zum Trocknen auf. Wichtig ist, dass diese Kräuterbüschel locker gebunden sind, sodass auch zu den innersten Pflanzen Luft kommen kann. Also, lieber kleinere und mehrere binden. Diese hängenden Kräutersträußchen sehen auch richtig hübsch als Deko aus. Aber möchtest du sie weiter in der Naturküche oder -apotheke verwenden, solltest du sie, sobald sie trocken sind, abnehmen. Sonst werden sie zu Staubfängern, und daraus möchtest du dir dann sicherlich keinen Tee mehr kochen.

Wurzeln trocknen

Wurzeln werden ein wenig anders gehandhabt. Nachdem du sie ausgegraben hast, solltest du sie mit ein wenig Wasser von der Erde befreien. Ich verwende dazu eine Nagelbürste und rubbel sie vorsichtig sauber. Danach wird die Wurzel in etwa zwei Zentimeter dicke Scheiben geschnitten und zum Trocknen ausgelegt – genau wie bei den Blüten auf ein Leinen- oder Baumwolltuch oder auf ein Trockengestell.

Ich werde oft gefragt, ob auch Zeitungspapier ginge. Davon bin ich persönlich kein Fan, denn die Feuchtigkeit, die sich von den Pflanzen löst, und die Druckerschwärze sind keine Freunde.

Eine alte Methode, um Wurzeln zu trocknen, ist zum Beispiel auch, die geschnittenen Wurzelteile auf einer Schnur aufzufädeln und diese dann aufzuhängen. Dafür einfach ein kleines Loch in die Mitte der kleinen Wurzelscheibe stechen und sie auf den Faden ziehen. Es entsteht sozusagen eine Wurzelkette.

Erst wenn die Kräuter oder Wurzeln ganz trocken sind (Wurzeln benötigen viel länger als Blüten und Blätter), also fast zerbröseln, wenn du sie angreifst, ist jegliches Wasser aus der Pflanze verdampft, und sie sind bereit, auf passende Weise eingelagert zu werden.

Fräulein Grüns Erfahrungstipp

Du kannst Pflanzenteile auch im Backofen bei leicht geöffneter Tür und 30 Grad oder natürlich auch in einem Dörrapparat trocknen. Trockne die Blüten und Blätter immer im Ganzen und zerkleinere sie erst vor dem Gebrauch, zum Beispiel für einen Tee. So bleiben die wertvollen Inhaltsstoffe länger erhalten.

KRÄUTER RICHTIG AUFBEWAHREN

Auch hier gilt die vom Trocknen schon bekannte Regel: dunkel und kühl. Hast du nicht die Möglichkeit, deine Kräuter in einer Speisekammer, einem trockenen Keller oder einfach in einem dunklen Raum aufzubewahren, dann sorge mit der Art der Verpackung dafür, dass es deine Kräuterschätze dunkel haben. Verwenden kannst du dazu Braungläser, Pappdosen oder auch die beim Sammeln bereits erwähnten Butterbrottüten. Letzteres verwende ich gern, weil es einfach platzsparend ist. Dazu habe ich ein kleines Regal mit drei großen Laden im Vorraum stehen, und da drinnen liegen in Butterbrottüten verpackt meine getrockneten Kräuter.

Und ganz wichtig: Beschriften nicht vergessen. Name plus Datum machen dir die Handhabung leichter. Also zum Beispiel: »Salbeiblätter 2018«. Gut ein Jahr bleiben die wertvollen Inhaltsstoffe in den Kräutern erhalten und sind für die Naturapotheke verwendbar. Danach solltest du neue Kräuter oder Wurzeln ernten. Das bedeutet jetzt aber nicht, dass die »alten« Kräuter weggeworfen werden sollen. Nutze sie einfach anders: Gönn dir zum Beispiel ein schönes Kräuterbad, wenn du eine Badewanne hast. Dafür nimmst du einen selbst zu befüllenden Teebeutel (die bekommst du in Drogeriemärkten), stopfst ihn mit Kräutern voll, verschließt ihn und gibst ihn in das heiße Badewasser. Duftende Entspannung garantiert.

Oder du mischst dir aus ein paar Kräutern einen Haustee. Hier kannst du nach Lust und Laune experimentieren, welche Kräuter sich für einen Genusstee gut ergänzen. Auch ein Gewürzsalz ist ein schönes Geschenk, über das sich viele freuen werden. Kräuter, die schon ein bisschen älter sind als ein Jahr, sind für den Einsatz in der Naturapotheke nicht mehr so gut geeignet, aber für einen Genusstee, ein Salz oder Bad auf alle Fälle noch sehr gut.

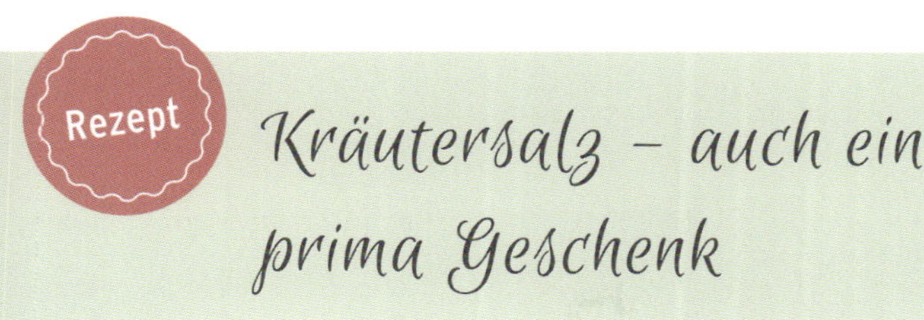

Kräutersalz – auch ein prima Geschenk

Hierfür eignen sich getrocknete Kräuter wie Thymian, Rosmarin oder auch Brennnessel. Pro Esslöffel Salz einen halben Esslöffel zerkleinerte getrocknete Kräuter: in der Küchenmaschine vermixen oder im Mörser zerreiben und dann in kleine Schraubgläser geben und nach Wunsch verzieren.

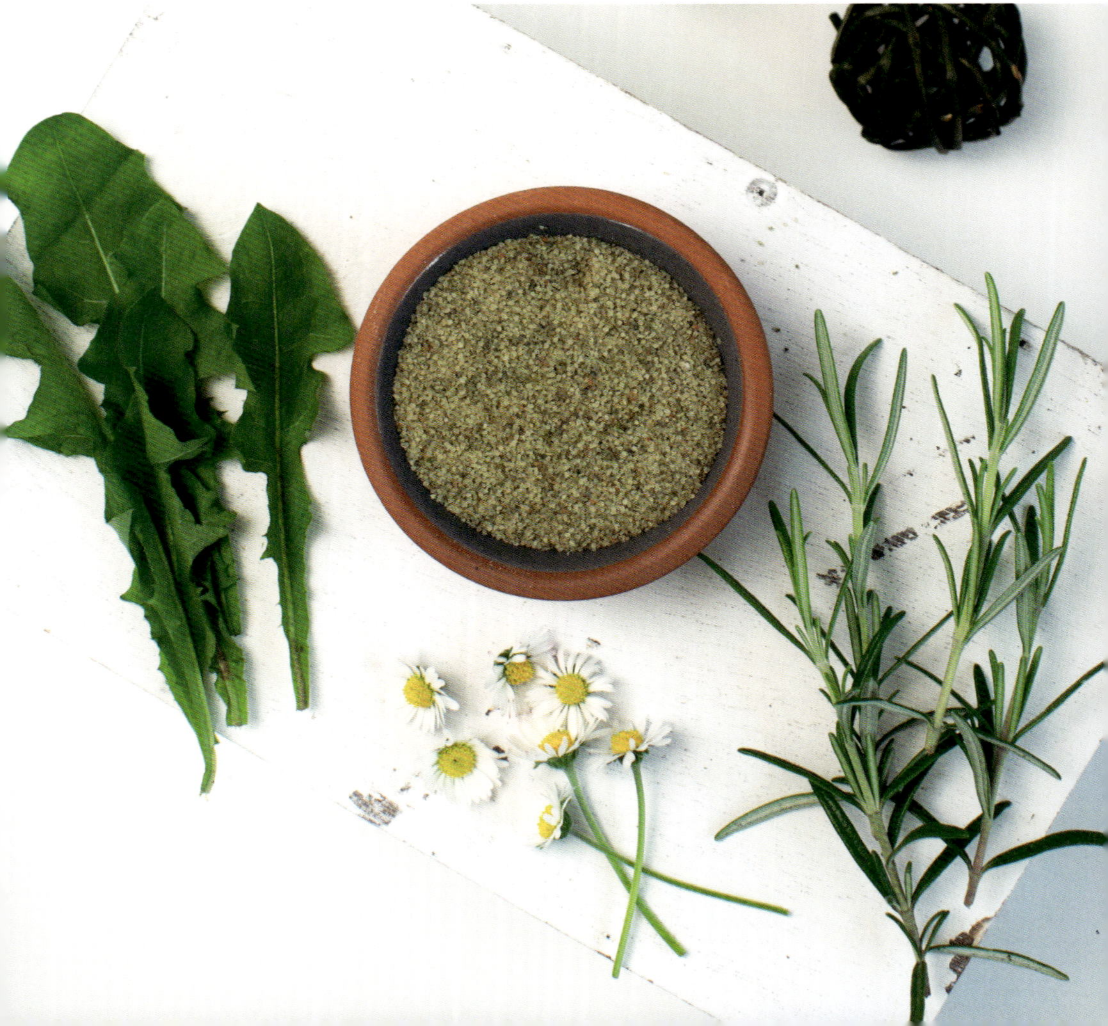

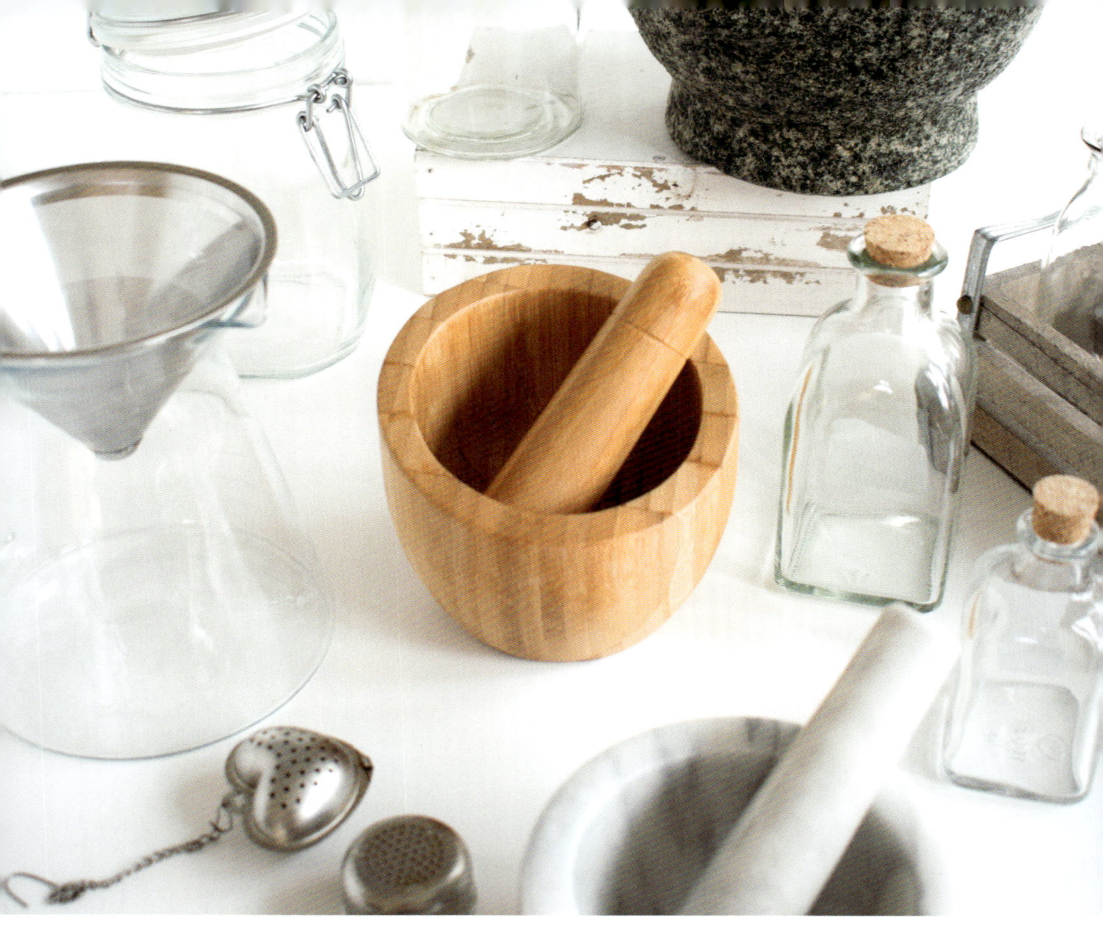

BASISAUSSTATTUNG – WAS KRÄUTERFANS IMMER ZU HAUSE HABEN

Vielleicht machst du es wie ich und hast in der Küche immer einen kleinen Vorrat angelegt: Gewürze, Nudeln, Tomatensoße und so weiter. Für den Fall der Fälle ist dann etwas Gutes da. Genauso gibt es auch ein paar Grundzutaten, die ich für die Kräuterküche und meine Naturapotheke vorrätig habe, um jederzeit Ansätze, Tinkturen oder Salben herstellen zu können. Wie das genau geht, erfährst du bei den Porträts zu den einzelnen Kräutern. Die kleine grundlegende Liste hier ist eine erste Anregung für dich, die du dann natürlich nach deinen eigenen individuellen Wünschen ausweiten kannst.

Checkliste: Basisausstattung für Kräuterfans

- 40-prozentiger Alkohol, zum Beispiel Korn (den verwende ich am liebsten)
- Nicht pasteurisierter Apfelessig
- Kaltgepresstes natives Olivenöl
- Biohonig
- Bienenwachs für Salben
- Keramikmesser
- Braunglas-Tiegel für Salben
- Braunglas-Tropfflaschen für Tinkturen
- Schraubgläser

Jede Menge Gläser

Du brauchst leere Gläser in unterschiedlichen Größen, und zwar für Ansätze wie Kräuteröle, Kräuteressige oder Tinkturen. Die aber brauchst du nicht unbedingt zu kaufen. Du kannst alle deine Freunde und Familienmitglieder bitten, dir ab sofort alle leeren Gurken- oder Marmeladengläser oder Sirupflaschen aus Glas vorbeizubringen. Dann wirst du bald mehr als genug Gläser haben. Und du kannst dich mit schönen Kräuterprodukten revanchieren.

Kräutertouren – für dich allein oder mit Familie und Freunden

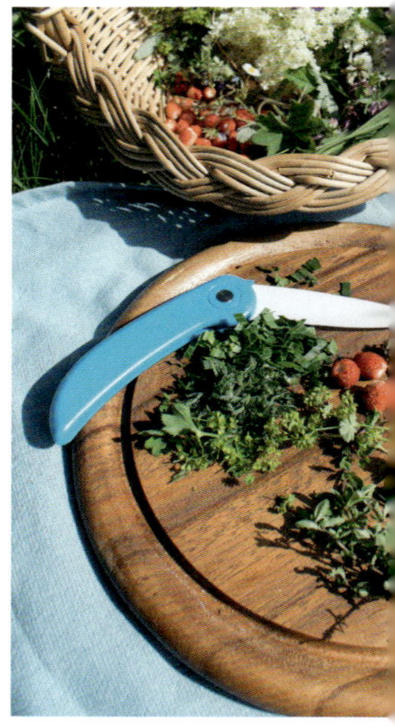

Wenn du mich in der freien Natur siehst, dann meist mit geneigtem Kopf. Immer auf der Suche nach wilden Kräutern, die mich auf meinem Weg begleiten. Denn hat man einmal angefangen, die wilde Kräuterwelt für sich zu entdecken, ist man nur noch gespannt am Ausschauhalten, welche Pflanzen in der unmittelbaren Nähe wachsen. Und genau das ist es, was auch so entschleunigend wirkt. Ganz egal, ob du allein gehst und Zeit für dich genießt oder aus dem Kräutersammeln ein tolles Gemeinschaftserlebnis mit Freunden und der Familie machst. In diesem Sinne möchte ich dir noch ein paar Anregungen für deine Kräutertouren mitgeben, bevor wir uns die Wirkstoffe und Zubereitungsformen der Kräuter und anschließend zwölf ganz besondere Kräuter in Porträts ansehen.

DEINE PERSÖNLICHE KRÄUTERZEIT FÜR MEHR RUHE UND GELASSENHEIT

Es beginnt bei mir bereits am Abend vorher. Es macht sich Vorfreude breit, wenn ich überlege, wo ich morgen Kräuter sammeln gehe oder welchen Ort ich neu erkunden möchte. Im Kopf gehe ich alles durch, und bereits das versetzt mich in einen schönen Entspannungsmodus. Ich spüre Vorfreude auf die Zeit mit mir allein und den Kräutern. Genau diese bewussten Momente nur mit mir in der Natur haben es mir damals ermöglicht, beides zu vereinen: einen 40-Stunden-Marketing-Job und am Wochenende die Arbeit für meinen Blog »Fräulein Grün«. Im Grunde könnte man sagen, ich habe zwei Jahre lang 24/7 durchgearbeitet. Aber es hat mich nicht ausgepowert. Oft haben mich Freunde gefragt, wie ich es schaffe, dass ich so viel unter einen Hut bekomme und dabei auch noch diese Unbeschwertheit ausstrahle. Es war und ist der Ausgleich, den ich mir durch die Natur geschaffen habe. Es gibt dafür verschiedene Ausdrücke: Batterien aufladen, Energie tanken, Kräfte sammeln. Tatsache ist, dass mich die Natur und die Zeit, die ich in ihr verbringe, vieles mit Lockerheit schaffen lässt. Warum? Es ist unter anderem die Suche nach den Kräutern.

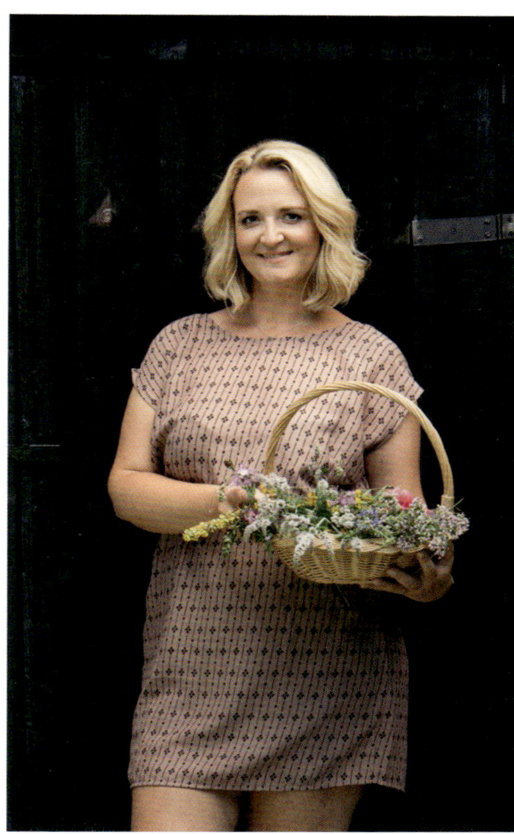

Stell dir vor, du bist auf einer Schatzsuche. In diesem Moment bist du nur auf die Suche fixiert, alles andere um dich herum verschwindet, ist nicht mehr wichtig. Du bist fokussiert und überlegst dir schon, was du mit deinem neuen Reichtum bald alles anstellen wirst. Hast du auch gerade einen Piraten mit Augenklappe vor deinem geistigen Auge? Genauso spannend kannst du dir die Kräutersuche vorstellen. Du suchst deinen persönlichen Naturschatz. Durchquerst vielleicht noch unbekannte Wälder, hältst Ausschau und dann ... dann findest du deinen Schatz ... Dein Reichtum wird viel mehr sein als nur ein bisschen Gold. Denn du findest:

- Kräuter für deine Gesundheit
- Entspannung für Körper und Geist
- Endlich Zeit für dich allein
- Entschleunigung
- Neue Kraft und wieder mehr Konzentration
- Und vor allem: deinen Weg zurück zur Natur

KRÄUTERZEIT IN DER GRUPPE

Was allein schon nach einer guten und besonderen Zeit klingt, macht auch unter Gleichgesinnten richtig viel Spaß. Bei meinen Kräuterwanderungen treffen oft die unterschiedlichsten und sich fremde Menschen aufeinander, die nach wenigen Augenblicken zu einer Einheit zusammenwachsen. Es werden Tipps ausgetauscht, Erfahrungen geteilt, Rezeptgeheimnisse verraten … Ich sage dann

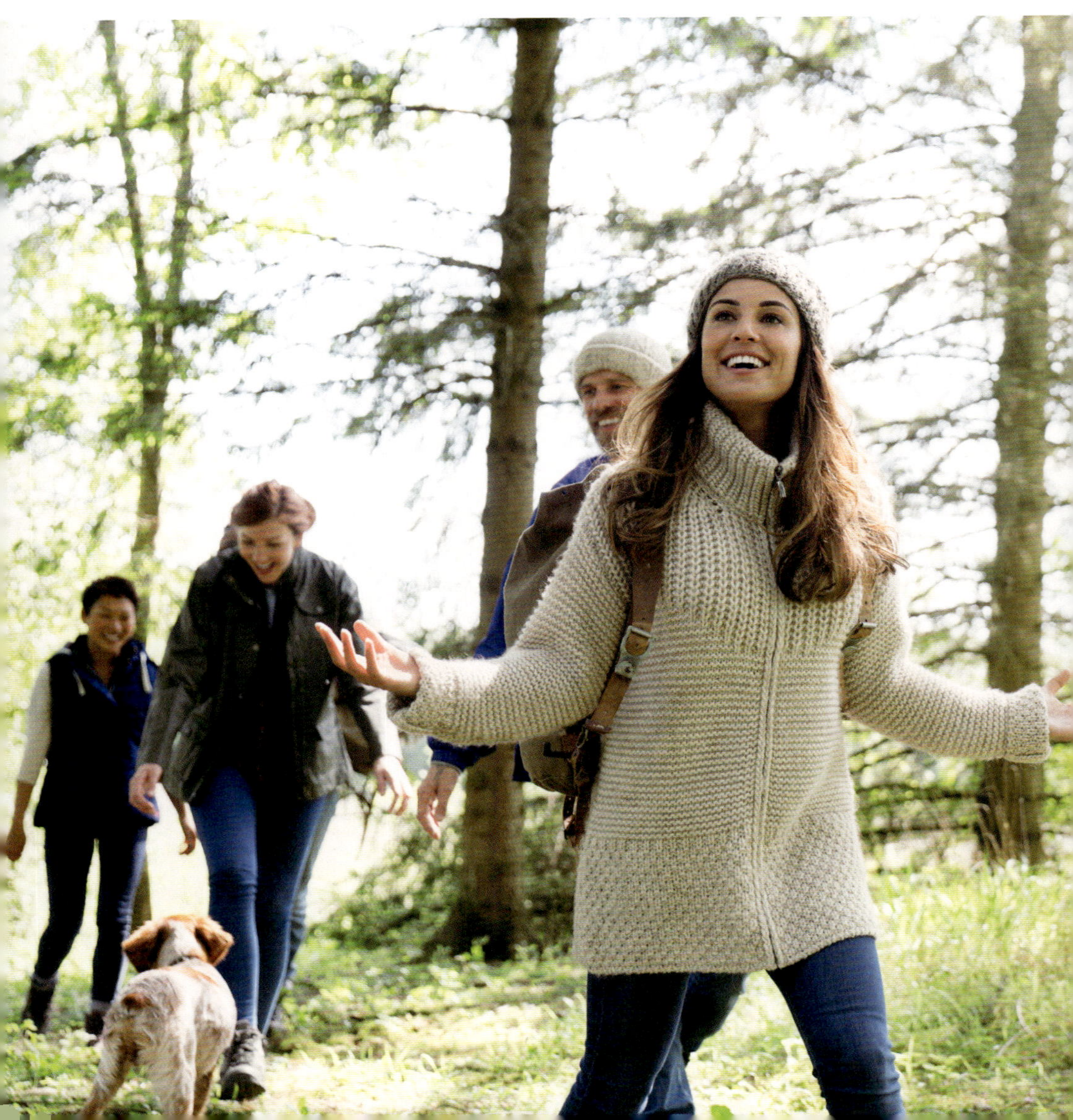

immer: Die Natur verbindet, weil sich nach jeder Wanderung alle wie eine altbekannte Freundesgruppe verhalten. Eigentlich liegt es ja auf der Hand. Denn egal wo wir wohnen, aus welcher Stadt wir kommen, welcher Typ Mensch wir sind, eines haben wir alle gemeinsam: Wir kommen aus der Natur. Das ist unser gemeinsamer Nenner. Wenn man sich diese Tatsache einmal bewusst gemacht hat, überrascht es gar nicht mehr so sehr, dass diese vorher fremden Menschen bei den Kräuterwanderungen so eine tolle Zeit miteinander verbringen.

Aber du musst dir jetzt nicht wildfremde Menschen an deine Seite holen, um Zeit in der Natur, im Wald oder auf den Wiesen, zu verbringen. Schnapp dir doch ein paar Freunde oder Familienmitglieder und plane mit ihnen gemeinsam einen Ausflug. Ein Picknick am Waldesrand kann im durchgetakteten Alltag eine willkommene Abwechslung sein. Und wenn ihr dann noch ein paar wilde Kräuter dabeihaben wollt, dann habe ich einen guten Tipp für euch: ein Kräuterpicknick.

AUF ZUM KRÄUTERPICKNICK!

Kräuter, die direkt vor unserer Haustür wachsen, können auf so vielfältige Weise unser Leben bereichern. Vor allem kulinarisch. Nichts ist einfacher, als ein paar wilde Köstlichkeiten in einen Aufstrich zu schneiden. Je nach Jahreszeit wachsen die unterschiedlichsten Pflanzen, die entweder scharf, bitter, leicht säuerlich oder würzig schmecken. Geht gemeinsam auf die Suche! Wichtig dabei ist aber natürlich, dass ihr die Kräuter kennt, die ihr nutzen wollt. Aber schon allein das Gänseblümchen mit seinem leicht nussigen Geschmack peppt jeden Dip auf.

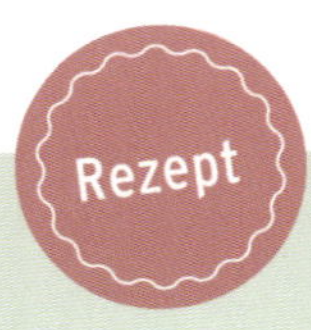

Wilder Kräuteraufstrich

Zutaten

1 Becher Topfen/Quark
1 Becher Sauerrahm oder Joghurt
etwas Salz und Pfeffer
1 Handvoll Wildkräuter der Saison wie Gänseblümchen, Löwenzahnblätter oder Blüten vom Roten Klee

Den Aufstrich bereite ich zu Hause schon so weit vor, dass ich alles vermische und mit etwas Geschirr mit zum Picknick nehme. Dort werden dann die gesammelten Wildkräuter frisch geschnitten und untergemischt.

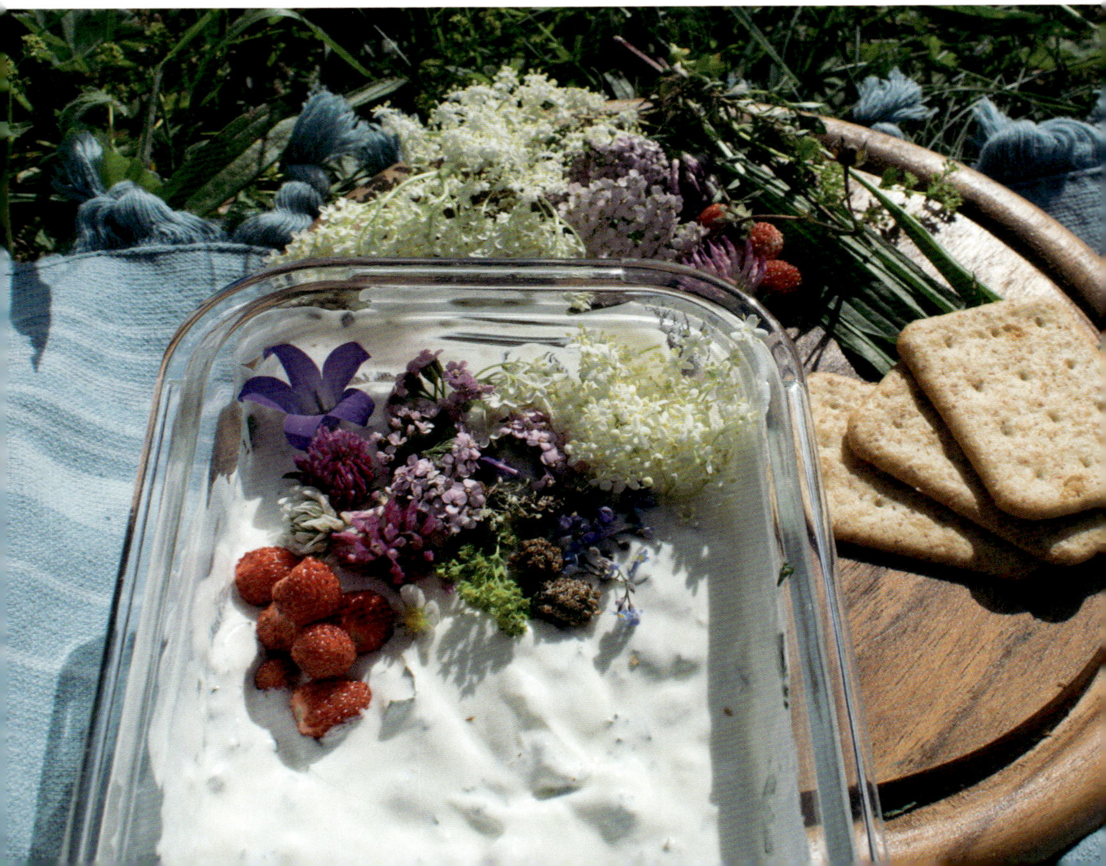

Checkliste: Kräuterpicknick

**Damit du alles für das Picknick dabei hast,
hier eine kleine Checkliste:**

- Sammelbehältnis für die Kräuter wie Korb oder Papiertüte – oft reichen aber auch die Hände
- Messer zum Kleinschneiden
- Schneidebrett
- Vorbereiteter Aufstrich (Rezept linke Seite)
- Cracker oder Brot zum Dippen
- Picknickdecke
- Getränke

Kleiner Gourmettipp

Falls es auch wilde Beeren wie Himbeeren oder Walderdbeeren zu finden gibt, misch diese ruhig unter den Dip. Die leichte Süße harmoniert fantastisch mit der Würze der wilden Kräuter.

Mit diesem kulinarischen Genussmoment in der freien Natur schaffst du dir und deinen Freunden oder Familienmitgliedern gemeinsame Erinnerungen. Vielleicht wird so ein Tag auf der Wiese oder im Wald zu einem schönen Fixpunkt eures Zusammenseins, und ihr genießt all seine positiven Nebeneffekte.

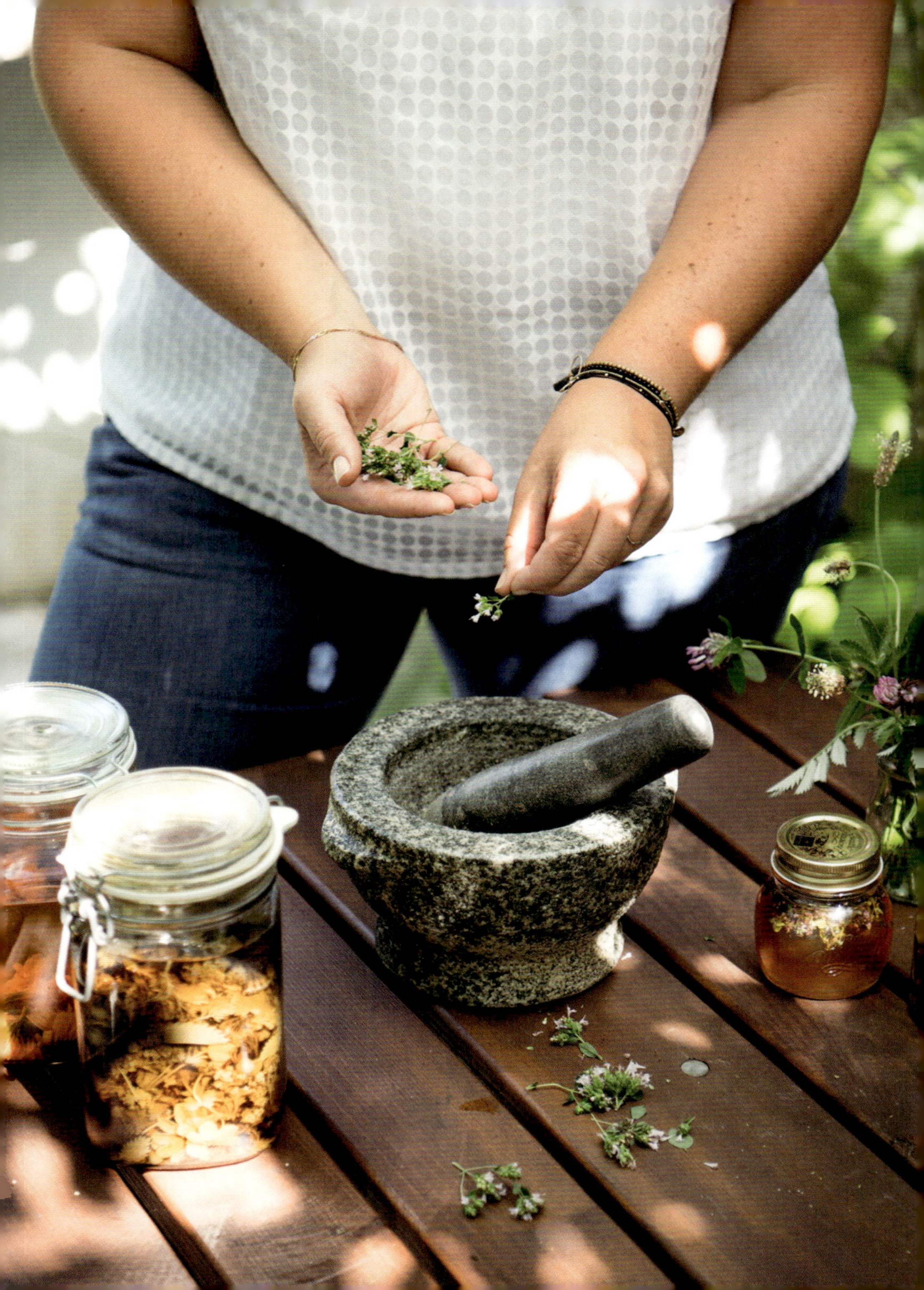

Was macht die Kräuter so wirksam?

Kräuter als Genussmittel in der Küche – eine Bereicherung für jeden von uns. Deshalb findest du in diesem Buch auch einige kulinarische Rezepte. Aber die meisten Kräuter sind zugleich voller heilsamer Inhaltsstoffe, die wir uns in der Naturapotheke zunutze machen können. Dafür ist es wichtig zu wissen, welche Pflanze welche Wirkstoffe besitzt und wie wir da jeweils rankommen. Deshalb findest du in den noch folgenden Kräuterkapiteln immer den Hauptwirkstoff der Pflanze und damit das Einsatzgebiet für den Körper genannt. Jetzt aber möchte ich dir erst mal einen Überblick über die wichtigsten Pflanzeninhaltsstoffe geben. Dann weißt du, was Kräuter auf gesundheitlicher Ebene alles für uns tun können.

Inhaltsstoffe – der Clou der grünen Helfer

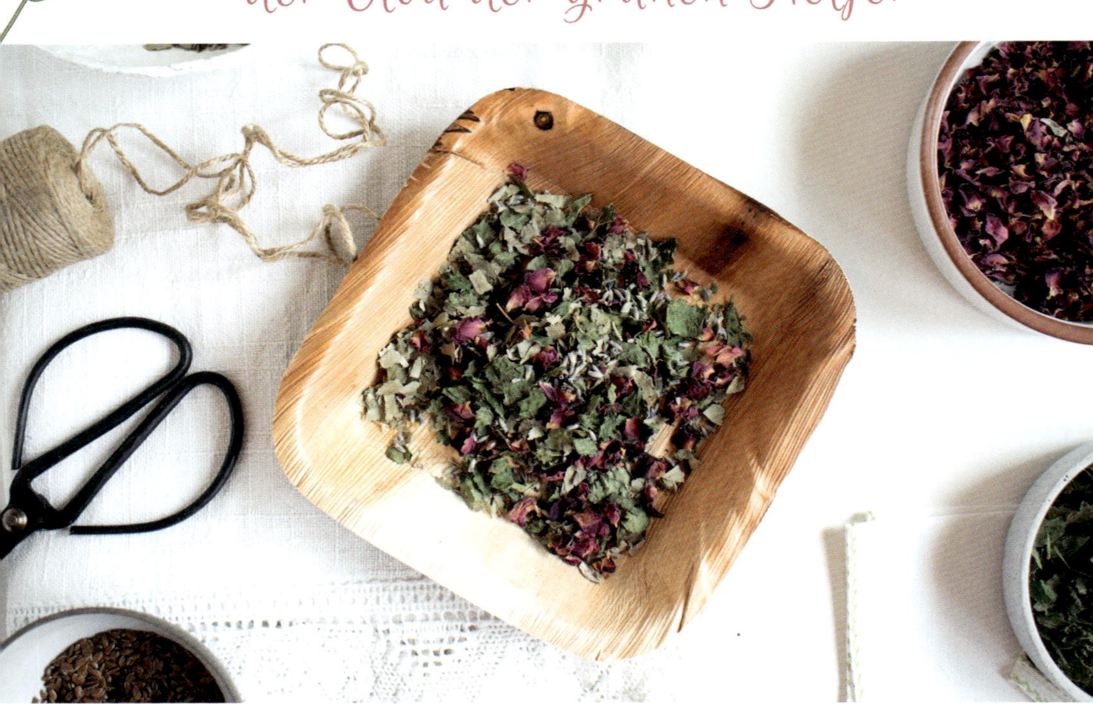

Meinen allerersten Kontakt mit Kräutern hatte ich bereits als Kind. Ob bei Fieber, Bauchweh oder Kopfschmerzen – Kräuter und Naturheilmittel waren bei uns in der Familie immer der Anfang. Das ist wahrscheinlich auch der Grund, warum mich gerade die Naturapotheke und die regionalen Kräuter als natürliche Medizin so faszinieren. Genau auf diesem Gebiet habe ich mich zuerst weitergebildet. Was mir aber in den letzten Jahren immer stärker bewusst wurde, und was ich dir auch schon am Anfang des Buches als Ratschlag mitgegeben habe: Kräuter sind Nahrungsmittel und dann erst Heilmittel. In der Küche sorgst du dafür, dass die tollen Wirkstoffe der Kräuter in kleinen Dosen in deinen Körper gelangen und dich fit halten.

Dennoch, ab und zu haben wir unsere Erkältungen, Kopf- oder Bauchschmerzen, kleinere Wunden und andere Wehwechen, bei denen uns die Kräuter sehr gut unterstützen können. Dafür ist es allerdings sinnvoll, ein wenig vorzuplanen: mit einer eigenen kleinen Hausapotheke aus der Natur, die du dir ganz leicht selbst anlegen kannst. Die vielen Rezepte, die du in diesem Buch noch kennenlernen wirst, sind ein erster guter Schritt in Richtung Naturapotheke, die du dann im Fall der Fälle griffbereit haben kannst. Sei es die Ringelblumensalbe für Wunden, die Tinktur aus der Kapuzinerkresse bei viralen Infekten oder der Hustensaft aus Spitzwegerich.

Gerbstoffe, Saponine, Bitter- und Schleimstoffe, das sind nur ein paar der Inhaltsstoffe der Kräuter, die wir uns mit solchen Mitteln zunutze machen. Natürlich produzieren Pflanzen diese sogenannten sekundären Pflanzenstoffe nicht, weil sie sich denken, dass wir Menschen sie benötigen könnten. Die Wirkstoffe sind Schutzmaßnahmen der Pflanzen, um sich zum Beispiel gegen Fressfeinde oder UV-Licht zu schützen, oder es sind Lockstoffe für Insekten zur Bestäubung. Aber warum unterstützen die Inhaltsstoffe einer Pflanze auch uns Menschen auf so vielfältige Weise? Das ist eine der großen Fragen, mit der sich auch die Wissenschaft schon immens viel beschäftigt hat und es noch immer tut. Es wird erforscht, analysiert und gemessen, um die vielen Heilkräfte in den Kräutern und deren Wirkungen auf uns zu verstehen. Wahrscheinlich werden die Geheimnisse der Pflanzen nie ganz offenbar, denn sie sind »Vielstoffgemische«, und es ist die Synergie aus den einzelnen Inhaltsstoffen, die Kräuter so vielfältig und einzigartig auf uns wirken lässt. Synthetisch hergestellte Arzneimittel werden das niemals können. Kräuter sind für uns Menschen dabei oft auch sanfter und besser verträglich.

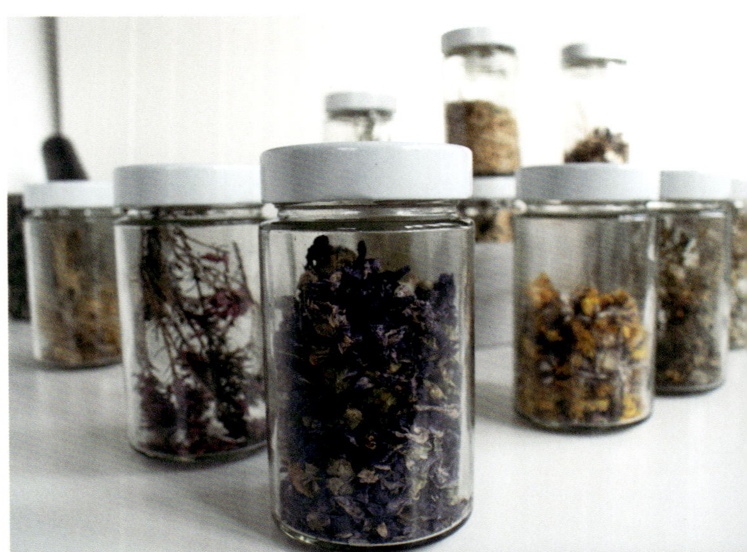

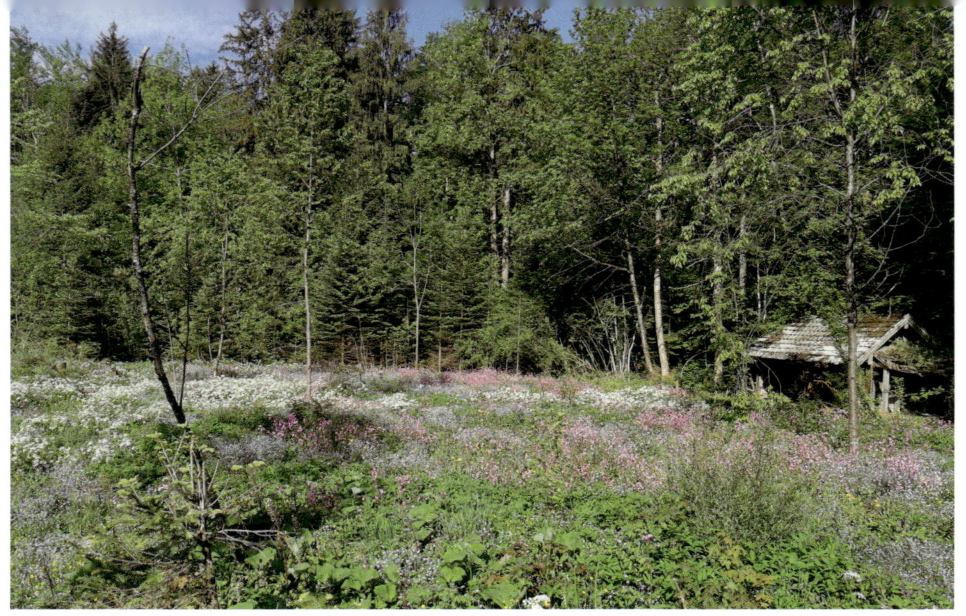

Ich möchte dir in diesem Kapitel einige der wichtigsten sekundären Pflanzenstoffe ein wenig näherbringen. So verstehst du besser, warum du verschiedene Kräuter je nach Heilabsicht unterschiedlich zubereiten solltest und warum sie so wirken, wie sie eben wirken. Ich möchte die Gelegenheit nutzen und in diesem Kapitel ein wenig tiefer gehen, damit du auch Informationen erhältst, die nicht in jedem anderen Kräuterbuch stehen. Wenn du bereits ungeduldig bist und gleich praktisch werden willst, dann kannst du dieses Kapitel überspringen und gleich zu den Porträts der Kräuter gehen. Vielleicht magst du dann später hier noch mal eintauchen.

SCHLEIMSTOFFE

Kräuter mit Schleimstoffen waren für mich der Schlüssel, um zu verstehen, dass ich bei einer falschen Art der Teezubereitung vieles kaputt machen kann. Pflanzenschleim ist nämlich ein sehr wertvoller Inhaltsstoff. Er legt sich wie ein Schutzfilm über gereizte Haut oder Schleimhaut – wie zum Beispiel im Hals bei Entzündungen oder Reizhusten oder auch im Magen. Aber das funktioniert nur dann, wenn man das gewünschte Kraut kalt ansetzt.

Verschiedene Stoffe brauchen eine unterschiedliche Art der Vorbereitung. Vielleicht kennst du das ja von den Leinsamen, die gern in einem Müsli landen. Auch sie sollten zunächst über Nacht in kaltem Wasser angesetzt werden. Am nächsten Morgen siehst du dann, dass sich um die Samen eine Schleimschicht gebildet hat. Genau dieser Inhaltsstoff ist auch in verschiedenen Kräutern enthalten und entfaltet seine große Wirkung, wenn die Pflanzen in kaltem Wasser ausgezogen werden.

Schauen wir uns den Schleimstoff noch ein wenig genauer an. Dieser Inhaltsstoff wirkt sowohl innerlich als auch äußerlich:

- reiz- und schmerzmildernd
- lindert Juckreiz
- ist entzündungshemmend

Zu den Schleimpflanzen gehören:

- Eibisch
- Spitzwegerich
- Malve/Käsepappel
- Huflattich
- Isländisch Moos
- Königskerze
- Linde

Kleiner Tipp: Sollte dein Leitungswasser nicht das Beste sein, koch das Wasser als ersten Schritt ab, lass es abkühlen und gib dann erst die Kräuter in das wieder erkaltete Wasser für einen Kaltansatz hinein. Bereite immer nur kleinere Mengen eines Kaltansatzes zu. Steht der fertige Tee nämlich zu lange herum, fühlen sich Keime dort sehr wohl, und das sollte dann ja nicht getrunken werden. Am besten einen Liter vorbereiten und diesen dann zügig trinken.

Rollkur bei einem gereizten Magen

Falls du einen gereizten Magen hast, versuch es doch einmal mit einem alten Hausmittel: mit Leinsamen. Wie bereits erwähnt, musst du die Leinsamen mindestens zwei Stunden in kaltem Wasser ansetzen, und dann machst du eine Rollkur. Du nimmst einen großen Esslöffel Leinsamen mit dem schleimigen Wasser ein und legst dich dann auf den Rücken auf den Boden. Nach zwei Minuten drehst du dich auf die linke Schulter und liegst wieder zwei Minuten still. Danach drehst du dich auf den Bauch und zum Abschluss auf die rechte Schulter. Bei dieser Rolle am Boden kleidest du mit dem Schleim die gereizte Magenschleimhaut aus, und alles kann sich schneller beruhigen. Diese Prozedur solltest du öfter am Tag wiederholen – deswegen heißt es Rollkur.

GERBSTOFFE

Die Engländer machen es uns vor: Wenn in Great Britain in der Früh ein Earl-Grey-Tea zubereitet wird, bleibt der Schwarztee nur sehr kurz im heißen Wasser. Das Teein soll einfach nur gelöst werden. Ich habe früher den Teebeutel für meinen Schwarztee oft durchgehend in der Tasse gelassen und nicht wie die Engländer nach kurzer Zeit entfernt. Und was ist passiert? Beim Trinken hat es mir alles im Mund zusammengezogen. Was ich dabei spürte, war nicht mehr das Teein, sondern die Gerbstoffe. Denn diese lösen sich, wenn der Teebeutel länger als fünfzehn Minuten in der Tasse bleibt. Beim Frühstück ist das kein Genuss. Aber Gerbstoffe haben auch viele wertvolle Eigenschaften. Sie wirken:

- zusammenziehend
- blutstillend
- keimhemmend
- entzündungshemmend
- austrocknend

Ideal also bei kleinen Wunden, damit eine Blutung gestoppt wird, sich die verletzten Hautstellen zusammenziehen und keine Entzündungen entstehen. Aber auch im Winter sind sie hilfreich, wenn viele Menschen um dich herum husten, nießen und dabei Viren und Bakterien herumschleudern: Dann sorgt ein Gerbstofftee als kleine Prophylaxe dafür, dass sich Viren und Bakterien nicht im Mund festsetzen und verbreiten können. Bei Durchfall wirken Gerbstoffdrogen stopfend, da sich die Schleimhäute zusammenziehen. Das bedeutet aber im Umkehrschluss: Zu viel Tee mit Gerbstoffen kann zu Verstopfung führen und reizt auch die Magenschleimhäute. Deswegen ergänzen sich Schleim- und Gerbstoffpflanzen sehr gut.

Zu den Gerbstoffpflanzen gehören:

- Salbei
- Frauenmantel
- Walderdbeerblätter
- Brombeerblätter
- Himbeerblätter
- Schwarze-Johannisbeer-Blätter
- Heidelbeeren
- Gänsefingerkraut
- Blutwurz

Möchtest du einen Gerbstofftee zubereiten, musst du das entsprechende Kraut mindestens fünfzehn Minuten im heißen Wasser ziehen lassen.

BITTERSTOFFE

Das ist wohl mein liebstes Thema, über das ich stundenlang reden kann, weil wir ja den fatalen Fehler begangen haben, bittere Nahrungsmittel aus unserem Leben zu verbannen. Oder wie gern isst du bitter? Doch ohne Bitterstoffe fließen unsere Säfte nicht, und das kann sich negativ auf unseren Körper, vor allem aber auf den Darm und die Verdauung auswirken. Was Bitterstoffe noch alles für uns tun können, findest du im Kapitel über den Löwenzahn. Es ist wirklich so: Bitterstoffe stärken ganz allgemein unseren Körper, sind tonisierend und damit ein Lebenselixier. Unter anderem wirken sie neben der enorm hilfreichen Unterstützung von Leber, Darm und Verdauung auch:

- anregend auf den Stoffwechsel
- wärmend für den Körper
- beruhigend, entspannend und sorgen für Erholung
- unterstützen das Immunsystem

Beim letzten Punkt ist interessant, dass unser Immunsystem vor allem im Darm sitzt. Es ist der Schlüssel zu unserer Gesundheit. Ist das Immunsystem geschwächt, dann haben Krankheiten körperlicher und seelischer Natur (wie Depressionen) oft leichtes Spiel. Bitterstoffe leisten hier wertvolle Dienste. Und eines kann ich dir verraten: Sie in den Alltag zu integrieren ist reine Gewöhnungssache. Je öfter ich sie konsumiere, desto besser finde ich sie. Denk ruhig an den Kaffee, ohne den viele von uns gar nicht mehr leben können. Die erste Tasse war dabei sicherlich auch kein Hochgenuss. Aber mit der Zeit haben wir uns an den Geschmack gewöhnt.

Zu den Pflanzen mit Bitterstoffen gehören:

- Gelber Enzian
- Löwenzahn
- Beifuß

- Wermut
- Schafgarbe
- Mariendistel
- Engelwurz
- Hopfen

Wichtig zu wissen ist, dass du Bitterstoffe variieren solltest. Wenn du zum Beispiel gern Löwenzahnblätter in deinen Salat gibst, solltest du nach sechs Wochen zu einem anderen Bittersalat greifen, sonst stellt sich ein Gewöhnungseffekt ein.

Generell kann man sagen: Bitterstoffe vertragen keine Hitze. Also solltest du für einen Tee aus Bitterkräutern wie bei den Schleimstoffen einen Kaltansatz machen oder sie maximal warm aufgießen. Es gibt jedoch Ausnahmen wie überall im Leben. Deswegen kann zum Beispiel die Schafgarbe – als Bitterkraut für Tee oder Leberwickel – heiß zubereitet werden. Aber da es für Kräuteranfänger einfacher zu merken ist, lass die Ausnahmen weg und bedenke: Bitter mag keine große Hitze. Auch in der Kräuterküche solltest du daher Bitterstoffkräuter nicht mitkochen, sondern in den Salat geben oder als Finish frisch über gekochte Gerichte streuen.

SCHARFSTOFFE UND SENFÖLE

Jeder von uns hatte schon mehrmals das Vergnügen, mit Scharfstoffen in Berührung zu kommen. Spätestens beim Zwiebelschneiden, wenn es dir die Tränen in die Augen jagt, weißt du: Hier ist was Scharfes am Werk. Und genau da sind wir bereits beim wichtigsten Punkt: Die Senfglykoside, die für diese Schärfe verantwortlich sind, werden flüchtig, sobald die Struktur zerstört wird, sobald du also an der Pflanze oder Frucht reibst, sie schneidest oder ein Blatt zerreißt. Daher ist es auch nicht üblich, einen Tee anzusetzen, wenn man in den Genuss der Senföle kommen will.

Die Scharfstoffe wirken wie eine Armada in unserem Körper und haben es auf Viren und Bakterien abgesehen. Deswegen spricht man beim Kren (Meerrettich) oder bei der Kapuzinerkresse gern von einem natürlichen Antibiotikum. Die Senföle werden von unserem Körper auf zwei Wegen ausgeschieden: über die Nieren und über die Lungen. Die natürliche Bakterienvernichtungsmaschine kann dich also bei Entzündungen der Harnwege und der Atemwege unterstützen.

Zu den Pflanzen mit Senfölen gehören:

- Kapuzinerkresse
- Meerrettich/Kren
- Gartenkresse
- Brunnenkresse

Idealerweise solltest du Pflanzen mit Senföl frisch zu dir nehmen. Da das aber nicht immer möglich ist, findest du im Kapitel über die Kapuzinerkresse eine Anleitung, wie du diesen Inhaltsstoff konservieren und dir zum Beispiel ein »natürliches Antibiotikum« selbst herstellen kannst.

SAPONINE

Kommen sie ins Spiel, schäumt es. Die Saponine werden auch Seifenstoffe genannt und putzen uns von innen richtig durch. Idealerweise werden im Frühling Pflanzen mit Saponinen, zum Beispiel das Gänseblümchen, gegessen, um den Körper von den Altlasten des Winters zu befreien. Ein innerlicher Frühjahrsputz. Aber dieser Inhaltsstoff kann noch mehr. Im Gegensatz zu den Schleimstoffen, die sich wohltuend auf einen gereizten Hals setzen, wirken Saponine auflösend und auswurffördernd. Also sind sie dann angebracht, wenn dich verschleimter Husten plagt. Mit einem Tee aus Gänseblümchen löst und verflüssigt sich der zähe Schleim in den Bronchien. Damit kann er auch leichter nach außen transportiert werden. Das bedeutet: Du kannst viel leichter abhusten. Deswegen sollltest du diesen Tee Kindern nicht am Abend geben, sonst husten sie die ganze Nacht durch. Dazu wirken Saponine auch:

- schweißtreibend
- stoffwechselanregend
- appetitanregend

Es gibt einige Pflanzen, bei denen Saponine eine Sonderfunktion haben, wie bei der Rosskastanie. Manche verwenden die Samen ja bereits zum Waschen. Probier ruhig einmal etwas aus und gib in ein Glas mit Wasser ein paar zerstückelte Kastanien hinein. Deckel drauf und dann schütteln. Es dauert nicht lange, bis das Wasser richtig schäumt. Vielleicht ist dir im Herbst schon aufgefallen, dass an einem regnerischen Tag die Straße unter Kastanienbäumen schäumt. Das sind die heruntergefallenen Früchte, die überfahren und vom Regen zum Schäumen gebracht werden.

Ich mache aus den Rosskastanien im Herbst allerdings eine Venensalbe für meine Mama. Sie wirkt unterstützend und tonisierend auf ihre Krampfadern. Die Rosskastanie wird aber niemals innerlich, sondern nur äußerlich angewendet. Mehr zu meiner Venensalbe aus der Rosskastanie findest du auf meinem Blog *www.fräuleingrün.at*.

Pflanzen mit Saponinen sind unter anderem:

- Gänseblümchen
- Schlüsselblume
- Veilchen
- Rosskastanie (nur äußerlich anwenden)
- Vogelmiere

Einen Tee, um den verschleimten Husten zu lösen, setzt du ganz klassisch mit heißem Wasser an und lässt Gänseblümchen und Co. zehn Minuten ziehen. Bei den Pflanzenporträts und Rezepten im nächsten Kapitel erfährst du das aber noch ganz genau.

ÄTHERISCHE ÖLE

Kräuter mit ätherischen Ölen erkennst du auf den ersten Duft. Reibst du mit den Fingern an der Pfefferminze, zerstörst du die Pflanzenzellen und das ätherische Öl tritt aus. Es verduftet sozusagen. Das Tolle an Kräutern mit ätherischen Ölen ist, dass sie vielseitig einsetzbar sind. Sie können als Tee genossen werden oder auch über die Nase in einem Kräuterkissen oder beim Inhalieren mit heißem Wasser aufgenommen werden. Kräuter mit ätherischen Ölen helfen unterstützend bei:

- Kreislaufproblemen
- Atemwegserkrankungen
- Hauterkrankungen
- Blähungen
- Schlafstörungen
- und bei noch vielem mehr

Zu den Pflanzen mit ätherischen Ölen zählen:

- Fenchel
- Thymian
- Kamille
- Lavendel
- Rose
- Pfefferminze

Wenn du reine ätherische Öle, die es in kleinen Fläschchen zu kaufen gibt, verwenden möchtest, sei vorsichtig mit der Dosierung. Halte dich hier unbedingt an die Dosierungsangaben auf dem Fläschchen oder aus den Rezepten, die du nutzt.

Fräulein Grüns Erfahrungstipp

Sobald du Tee mit heißem Wasser aufgesetzt hast, gib einen Deckel auf die Tasse, damit die vielen Inhaltsstoffe und ätherischen Öle nicht verdampfen. Die Kondenstropfen, die sich an der Unterseite der Abdeckung bilden, kannst du nach der Ziehzeit zurück in den Tee befördern – oder du machst es so wie ich und schleckst sie einfach ab. Achtung: heiß!

Es gibt natürlich noch viele weitere sekundäre Inhaltsstoffe in Pflanzen wie Flavonoide, Cumarine oder Alkaloide, die du bestimmt kennenlernen wirst, wenn du noch tiefer in die Kräuterwelt eintauchst. Mit den in diesem Kapitel beschriebenen Inhaltsstoffen hast du aber einen guten Anfang gemacht.

Vergiss nicht: Eine Pflanze ist ein Vielstoffgemisch. Es ist nicht nur ein Inhaltsstoff in einer Pflanze vertreten. Das Gänseblümchen besitzt neben Saponinen zum Beispiel auch Gerbstoffe, Bitterstoffe und Vitamin C. Deswegen sind Pflanzen oft universell einsetzbar. Mischung und Synergie der enthaltenen Wirkstoffe machen es möglich, dass ein einzelnes Kraut vielseitig nutzbar ist und uns bei vielerlei Beschwerden unterstützen kann. Etwas, was mich immer noch fasziniert. Kräuter sind schon was Tolles, oder?

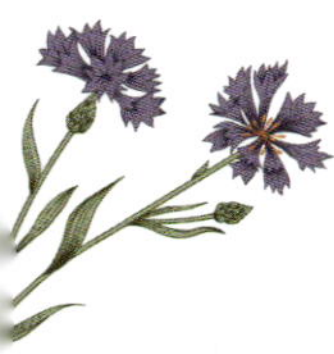

Tee – die einfachste Methode der Naturapotheke

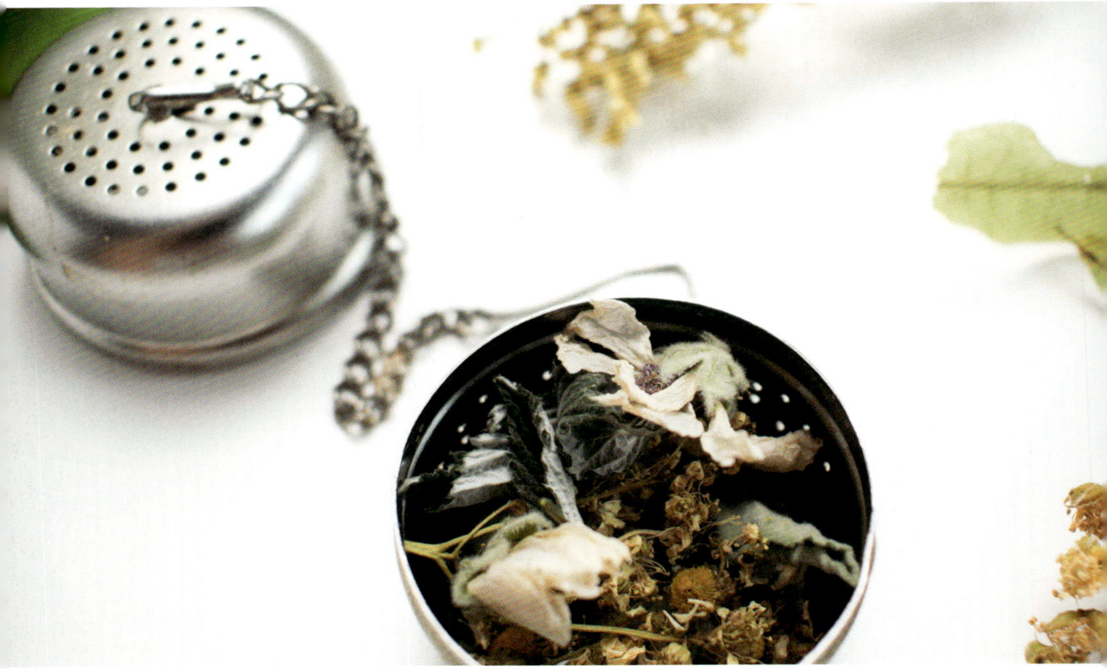

Du findest in diesem Buch viele Rezepte für deine Naturapotheke. Ich verrate dir, wie du Tinkturen oder Heilöle ansetzen kannst, und auch, wie Salben gerührt werden. Ein guter Anfang für dich zum Lernen und Experimentieren sind auch die Teezubereitungen. Zu den Inhaltsstoffen und ihren Fähigkeiten hast du ja gerade das Wichtigste gelesen. Der folgende kleine Überblick über die Teezubereitungsarten soll dir noch einmal zeigen: Wie löst man die Wirkstoffe einer Pflanze im Tee am besten? Denn immer nur einen heißen Teeaufguss zu machen ist zu wenig. Es kommt nämlich darauf an, was du erreichen und welche Wirkstoffe du nutzen willst – fast alle Kräuter haben mehrere davon, und sie müssen auf unterschiedliche Weise gelöst werden. Je nach Beschwerde, die du lindern möchtest.

TEEZUBEREITUNG MIT KOCHENDEM WASSER

Der Klassiker unter den Teezubereitungen, der auch Überbrühung genannt wird, ist der mit kochendem Wasser. Diese Machart eignet sich für viele Blüten und Blätter, vor allem wenn es um Saponine und Gerbstoffe geht. Das Wasser wird einmal aufgekocht und über die Kräuter in der Tasse oder Kanne gegossen. Nun sollte der Tee fünf bis zehn Minuten ziehen – und nicht vergessen: Deckel drauf, damit nichts von den guten Inhaltsstoffen »verduftet«.

Ausnahme: Ein Tee sollte als Überbrühung mindestens 15 Minuten ziehen, wenn sich Gerbstoffe wie beim Frauenmantel oder Salbei lösen sollen.

Teekräuter für die Zubereitung mit kochendem Wasser sind zum Beispiel:

- Mädesüß
- Lindenblüten
- Holunderblüten
- Frauenmantel
- Salbei
- Himbeerblätter
- Schwarze-Johannisbeer-Blätter
- Birke
- Gänseblümchen
- Ringelblume

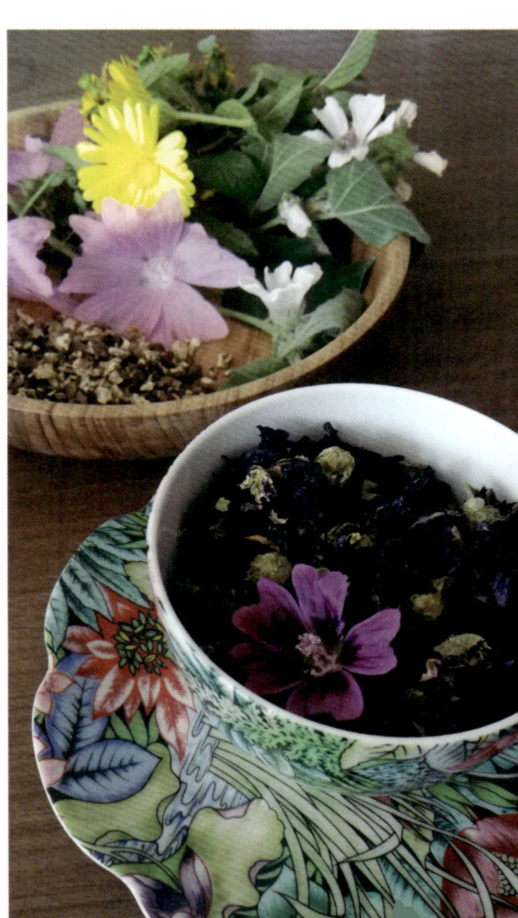

TEEZUBEREITUNG MIT HEISSEM WASSER

Kräuter mit ätherischen Ölen haben ein sehr breites Spektrum an Wirkungen, wie ich bereits beschrieben habe. Sie dürfen aber nur mit heißem und nicht mit kochendem Wasser übergossen werden (etwa 80 Grad sind gut), sonst verflüchtigen sich die Öle sofort mit dem Wasserdampf. Ist das Wasser kochend heiß, einfach zwei Minuten stehen lassen und dann erst über die Kräuter gießen und alles fünf bis zehn Minuten ziehen lassen.

Teekräuter für die Zubereitung mit heißem Wasser sind zum Beispiel:

- Fenchel
- Thymian
- Kamille
- Lavendel
- Pfefferminze
- Rose

TEEZUBEREITUNG MIT KALTEM WASSER

Es sieht auf den ersten Blick etwas ungewöhnlich aus, wenn Teekräuter mit kaltem Wasser angesetzt werden. Aber viele wertvolle Inhaltsstoffe wie beispielsweise Schleim- und Bitterstoffe würden eben durch das Aufgießen mit kochendem Wasser zerstört. Ihre Zubereitung benötigt Zeit. Der kalte Tee sollte mindestens sechs bis acht Stunden, idealerweise über Nacht ziehen.

Teekräuter für die Zubereitung mit kaltem oder zumindest lauwarmem Wasser sind zum Beispiel:

- Malve/Käsepappel
- Eibisch
- Spitzwegerich

- Isländisch Moos
- Löwenzahnblätter
- Engelwurz
- Wermut

PFLANZENTEILE MIT WASSER KOCHEN

Die Inhaltsstoffe von Früchten wie der Hagebutte benötigen wieder eine andere Art der Teezubereitung. So wie auch Wurzeln oder Rinden müssen diese in einem Topf mit kaltem Wasser angesetzt und auf dem Herd langsam zum Sieden gebracht werden. Danach mindestens zehn Minuten kochen lassen.

Lass mich hier auch noch kurz auf einen anderen Inhaltsstoff eingehen, der ebenfalls im Wasser gekocht werden muss. Am Beispiel der Brennnessel siehst du dabei deutlich, wie unterschiedlich ein Kraut zubereitet werden kann. Die Brennnessel besitzt Kieselsäure, die für Fingernägel, Haare und Bindegewebe sehr wertvoll ist. Soll sich genau diese Kieselsäure aus der Pflanze lösen, musst du die Brennnessel mit kaltem Wasser in einen Topf geben, sie zum Kochen bringen und danach mindestens 30 Minuten ziehen lassen. Möchtest du hingegen die harntreibende Wirkung der Brennnessel nutzen, dann sollte das Kraut als klassischer Tee mit kochendem Wasser überbrüht werden und zehn Minuten ziehen.

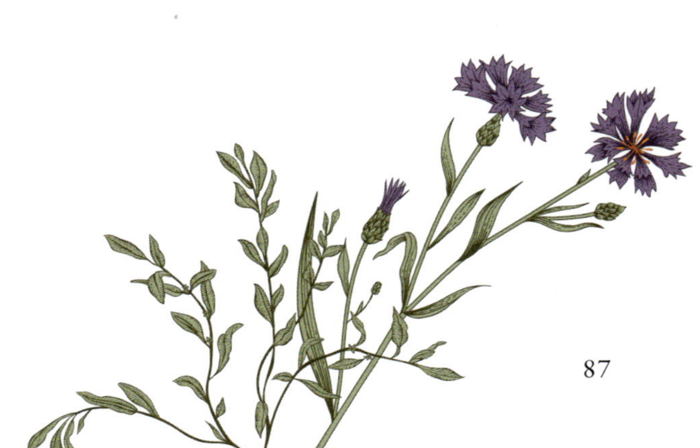

Mach es dir leicht!

Mein persönlicher Tipp für dich: Fang ganz einfach an und achte nur darauf, ob du die Kräuter, die du nutzen willst, mit kaltem Wasser ansetzen sollst oder ob du sie heiß übergießen kannst. Dazu findest du bei den folgenden Kräuterporträts genügend Infos und Anleitungen. So wird der Einstieg in die Kräuterwelt für dich ganz einfach. Du wirst sehen, du kannst nichts falsch machen, und je mehr du dich mit jedem einzelnen Kraut auseinandersetzt, desto eher weißt du, was die beste Zubereitungsart ist.

Tinkturen, Öle und weitere Zubereitungsarten

Kräuter haben ihre Zeit. Der Bärlauch kommt im Frühling, das Mädesüß im Sommer, und ein paar Pflanzen wie der Löwenzahn stehen uns einen Großteil des Jahres zur Verfügung. Idealerweise bauen wir die frischen Kräuter in unseren Alltag und unsere Ernährung ein. Es reicht oft schon, ein paar Blüten beim Spaziergang zu pflücken und frisch zu essen.

Aber er kommt, der Winter. Die kalte Jahreszeit, wo uns einfach kaum Pflanzen zur Verfügung stehen. Damit wir aber auch in den Wintermonaten von der Kraft der Kräuter profitieren können, gibt es – neben dem Trocknen – noch weitere Konservierungsarten. Dabei helfen uns die unterschiedlichsten Flüssigkeiten wie hochprozentiger Alkohol, Pflanzenöle oder auch Essige, die die Inhaltsstoffe aus den Pflanzenteilen herauslösen. Zwei bis vier Wochen lässt man in der Regel einen Ansatz stehen, dann seiht man die Kräuter ab und füllt die fertige Tinktur oder den Ölansatz in Flaschen, die dann am besten dunkel gelagert werden.

TINKTUREN

Sobald du einen Alkoholansatz machst, also Kräuter mit hochprozentigem Alkohol übergießt, spricht man von einer Tinktur. Ich verwende meistens einen Korn: für Blüten und Blätter einen 40-prozentigen und bei Wurzeln einen 80-prozentigen, da hier ein wenig mehr Kraft benötigt wird, um die Inhaltsstoffe zu lösen.

ÖL- UND ESSIGANSATZ

Bei einem Ölansatz greife ich zu kaltgepresstem Olivenöl, da es lange haltbar ist. Du kannst aber natürlich auch jedes andere Pflanzenöl wie Sonnenblumenöl oder Rapsöl verwenden. Wichtig: Es sollte eine gute und hochwertige Qualität haben. Bei Essigansätzen schwöre ich auf nichtpasteurisierten Apfelessig. Da sind dann auch noch die guten Bakterien des Essigs mit dabei, die den Darm freuen.

Aus vielen Kräutern kannst du sowohl einen Essig- oder Ölansatz als auch eine Tinktur zubereiten, zum Beispiel aus der Ringelblume. Ob deine Vorhaben am besten mit Alkohol, Öl oder Essig umsetzbar sind, erfährst du neben vielem Weiteren in den zwölf Kräuterporträts. Und zu denen kommen wir jetzt.

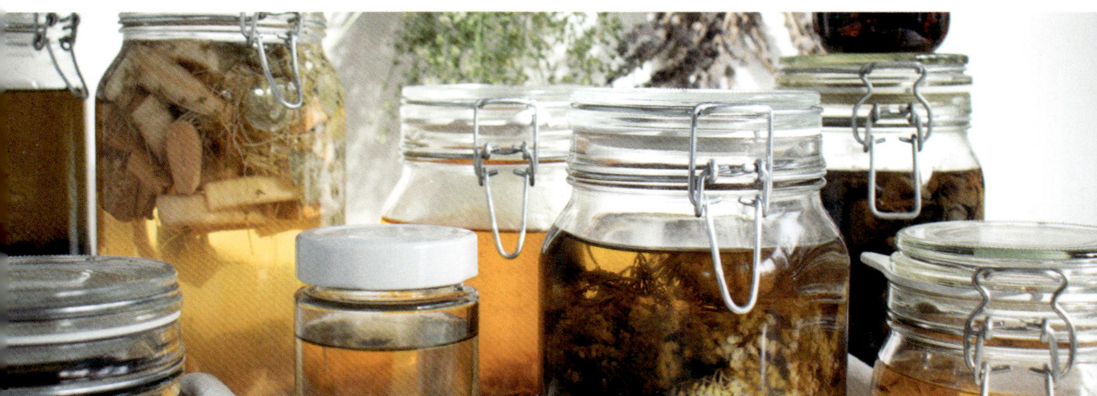

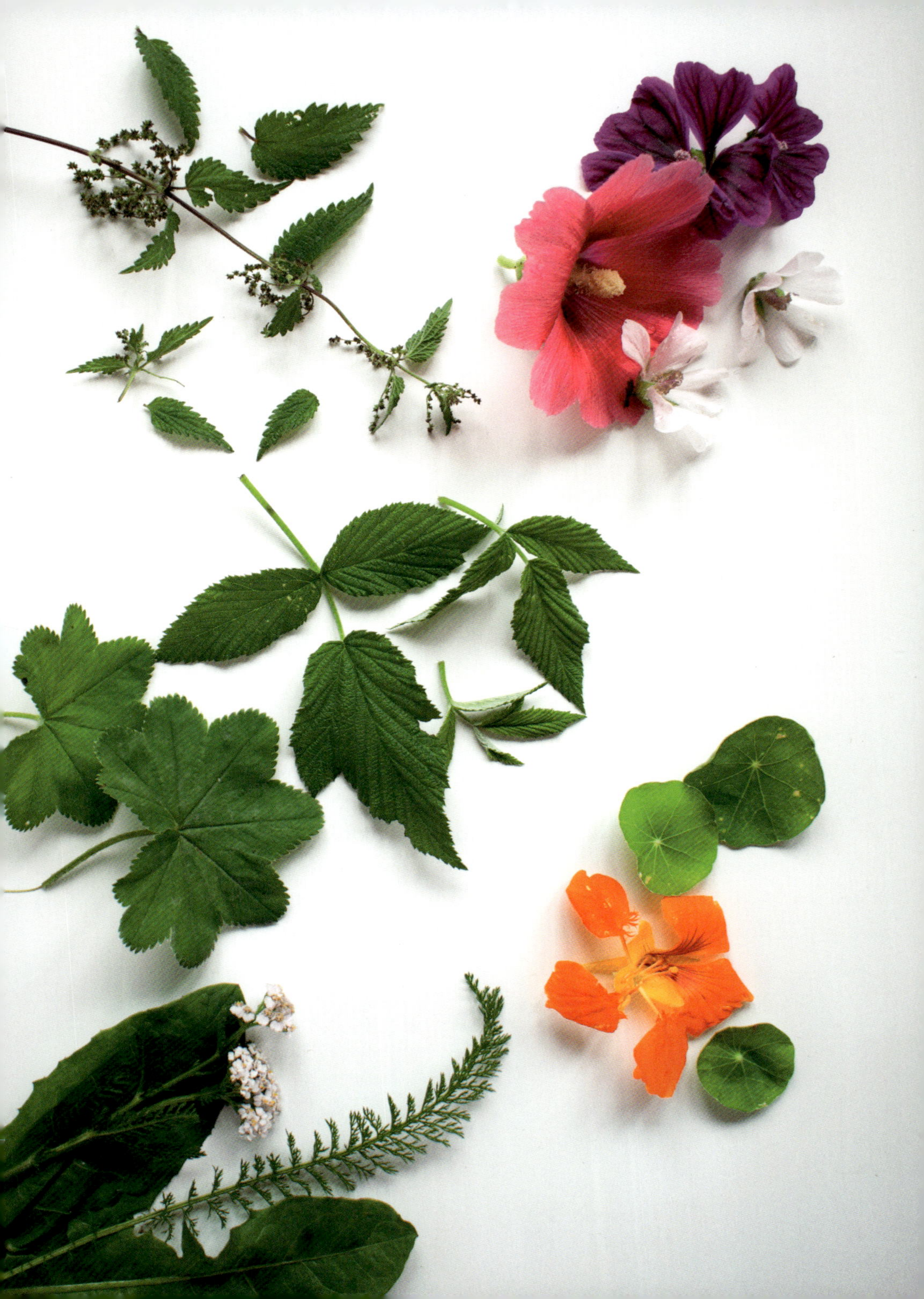

Deine ersten zwölf Kräuter

Wie geht es dir jetzt mit den Kräutern? Hast du die ersten Ausflüge in die Natur schon unternommen? Oder scharrst du bereits mit den Hufen und wünschst dir noch ein paar ganz praktische Informationen? Hier kommen sie – in Form von zwölf Porträts von Kräutern, die du in deiner unmittelbaren Umgebung ganz sicher finden – und lieben lernen – wirst.

Welche Kräuter sprechen dich an?

Vielleicht warst du schon einmal bei einer Kräuterwanderung dabei. Zu fast jeder Jahreszeit begleitet meine Teilnehmer und mich dabei eine Fülle an tollen Kräutern und Pflanzen. Und ganz klar: Wenn ich den Kräuterfans bei einer solchen Wanderung all die Blumen, Sträucher und Beeren gezeigt habe, ernte ich von manchen Neulingen einen verzweifelten Blick. »Wie soll ich mir je diese Menge an Wissen und die ganzen Kräuter merken?«, fragt er. Meine klare Antwort: »Das kann keiner und das muss auch keiner.«

NICHT ZU VIEL EHRGEIZ!

Ein ganz einfacher und wirklich wichtiger Tipp von mir ist: Die erste Kräuterwanderung soll einfach eine Inspiration sein. Wir entdecken meist fünfzehn bis zwanzig Pflanzen und von denen reicht es für Anfänger, sich drei zu merken. Mehr nicht. Warum? Pflanzen kennenzulernen braucht Zeit. Sie verändern sich in jedem Stadium des Jahres und wollen vom Frühling bis in den Herbst hinein begleitet werden. Erkenne, wie eine Pflanze im Frühling aussieht, wann sie blüht und Früchte trägt und was im Herbst noch da ist. Das ist ganz wichtig, um die Kräuter nicht zu verwechseln. Und da reichen drei Kräuter für ein Jahr vollkommen aus.

Und das auch noch aus einem zweiten Grund: Wie du ja schon gelesen hast, ist jede Pflanze ein Vielstoffgemisch mit mehreren Inhaltsstoffen. Das bedeutet, dass ein Kraut wie zum Beispiel das Gänseblümchen beinahe universell einsetzbar ist. Bei kleinen Wunden, verschleimtem Husten oder um den Körper von innen zu reinigen. Und jetzt stell dir vor, du lernst drei Kräuter kennen, die so vielfältig einsetzbar sind. Die du bei Kopfschmerzen, Erkältungen oder Magenproblemen gleichermaßen nutzen kannst. Dann hast du bereits so ziemlich alles, was du brauchst. Oft musst du für den Eigengebrauch gar nicht unzählige Pflanzen im Repertoire haben. Drei Kräuter im ersten Jahr, wieder drei im zweiten

Jahr – und schon hast du genügend wirksame Mittel an der Hand, die dich und deine Familie durch das Jahr begleiten. Das ist schon eine tolle Sache.

Dieser Dreier-Tipp zaubert meinen Teilnehmern immer ein erleichtertes Lächeln ins Gesicht und voller Tatendrang suchen sie sich dann die drei Kräuter aus, mit denen sie intensiv in die Kräuterwelt eintauchen.

NUTZE DEN DREIER-TIPP UND GENIESSE DEINE NEUEN FREUNDE

Ich hoffe, das ist auch für dich ein guter Tipp. Denn in den nächsten Kapiteln stelle ich dir meine ersten zwölf Kräuter vor, die mich am Anfang begleitet haben. Viele wirst du als Pflanze schon kennen, manche werden für dich vielleicht neu sein. Ich habe die Informationen und Rezepte so aufgebaut, dass sie ein guter Leitfaden beim Entdecken der Kräuterwelt sind. Handhabe es genauso wie die Teilnehmer meiner Kräuterwanderungen: Versuche nicht gleich, alle zwölf Kräuter in dein Leben einzubauen. Hör auf deine Intuition, die dir schon sagt, welche Pflanze deinen Alltag am besten bereichern kann. Dann lerne diese Pflanze mit Geduld kennen, probiere ein paar Rezepte aus und begrüße deinen neuen grünen Freund, der dich ab sofort immer begleiten kann. Und drei neue Freunde im Jahr – das ist nicht wenig.

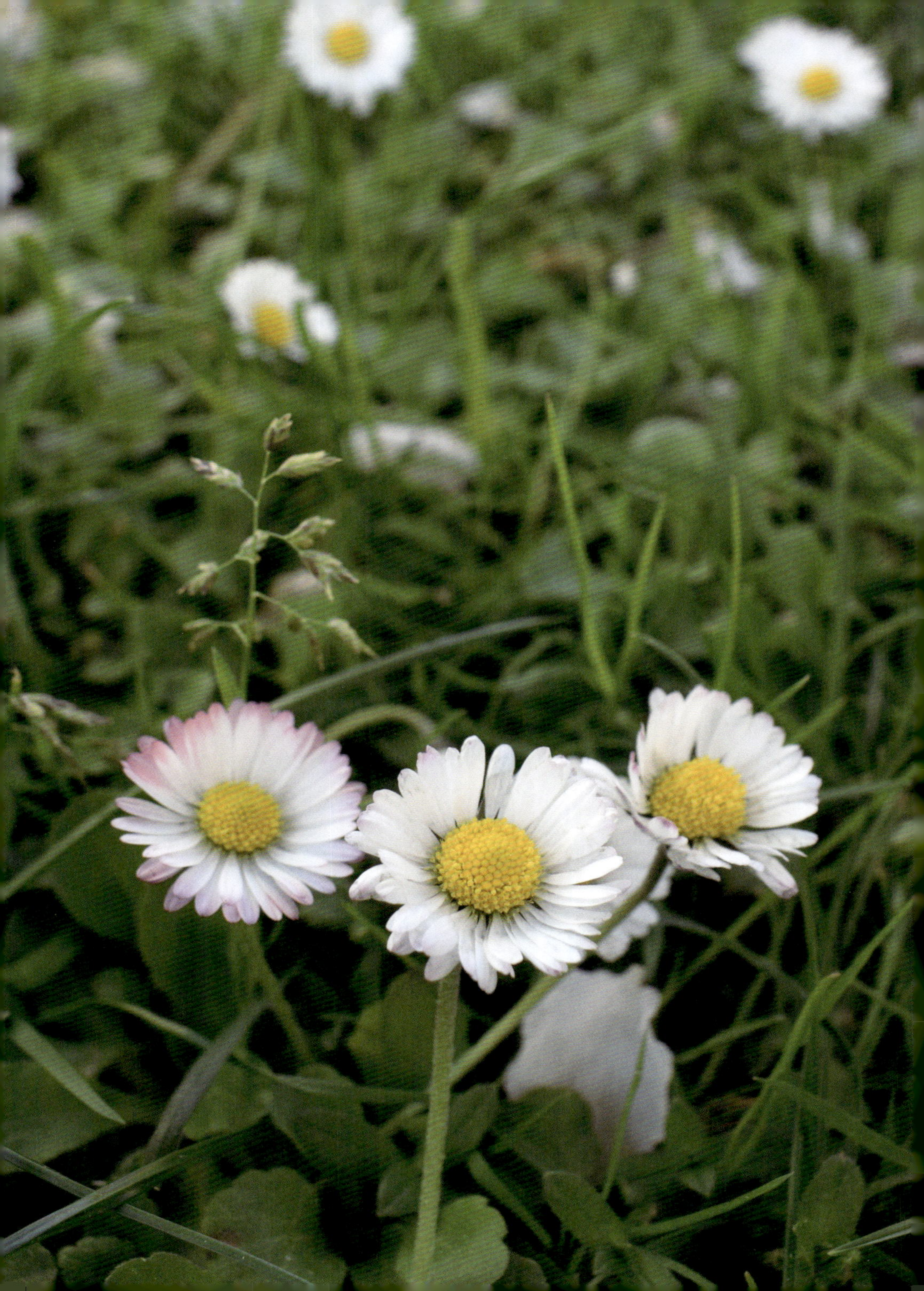

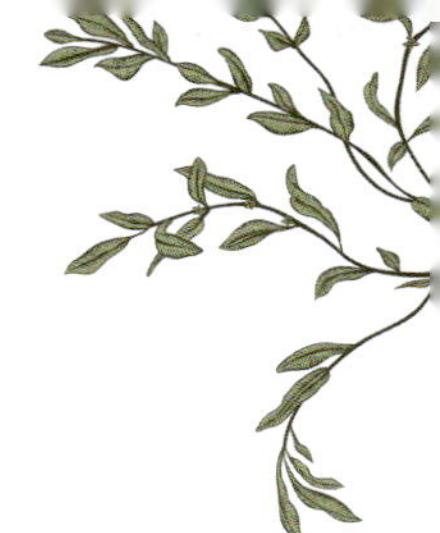

Das Gänseblümchen – die großzügige Heilerin

Arnika, Edelweiß, Ringelblume ... In meiner TEH-Ausbildung habe ich erwartet, viel über die großen, altbekannten Heilpflanzen zu lernen – doch dann wurde das Gänseblümchen zum Hauptakteur. Damals war sie ein Newcomer für mich in der Szene der Heilpflanzen. Dabei war sie jederzeit greifbar und wurde, wie ich dann lernte, in der Volksheilkunde immer schon als Naturheilmittel eingesetzt. Aber ich: Keine Sekunde Aufmerksamkeit hatte ich ihr in meinem bisherigen Erwachsenenleben geschenkt. Mein letzter Kontakt mit ihr war, als ich als Kind geglaubt hatte, ihre Blätter einzeln auszuzupfen würde mir als Liebesorakel dienen können. Und dann mein verdutzter Blick, als ich lernte, welche großartigen Heilkräfte hier im Verborgenen stecken.

Vom Gänseblümchen kann jeder von uns sehr viel lernen. Es ist unscheinbar, überall präsent und blüht fast das ganze Jahr über direkt vor unserer Haustür. Eine Blume, auf der wir achtlos herumtrampeln und ihr ständig den Kopf abmähen. Trotzdem: Nichts kann sie unterkriegen. Schon nach kurzer Zeit steht sie wieder mit strahlendem Köpfchen da, streckt sich selbstbewusst der Sonne entgegen, als wäre nichts passiert. Und dabei schenkt sie uns eine Unmenge an Kräften, wenn wir sie nur lassen.

EIN BLÜMCHEN VOLLER POWER

Kinder sind wohl die Einzigen, die sich spielerisch mit ihr beschäftigen: Mit ihr wird gebastelt und geträumt. Doch lass uns nun auch als Erwachsene anfangen, sie genauer anzusehen. Ihren zartgrünen Stiel erfühlen, der nach oben hin dunkler wird. Über ihre federleichten Blütenblätter streichen, die, wenn man hinsieht, auf einmal nicht nur weiß sind. Lass uns entdecken, dass die gelbe Fläche in der Mitte aus mehreren kleinen antennenähnlichen Röhren besteht, und erleben, wie sich im Mund, nach einem ersten Knirschen auf den Blütenblättern, ein leicht nussiger Geschmack breitmacht. Das Gänseblümchen ist der beste Beweis dafür, dass es sich lohnt, bei etwas vermeintlich Tagtäglichem genauer hinzusehen. Denn nur dann werden wir beschenkt und im Falle der *Bellis perennis* überrascht.

Das Gänseblümchen ist ein großer Entgifter, löst hartnäckigen Husten, hilft unserer Haut bei Problemen wie Juckreiz und agiert als leichtes Schmerzmittel. Es ist eine der großen Heilerinnen der Pflanzenwelt, die uns wie kaum eine andere Heilpflanze so gut wie das ganze Jahr zur Verfügung steht. Direkt vor unserer Haustür. Und habe ich schon erwähnt, dass das Gänseblümchen die Heilpflanze des Jahres 2017 war?

DAS WICHTIGSTE ÜBER DAS GÄNSEBLÜMCHEN

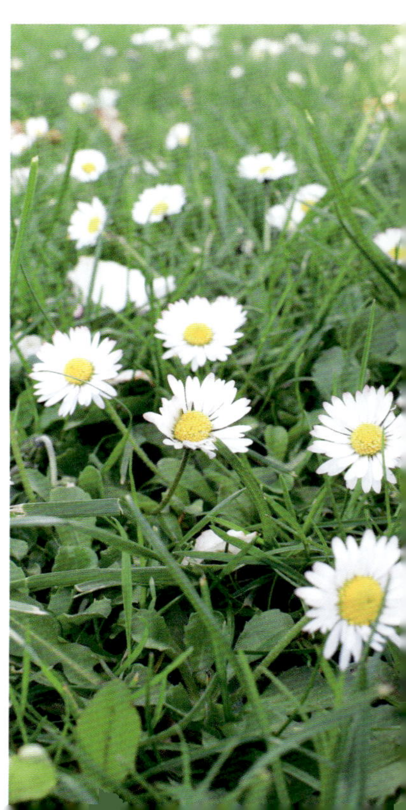

Wirkung und Einsatzgebiete

Es trotzt jeder Widrigkeit. Ob es vom ersten Frost und Schnee erwischt wird oder ob wir auf ihm herumlaufen und ihm mit dem Rasenmäher den Kopf abschneiden – das Gänseblümchen kämpft sich schnell wieder ins volle Leben zurück. Vielleicht liegt das an den extrastarken Inhaltsstoffen, die in ihm stecken, zum Beispiel:

- Saponine
- Gerbstoffe
- Ätherische Öle
- Flavonoide
- Antioxidanzien
- Schleimstoffe

Im zeitigen Frühling kommen uns die Saponine zu Hilfe. Es sind schäumende Inhaltsstoffe, wie sie zum Beispiel auch in der Rosskastanie vorkommen, die deshalb auch als Waschmittelersatz Verwendung findet (die Rosskastanie wird aber nicht innerlich eingenommen). Man könnte sagen, dass uns die Saponine im Gänseblümchen von innen schäumend putzen. Die Altlasten des Winters werden ausgeschwemmt und das Blut wird gereinigt. Damit ist es eine tolle Detoxpflanze, die wir pur essen können. Der leicht nussige Geschmack macht sich wunderbar in Suppen oder im Salat. Schon einmal die Woche reicht es aus, sich fünf oder sechs Gänseblümchenköpfchen auf den Teller zu holen und von ihren Inhaltsstoffen zu profitieren. Vor allem natürlich im Frühling, um dem Körper neuen Schwung zu geben, aber das ganze Jahr über kann das Gänseblümchen gegessen werden. Die in ihm enthaltenden Saponine (Seifenstoffe) unterstützen uns auch bei einer Erkältung und festsitzendem Husten. Ein Tee, wie ich ihn im Kapitel »Was macht die Kräuter so wirksam?« beschrieben habe, wirkt schleimlösend und auswurffördernd. Vor allem bei Kindern hat sich dieser Tee gut bewährt – und die jungen Kräuterfreunde können selbst dafür aktiv werden: raus auf die Wiese und die Medizin eigenhändig pflücken.

Bei leichten Entzündungen der Haut oder wenn diese juckt, empfiehlt sich ein Bad mit den Gänseblümchen. Zwei Hände voller Blütenköpfe in das Badewasser geben und 20 Minuten darin baden. Damit der entzündungshemmende Effekt noch größer wird, gib ein paar Ringelblumen- oder Schafgarbenblüten mit dazu.

Als Schmerz- und Wundheilmittel hilft eine Salbe aus den Gänseblümchen, das Rezept findest du im Kapitel zum Spitzwegerich, denn der ist auch mit drin.

Fräulein Grüns Erfahrungstipp

Regenschirm, ja oder nein? Achte in der Früh auf die Köpfchen des Gänseblümchens. Bleiben diese nämlich geschlossen, auch wenn die Wolken noch nicht dicht sind, heißt es: Im Laufe des Tages beginnt es zu regnen.

Wo du es vor der Haustür findest

Die Frage müsste eher lauten, wo du das Gänseblümchen nicht findest. Es ist wohl unter den Heilkräutern das praktischste, denn es reicht oft, nur einen Schritt aus der Haustür zu treten, und schon liegt uns ein Gänseblümchen-Meer zu Füßen. Gärten, Wiesen, Parks – überall da kannst du es pflücken.

Erkennungsmerkmale

Das Gänseblümchen ist ein Korbblütler. Die gelben mittigen Röhrenblüten liegen umrandet von weißen, manchmal am Rand schwach rosafarbenen bis hin zu dunkelroten Zungenblüten.

Sammelzeit

Vom Vorfrühling bis in den Spätherbst. Das heißt, dass wir schon oft Ende März die ersten Köpfchen des Gänseblümchens entdecken – und die letzten schenken uns ihre Kraft bis in den November hinein. Je nach Schneelage natürlich. Selbst im Januar kannst du es in milden Wintern finden.

Was du verwenden kannst

Verwendet werden hauptsächlich die Blütenköpfe. Egal ob geschlossen oder nach der Sonne ausgerichtet geöffnet. Aber auch die winzig kleinen Blätter haben ihre Wirkung.

Rezepte und Anwendungen

Ich persönliche finde ja, dass das Gänseblümchen eine wunderbare Einstiegspflanze für Kräuterneulinge ist. Schnell und einfach sind tolle und wirksame Rezepte gezaubert.

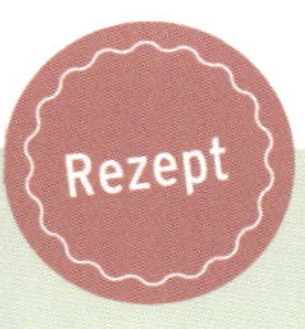

Gänseblümchensalz

Zutaten

100 Gramm Steinsalz

1 Handvoll frische Gänseblümchenblüten

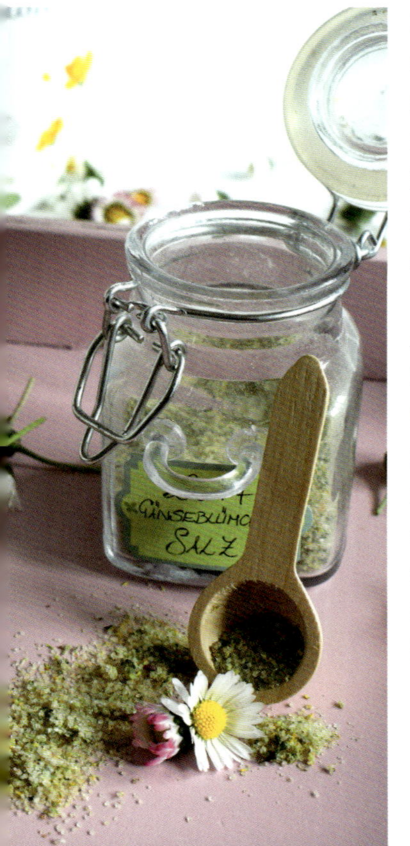

Ich liebe dieses Salz besonders zu Ostern auf den Ostereiern. Die leicht nussigen Blüten in Kombination mit dem Salzigen harmonieren perfekt mit den hartgekochten Eiern. Ein geniales Kräutersalz, das du auch im Frühling bei einer Detoxkur verwenden kannst, um deinem Körper nach dem Winter neuen Schwung zu geben.

Am besten funktioniert es mit einem Mörser. Hierin zermahlst du das Steinsalz mit den frischen Gänseblümchenblüten zu einer Masse. Durch die frischen Blütenköpfe ist diese noch sehr feucht. Leg deshalb Backpapier aus und streiche die Masse dünn auf. Nach 24 Stunden ist alles trocken. Zerkleinere zum Schluss das fertige Gänseblümchensalz und füll es ab. Gut getrocknet ist dieses Kräutersalz ein Jahr haltbar.

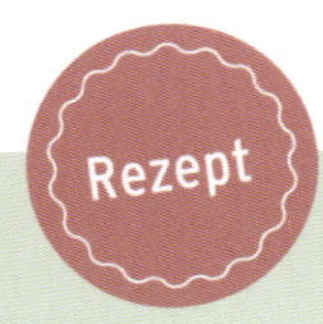

Gänseblümchenhonig

Zutaten

500 Gramm flüssiger Biohonig

1 Handvoll frische Gänseblümchenblüten

Meine Nachbarin schwört auf dieses alte Hausmittel, seit sie an einem Herbstwochenende mit hartnäckigem Husten an meine Tür geklopft hatte. Mit meinem Gänseblümchenhonig löste sich ihr Problem innerhalb von zwei Tagen ohne den Gang zur Apotheke auf. Sie war so begeistert, dass sie gleich in unserem Garten auf Blümchensuche gegangen ist, um sich auch einen Gänseblümchentee zu machen.

Am besten verwendest du Biohonig, denn auch der trägt unzählige Wirkstoffe in sich, die unserem Körper guttun, vor allem in der Erkältungszeit. Nun gib die Köpfchen der Gänseblümchen in den Honig und lass alles an einem hellen, warmen Ort vier Wochen ausziehen. Ganz praktisch: Die Blüten müssen nach dem Monat nicht abgefiltert werden. Du kannst sie mitessen, dazu sieht es im Glas sehr hübsch aus. Vorbeugend in der Erkältungszeit reicht ein Esslöffel am Tag, so wird dein Immunsystem gestärkt. Hat es dich aber erwischt, nimm ruhig drei bis fünf Teelöffel über den Tag verteilt ein.

Mein Tipp: Wenn du den Honig in einen Tee geben willst, dann rühr ihn erst ein, wenn der Tee auf etwa 40 Grad abgekühlt ist. Ist das Wasser heißer, werden die Wirkstoffe des Honigs zerstört und er ist nur noch ein reines Süßungsmittel.

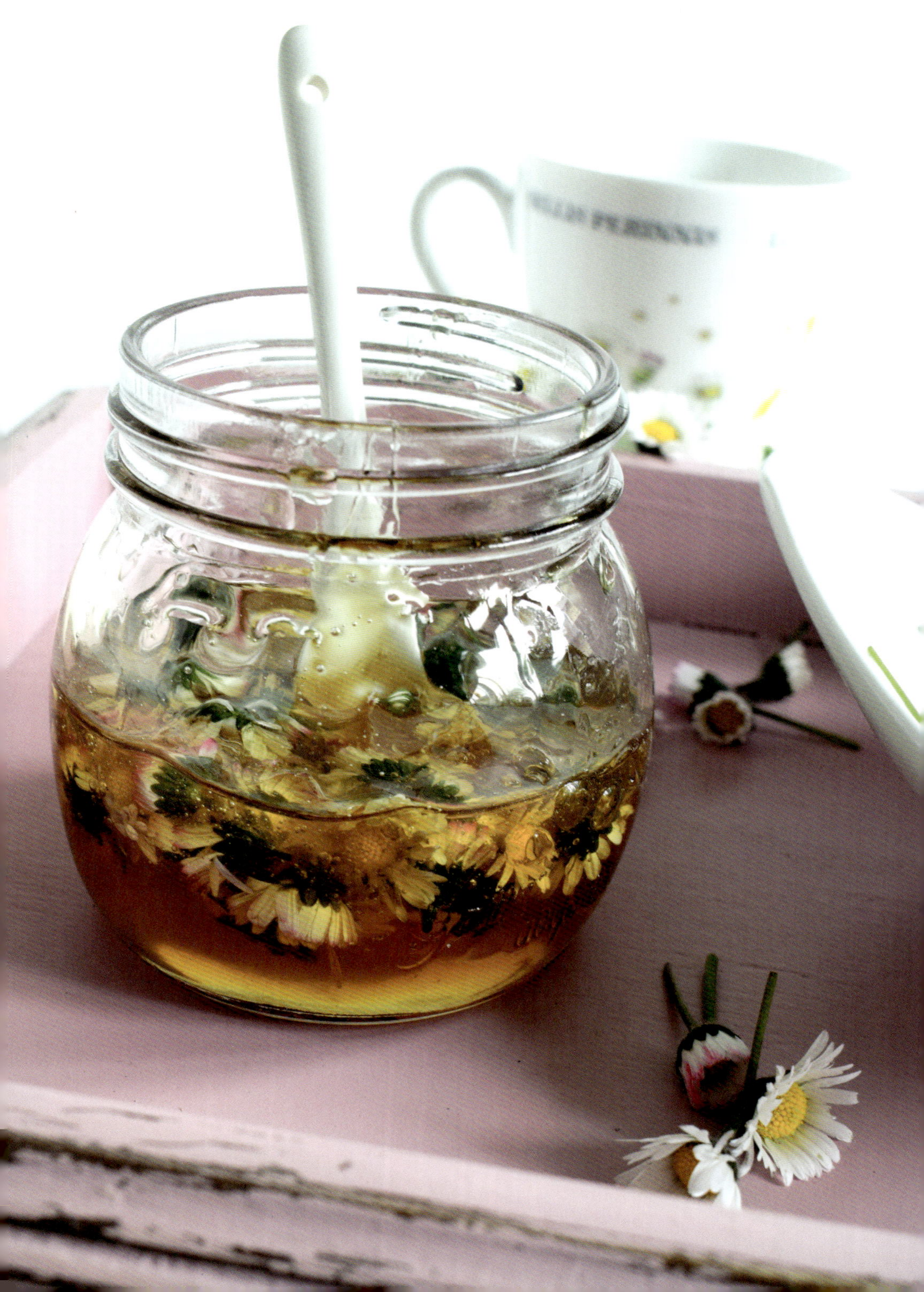

Das Gänseblümchen in der Naturapotheke

- Bei hartnäckigem, verschleimten Husten (Gänseblümchenhonig)
- Zum Entgiften im Frühling (Gänseblümchensalz oder frische Blüten aufs Brot)
- Bei Hautentzündungen und Juckreiz (Gänseblümchenköpfchen ins Badewasser geben)
- Bei Schürfwunden und kleinen Wunden (Salbe mit Spitzwegerich, siehe dessen Porträt)

Das Gänseblümchen in der Küche

- Frisch auf Brote, in Suppen oder Salate
- Als Salz für eine Frühjahrskur

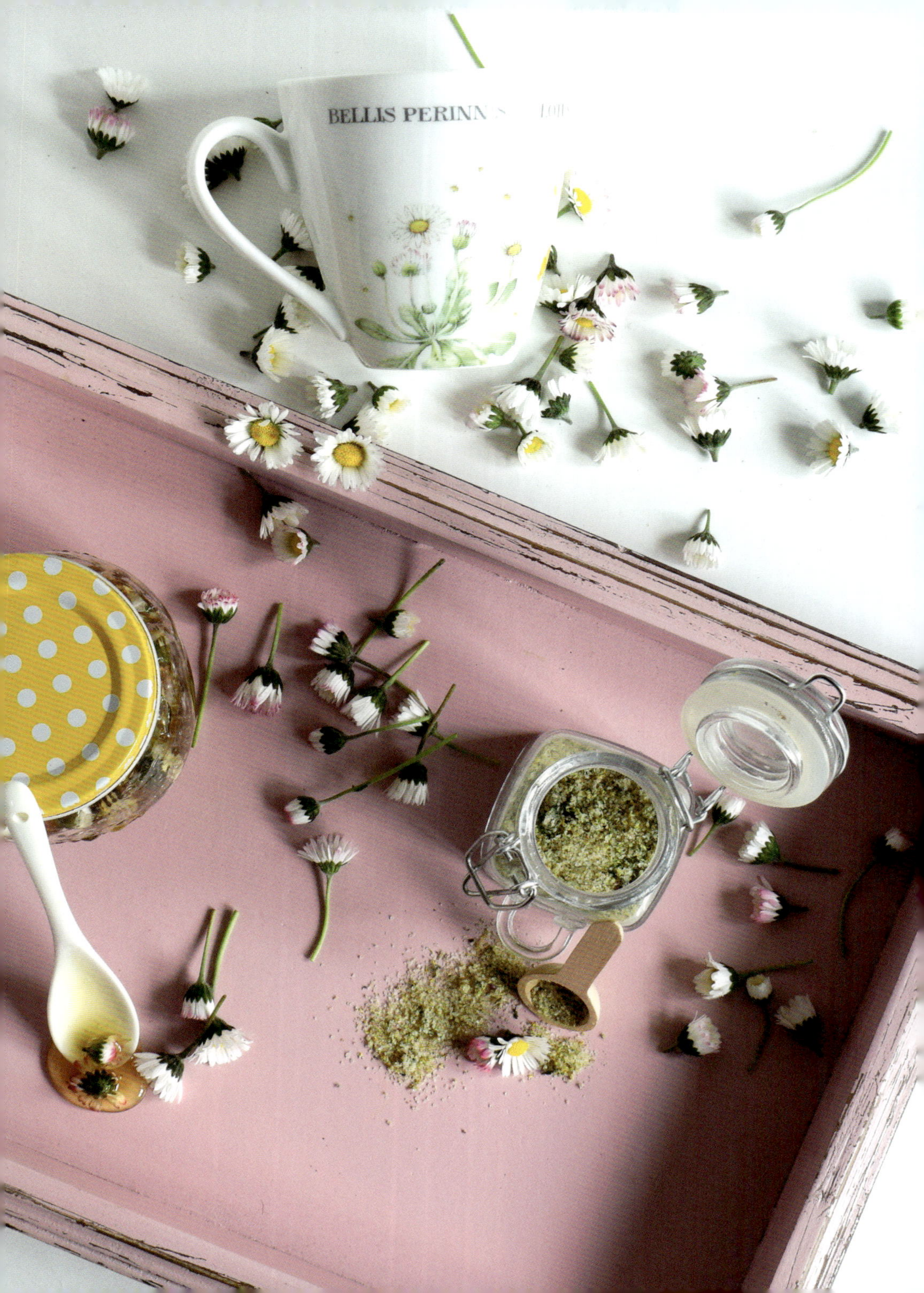
BELLIS PERINN

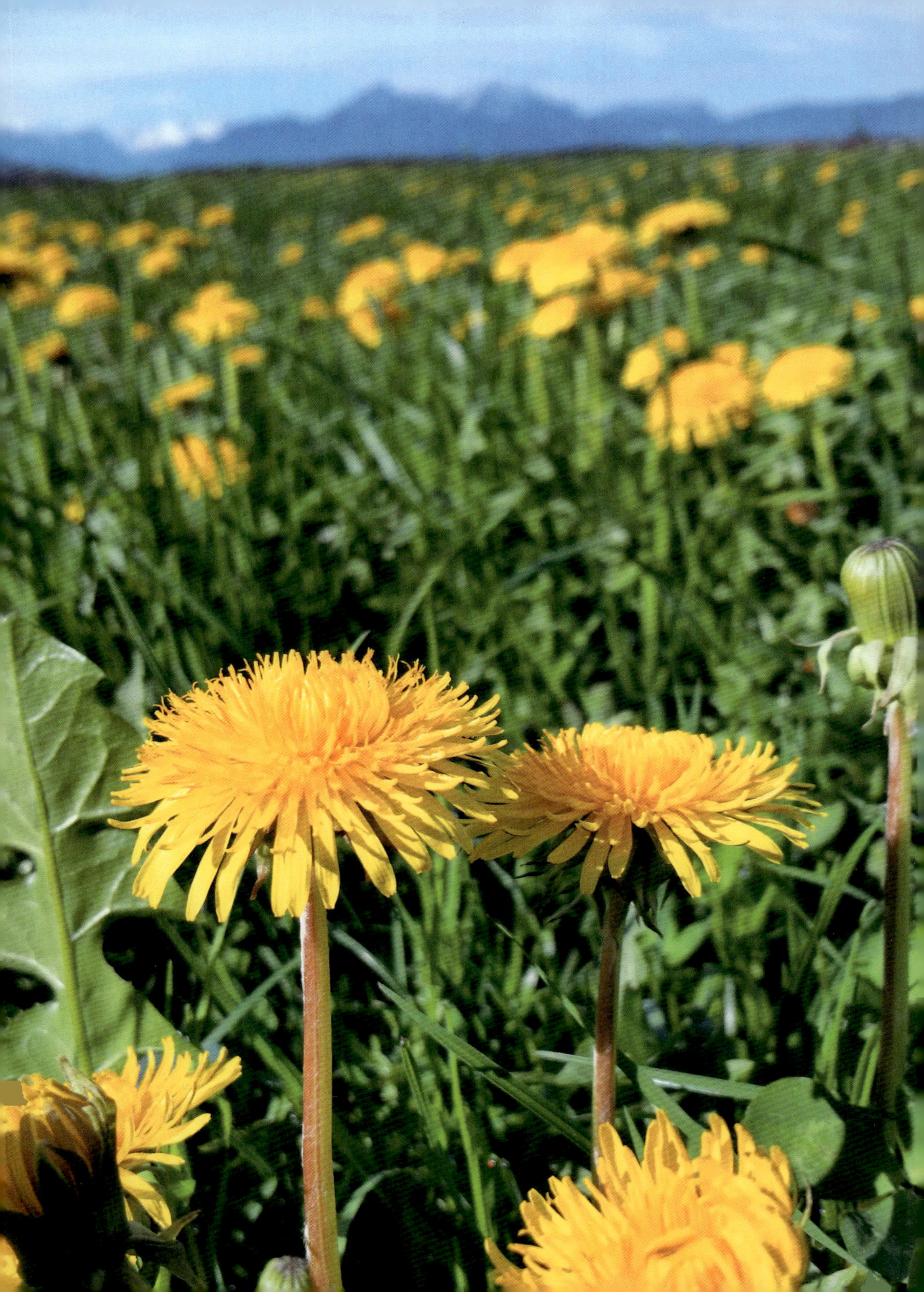

Löwenzahn – der starke Unterstützer

Der Löwenzahn wird dir in diesem Buch wohl das größte Aha-Erlebnis liefern. Er wird dein neues Gesprächsthema sein, du wirst nach diesem Kapitel bestimmt jedem erzählen müssen, was diese Pflanze alles für uns tun kann.

Okay, oft wird er ja nur »Unkraut« geschimpft. Aber diese Bitterpflanze sorgt dafür, dass die Säfte in unserem Körper fließen, dass wir schlechte Sachen aus unserem Inneren wieder hinausbefördern und uns einfach rundum wohlfühlen können. Er wirkt belebend auf alle unsere Körperfunktionen, warum er auch gern der »Ginseng Europas« genannt wird. Im Gegensatz zu seinem chinesischen Bruder wächst der Löwenzahn direkt vor unserer Nase und steht uns fast das ganze Jahr über zur Verfügung.

Mir persönlich hat der Löwenzahn schon viel Glück gebracht. Mit dem Rezept für meinen Löwenzahnhonig konnte ich den ersten Preis bei einem Blogger-Event mit dem »Besten Rezept aus dem Garten« gewinnen. Und ja, ich weiß, wir sprechen von einer Pflanze, die wirklich überall anzutreffen ist, sich in jedem Garten breitmacht und sich sogar durch Asphalt bohren kann. Oder wie eine Bekannte mich einmal gefragt hat: »Ist das die Blume, die Hasen so gern fressen?« Ja, genau das ist sie, und wir sollten es den flauschigen Tieren unbedingt gleichtun.

VON DER WURZEL BIS ZUR BLÜTE

Mit einem Mythos möchte ich gleich zu Beginn aufräumen: Der Löwenzahn ist nicht giftig. Von der Wurzel über den Stängel und die Blätter bis hin zum sonnengelben Köpfchen kann alles gegessen und verwendet werden. Die milchige Flüssigkeit, die oft abschreckt, kann lediglich bei sehr empfindlichen Personen eine leichte Hautreaktion hervorrufen. Was oft wirklich abschreckt, ist der bittere Geschmack. Aber genau diesen benötigst du, um rundum gesund zu sein.

Wir haben es verlernt, bitter zu essen, denn wir haben den so wichtigen Wirkstoff aus unserem Leben verbannt und essen nur noch mild gezüchtete Salate und Gemüse. Doch ich sage es dir ganz ehrlich: Das ist einer der größten Fehler. Und ab heute kannst du ihn ausbessern.

SAG JA ZU BITTERSTOFFEN

Der Löwenzahn kann dein Einstieg in die »bittere« Welt sein. Denn nur wenn wir diesen Geschmack in unserem Mund spüren, wird von den Geschmacksrezeptoren ein Signal an unser Gehirn gesendet, was wiederum die Verdauungssäfte zum Fließen bringt. Nur wenn diese fließen, können die schädlichen Stoffe, die wir oft durch wenig nahrhaftes Essen aufnehmen, auch wieder heraustransportiert werden. Es kommt nicht von ungefähr, dass Darmprobleme zu den großen Zivilisationskrankheiten gehören. Wir versuchen, uns gesund zu ernähren, aber vergessen das Wichtigste: Bitterstoffe. Deswegen meine Aufforderung: Lass den Löwenzahn für dich und deinen Körper arbeiten, denn neben der Fähigkeit, deine Verdauung in Schwung zu bringen, regt er den Harnfluss an, wirkt positiv auf den Stoffwechsel, stärkt dein Bindegewebe (je stärker das Bindegewebe, desto weniger Cellulite) und wirkt sich sogar positiv auf unreine Haut aus. Nimm doch einfach mal ein Stückchen Wurzel in den Mund, dann wirst du merken, dass sich nach dem bitteren plötzlich ein leicht süßlicher Geschmack breitmacht. Das ist das enthaltene Inulin. Ein Ballaststoff, der gute Darmbakterien fördert.

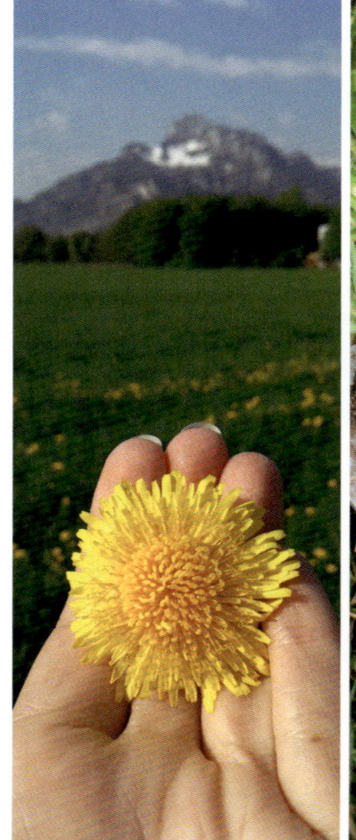

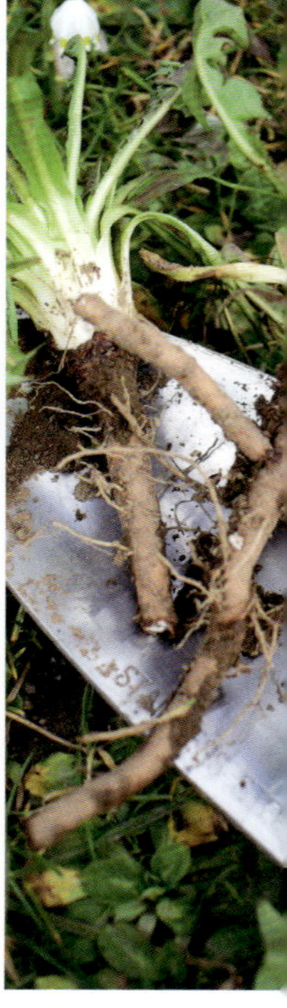

Wirkung und Einsatzgebiete

Löwenzahn ist der perfekte Detoxbegleiter. Als einer der ersten Frühlingsboten unterstützt er dich dabei, die Altlasten des Winters loszuwerden. Wie schon erwähnt, regt er den Harnfluss an und schwemmt Schlacken aus dem Körper. Durch seine tiefgrabenden Wurzeln, die oft bis zu sechs Meter tief reichen, holt er dazu noch viele Mineralien und Spurenelemente aus dem Boden. Um nur ein paar zu nennen:

- Kalium
- Kupfer
- Magnesium
- Eisen

Er ist also ein Gratislieferant, der uns den Weg in den Drogeriemarkt erspart, wo wir sonst teure Mineralstoffe in Tablettenform kaufen würden. Es ist zwar ein wenig aufwendiger, nach den Löwenzahnwurzeln zu graben, aber wenn die Hände Erde berühren, diese Kraft spüren und wir dazu einen Ernteerfolg haben, ist es eine befriedigende Arbeit, die uns zudem runterkommen lässt.

Natürlich musst du nicht mit bloßen Händen in der Erde buddeln. Ich verwende hierfür einen Wurzelstecher. Wie genau gehe ich hier vor? Den Löwenzahn erkennt man an der Blattrosette, um die herum ich mit einer kleinen Gartenschaufel oder dem Wurzelstecher Einstiche in die Erde mache. Danach hebe ich vorsichtig die Blattrosette aus: Daran hängt die Wurzel. Je nach Pflanze können die Wurzeln größer oder auch kleiner sein. Ich entferne vor Ort schon den gröbsten Teil der Erde, trenne die Blätter ab und verschließe das Loch, in dem der Löwenzahn stand. Zu Hause reinige ich die Wurzel vorsichtig mit Wasser und einer Bürste, damit die restliche Erde verschwindet. Ich schneide die Teile dann in kleine Scheiben und lege sie zum Trocknen aus. Sind die Stückchen völlig getrocknet, bewahre ich sie in einem verschließbaren Glas auf. Die Wurzel kann das ganze Jahr über ausgegraben werden, ihre größte Kraft besitzt sie aber im Frühling, wenn noch keine Blüten da sind. Dann kannst du auch deine Detoxkur starten. Dazu solltest du jeden Tag drei Tassen Tee aus den Wurzeln trinken.

Der Löwenzahn besitzt neben den Bitterstoffen und Mineralien noch viele weitere Inhaltsstoffe, die ihn so wertvoll machen, zum Beispiel:

- Vitamin C
- Vitamin A
- Saponine
- Eiweiß
- Carotinoide

In früheren Zeiten haben die einfachen Leute nur darauf gewartet, dass der Löwenzahn sich wieder unter der Schneedecke zeigt, denn neben seinen Wurzeln liefern auch seine Blätter und Stängel einen Energieschub nach einem langen Winter. Neben der Möglichkeit, ihn als Salat zu essen, kannst du ihn auch im Smoothie genießen. Ein Rezept dazu findest du vorn im Einstiegskapitel.

Wo du ihn vor der Haustür findest

Der Korbblütler liebt sonnige Plätze auf Wiesen, Weiden oder im Garten. Auch neben Straßen, wo sich jeder denkt »Hier kann doch nichts wachsen«, ist er zu finden. Natürlich solltest du darauf achten, dass du ihn dir lieber von Wiesen holst, an denen kaum Autos vorbeifahren. Pflanzen speichern Schadstoffe und damit Autoabgase.

Sammelzeit

Die Wurzeln werden im Vorfrühling, bevor sich Blüten ausbilden, aber auch im Herbst ausgegraben. Die goldgelben Blütenköpfe kannst du von April bis Mai sammeln und die Blätter vom Frühling bis in den Spätherbst. Je älter und größer die Blätter sind, desto bitterer schmecken sie.

Fräulein Grüns Erfahrungstipp

Wenn du das erste Mal Löwenzahnblätter, egal ob frisch oder als Tee, in dein Leben holst, achte darauf, dass du eine Toilette in der Nähe hast. Schon nach kurzer Zeit nimmt die Heilpflanze ihre Arbeit auf und schwemmt alles Schlechte über den Urin aus dem Körper. Du wirst auch bemerken, wie gesund die Farbe des Urins aussieht: Sie ähnelt dem sonnigen Gelb seines Blütenkörbchens. Ein gutes Zeichen.

Erkennungsmerkmale

Lass dich nicht von den Blättern, die in einer Blattrosette wachsen, verunsichern. Je nach Standort können diese unterschiedlich gezähnt sein. Die einzelnen Röhrenstängel, auf denen die Blütenköpfe wachsen, bilden vermehrt die milchige Flüssigkeit. Der Blütenkopf (die gelben Körbchen) kann zwei bis fünf Zentimeter groß sein. Die gelben Blüten verwandeln sich nach einiger Zeit in haarige Schirmchen, die jeweils eine dunkle Frucht am Ende tragen. Kommt ein Windstoß oder pusten wir drauf (deshalb sagt man auch Pusteblume), fliegen diese Samen in die Ferne, um neue Pflanzen zu bilden.

Was du verwenden kannst

Alles! Die Wurzel für einen Tee (auf besondere Weise zubereitet, siehe unten) oder gemahlen als Bitterpulver über dein Essen gestreut. In einem Mörser kannst du die getrocknete Wurzel pulverisieren. Stängel und Blätter für Salate oder du blanchierst sie wie Spinat. Die Blütenköpfe für einen Tee oder Löwenzahnhonig.

Der Löwenzahn ist uns als Pusteblume bekannt, liefert vielen Haustieren wie Hasen gute Nahrung, aber es ist an der Zeit, ihn auch als wertvolle Pflanze für uns Menschen wiederzuentdecken. Diese folgenden Rezepte sind der beste Einstieg.

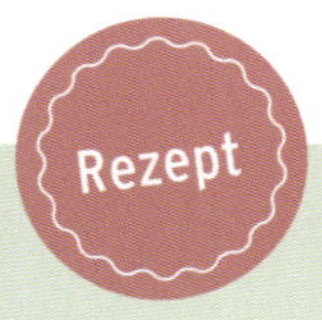

Löwenzahnhonig

Es war eines meiner Einstiegsrezepte in die Welt der Kräuter, das ich auch heute noch jedes Jahr im Frühling nutze. Auf einem Butterbrot schmeckt dieser Honigersatz einfach nur genial. Der Name ist ein bisschen irreführend, denn eigentlich stellen wir hier einen Sirup her. Deswegen verzweifle bitte nicht, wenn die Konsistenz nicht der des Honigs gleichkommt.

Zutaten

- Gut 6 Hände voll Löwenzahnblütenblätter
- 1½ Liter Wasser
- ½ Zitrone
- 1 Kilo brauner Zucker
- 1 Packung Gelierhilfe

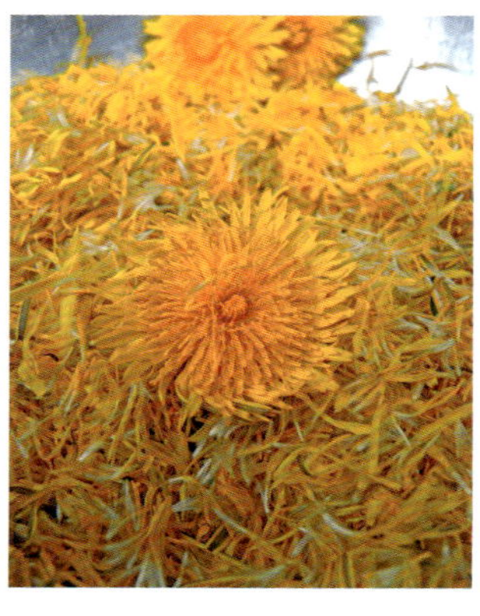

Es sei gleich gesagt, dass du für den Löwenzahnhonig ein bisschen Geduld mitbringen musst. Zunächst gehören nämlich die gelben Blütenblätter vom grünen Kopf abgezupft. Aber so monoton diese Arbeit auch ist, so beruhigend ist sie gleichzeitig. Ich liebe ja solche Arbeiten, wenn die Hände etwas tun und die Gedanken dabei abschweifen können. Dafür nehmen wir uns meist viel zu wenig Zeit. Also genieße diese meditative Arbeit.

Nachdem alle Blütenblätter abgezupft wurden, werden sie mit dem Wasser und der halben Zitrone, die im Ganzen dazukommt, abgedeckt einen halben Tag in Ruhe gelassen. Danach das Ganze einmal aufkochen. Anschließend die Blüten und die Zitrone abfiltern und das Wasser mit dem Zucker und der Gelierhilfe auf kleiner Flamme köcheln lassen, bis die Flüssigkeit eindickt. Je nachdem, wie dickflüssig du den Löwenzahnhonig haben möchtest, desto länger lässt du ihn köcheln. Zum Abschluss sterilisierte Gläser vorbereiten, in die der noch heiße Löwenzahnhonig (idealerweise mit einem Trichter) eingefüllt wird. Dann alles zuschrauben und auf dem Deckel stehend auskühlen lassen. Ist alles sauber abgefüllt worden, hält der ungeöffnete Löwenzahnhonig locker ein bis zwei Jahre.

Ich esse sehr gern ein Honigbrot und gebe oft einen Esslöffel Löwenzahnhonig in mein Salatdressing.

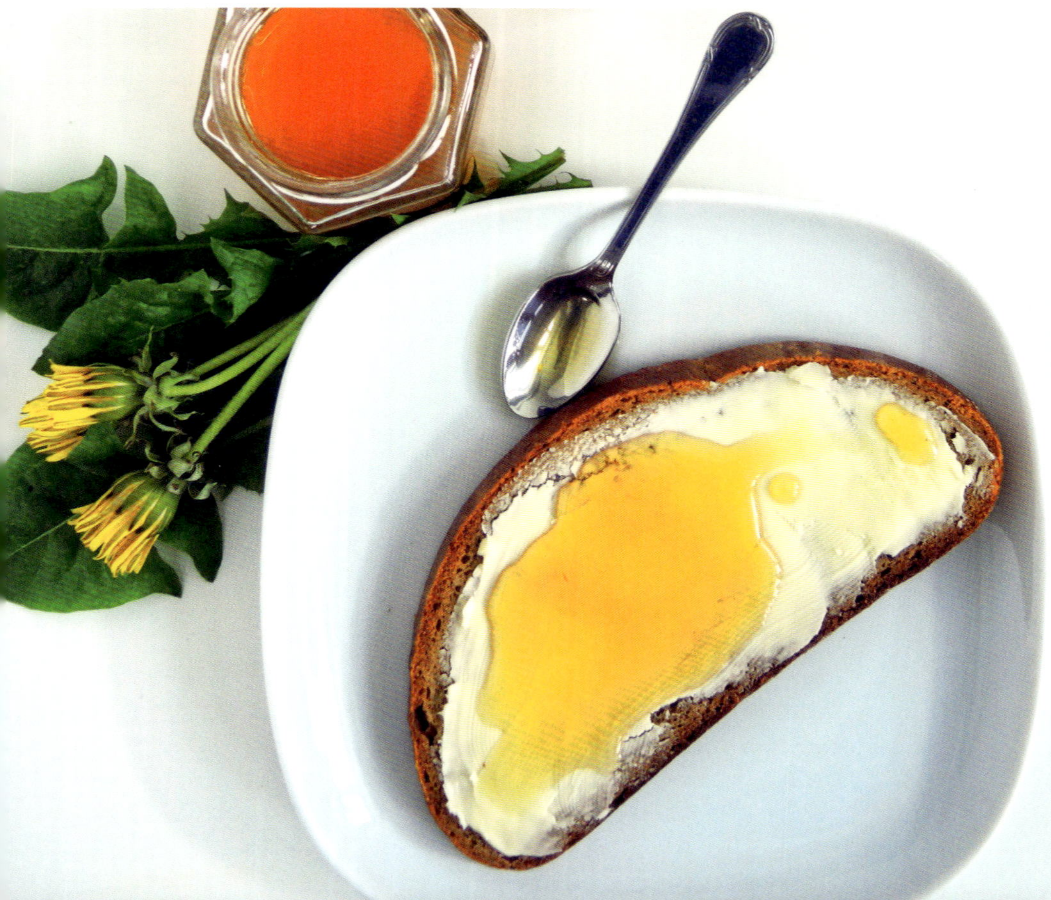

Gut zu wissen: Gläser sterilisieren

Die Gläser – egal ob für den Löwenzahnhonig oder für andere Rezepte in diesem Buch – müssen frei von allen Bakterien sein, damit das Produkt nicht zu schimmeln beginnt. Es gibt zwei Möglichkeiten.

1. Im heißen Wasserbad Gläser und Deckel auskochen: Topf mit heißem Wasser zum Kochen bringen und die Gläser und Deckel ein paar Minuten auskochen lassen.

2. Im heißen Backrohr: Backrohr auf 100 Grad vorheizen, danach Gläser und Deckel für fünf bis zehn Minuten im Ofen lassen.

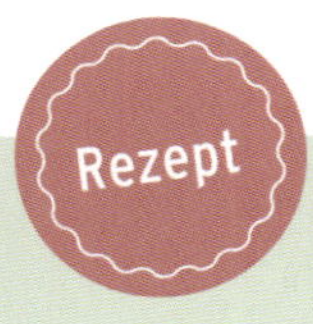

Detox-Wurzeltee

Ich weiß, es ist für manche schwer, selbst auf Wurzelsuche zu gehen. In einer guten Apotheke bekommst du die reine Wurzeldroge auch zu kaufen. Wobei ich dir natürlich die Naturerfahrung und das Selberausgraben ans Herz legen möchte. Bei der Zubereitung eines Wurzeltees solltest du darauf achten, dass er nicht klassisch zubereitet wird: also nicht nur einfach mit heißem Wasser überbrühen.

Zutaten für eine Tasse Tee

1 Teelöffel Löwenzahnwurzel

¼ Liter Wasser

Die Wurzel wird mit dem kalten Wasser in einem Topf aufgekocht. Danach den Topf vom Herd nehmen und gut 10-15 Minuten ausziehen lassen. Abseihen und dann ist der Detoxtee trinkfertig. Für eine Frühlingskur empfiehlt es sich, drei Wochen lang morgens, mittags und abends eine Tasse davon zu trinken. Diese Kur reinigt von innen und macht fit für die neue Jahreszeit.

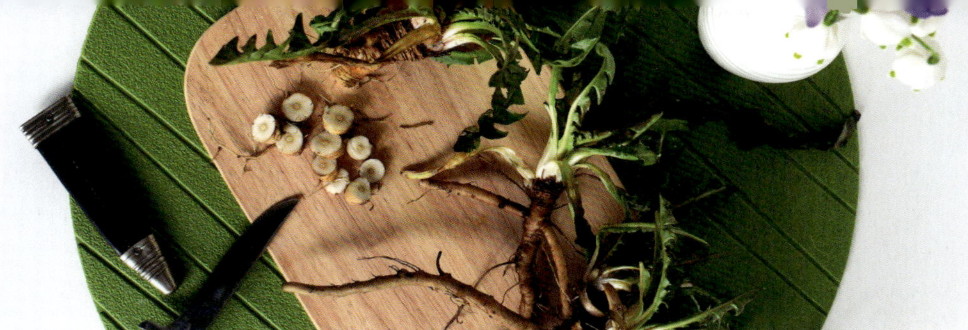

Der Löwenzahn in der Naturapotheke

- Bei Verdauungsproblemen
(die Blätter frisch und die Wurzel roh kauen)
- Reinigend und tonisierend für den ganzen Körper (Tee)
- Anregend für die Niere und stärkend für die Leber
(Tee und Frischsaft aus den Blättern)
- Gallensaftfluss anregend (Frischsaft oder Blätter kauen)

Der Löwenzahn in der Küche

- Die Wurzel als Pulver lässt sich über beinahe jedes Essen geben.
- Blätter und klein geschnittene Stängel passen gut in den Salat.

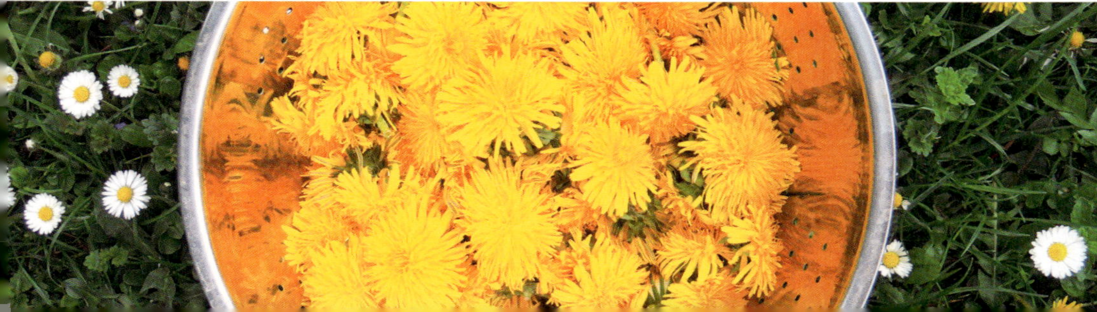

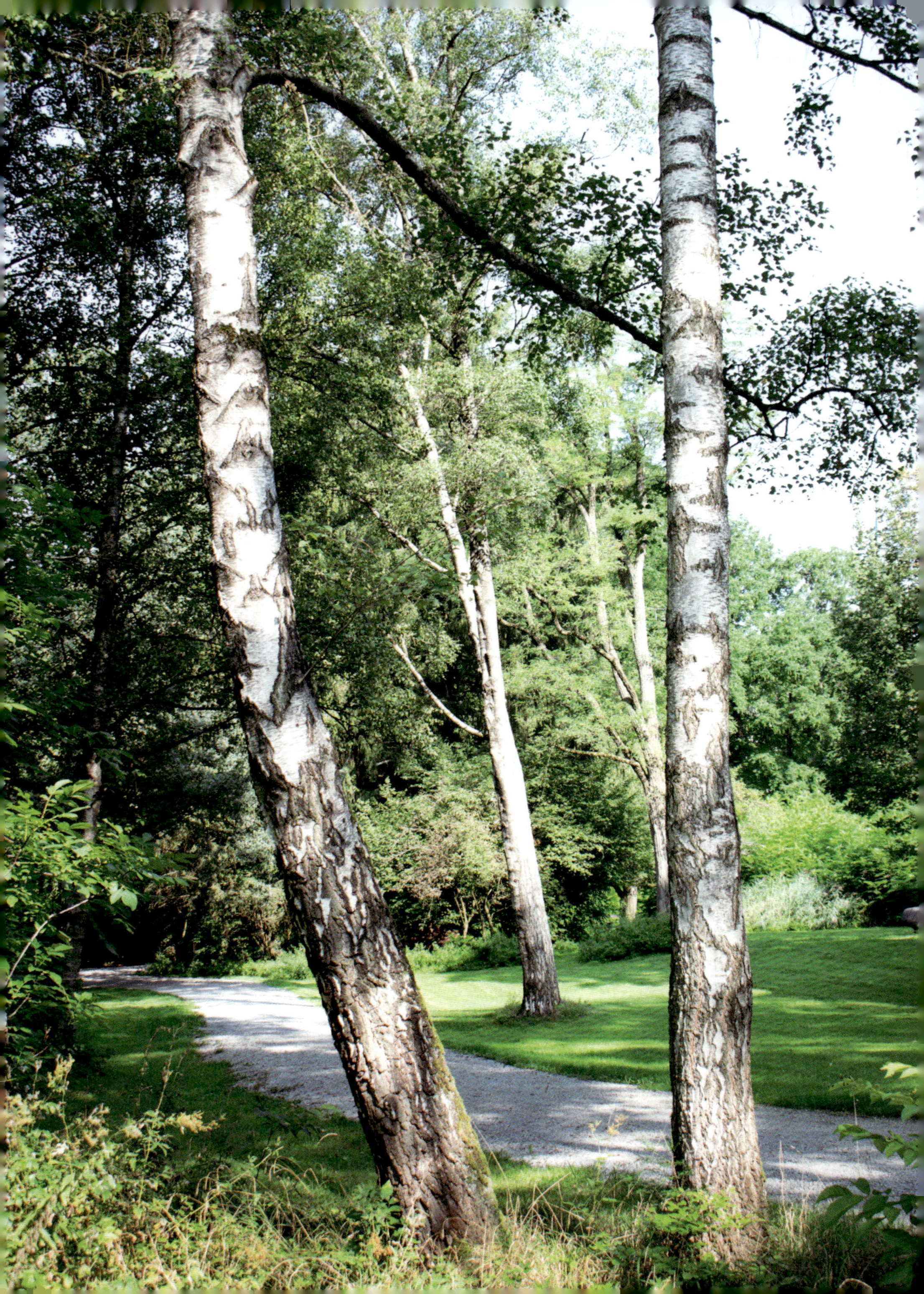

Die Birke – der Nierenbaum

Es ist ja so: Wenn dich die Faszination für die Kräuter einmal gepackt hat, du erkannt hast, welche Kraft in den Blümchen und Blättern steckt, ist der Blick, egal ob du in der Stadt oder in der Natur unterwegs bist, immer nach unten gerichtet. Es ist eine grüne Schnitzeljagd, und der Preis sind Heilpflanzen. Dennoch muss ich neben den ganzen tollen Kräutern, die ich in diesem Buch mit dir teile, ein Kapitel auch einem Baum widmen, nämlich der Birke. Denn mit der Zeit bemerkst du neben den Kräutern auch das Moos, auf dem du dich durch den Wald bewegst, die Sträucher, auf denen die süßesten Beeren wachsen, und eben die vielen Bäume, die langsam deinen Blick gen Himmel führen. Ich bin ganz ehrlich: Heilkräuter erkenne ich persönlich oft leichter als Bäume. Aktuell bin ich immer noch dabei, tief in die Welt dieser Giganten einzutauchen. Aber die Birke ist der beste Einstieg in diese Welt, und sie kann uns durch ihre Eigenschaften wie harntreibend, entzündungshemmend oder regenerierend bei sehr vielen Leiden helfen.

DER VIELFÄLTIGE RIESE

Durch die auffällige weiße Rinde, die im Alter schwarze Risse bekommt, und die saftig hellgrünen Blätter ist die Birke sofort zu erkennen. Sie hat ein regelrecht leuchtendes Erscheinungsbild. Von den Blättern über die Knospen bis hin zu den hängenden Kätzchen schenkt sie uns vielfältige Inhaltsstoffe. Auch die Rinde ist Lieferant eines Stoffes, den du sicherlich schon im Supermarkt gesehen hast: Aus ihr wird der Birkenzucker, Xylit, gewonnen. Diese Zuckerart hat in den letzten Jahren einen erfolgreichen Einzug in unsere Küchen gehalten, denn Xylit besitzt etwa 40 Prozent weniger Kalorien als der klassische Zucker und bildet keine Karies. Aber auch hier kann ein Zuviel Nachteile bringen. Der Stoff wirkt bei großen Mengen abführend – und Achtung an alle Hundebesitzer: Birkenzucker kann für unsere vierbeinigen Begleiter tödlich sein.

Ein weiteres Birkenprodukt ist Birkenwasser. Es kann im Frühling auf natürlichem Wege gewonnen werden, wenn ein kleines Loch in den Baum gebohrt wird und man darunter eine Flasche aufhängt. Einfacher ist es natürlich, dieses Frühlingsgetränk in Flaschen zu kaufen. Aber achte darauf, nur für hochwertiges Birkenwasser Geld auszugeben, dann belebt es dich wirklich. Und die Birke ist nicht nur für innen gut, auch als Haarwasser ist ihr belebender Saft in der Naturkosmetik sehr gefragt. Er macht das Haar füllig, aktiviert die Kopfhaut und reines Birkenwasser soll sogar Haarausfall reduzieren können.

ES BEGINNT IM FRÜHLING

Ich will dich dazu ermuntern, nicht nur in ein Geschäft zu gehen und dir eines der tollen Birkenprodukte zu kaufen. Geh hinaus in die Natur und such dir im Frühling eine Birke in deiner Umgebung – und dann beginnst du mit der Ernte. Dieser Baum ist ein Symbol für den Frühling, und er schickt zu dieser Zeit alles, was er an Kraft hat, von seinen Wurzeln in die Knospen hinauf, damit diese sich zu Blättern entwickeln können. Jetzt stell dir vor, welche Energie in diesen kleinen Knospen steckt: die Kraft eines ganzen Baumes, die du auch deinem Körper schenken kannst. Diese süß-säuerlichen, im Abgang mit einer herben Note versehenen Knospen regen den gesamten Stoffwechsel an und reinigen deinen Körper. Aber auch die zarten grünen Blätter sind wie geschaffen für eine Detoxkur im Frühling. Trinke über drei Wochen einen Birkenblättertee, und all die schlechten Stoffe in deinem Körper werden ausgeschwemmt.

Die Birke ist wassertreibend und vergrößert die Harnmenge bis auf das Sechsfache. Deswegen wird dieser Baum in der Volksheilkunde auch Nierenbaum genannt. Die Niere ist eines unserer Entgiftungsorgane und benötigt viel Flüssigkeit, um Giftstoffe und Schlacken aus dem Körper zu schwemmen. Das Besondere dabei: Die Natur sorgt bei der Birke dafür, dass dieses Ausschwemmen keine Nebenwirkungen für deine Organe hat. Die Nieren werden nicht gereizt, du solltest aber viel trinken. Auch bei Ödemen kann dich der Birkentee unterstützen, das solltest du aber vor der Kur mit einem Mediziner abklären.

DER HAUTARZT AUS DER NATUR

So wie ein Heilkraut oft ein Vielstoffgemisch ist und nicht nur eine Wirkung besitzt, haben auch Bäume viele Heilkräfte. Bei der Birke profitiert zusätzlich unsere Haut von ihren entzündungshemmenden und wundheilenden Eigenschaften. Ob als Bad, Waschung oder Umschlag: Birkenblätter können dich bei Hautproblemen sehr gut unterstützen. Auch wenn du von Juckreiz, Ausschlägen oder trockener Haut geplagt bist: Versuch es doch einfach und pflück dir eine Handvoll junger Blätter, übergieß diese mit einem Liter heißem Wasser, lass alles aufkochen und gib es dann zu deinem Badewasser dazu.

Kein Spaß für Allergiker

Viele verfluchen die Birke, weil der Baum im Frühjahr bei ihnen leider zu Allergien führt. In der Blütezeit zwischen April und Mai sind Allergiker von tränenden Augen und schnupfender Nase geplagt. Dann musst du natürlich aufpassen, wie du auf die Naturprodukte wie Knospen, Birkenwasser oder Tee aus den Blättern reagierst. Es gibt Allergiker, die bei selbst gemachten Birkenrezepten nicht allergisch reagieren, aber am besten du besprichst dich hier mit deinem Arzt und versuchst es in kleinen Dosen.

DAS WICHTIGSTE ÜBER DIE BIRKE

Wirkung und Einsatzgebiete

Die gesamte Birke regt die Nieren an, ist durch die Vergrößerung der Harnmenge auch lösend für Nierensteine und wirksam bei rheumatischen Beschwerden. In der ganzen Pflanze sind Saponine enthalten. Deshalb unterstützt sie uns als Detoxhelferin bei der innerlichen Körperreinigung nach dem Winter. Ihr lateinischer Name *Betula pendula* (Hängebirke) verrät einen weiteren Inhaltsstoff, das Betulin, das gegen Pilze, Bakterien und Viren wirkt. In den Blättern und Knospen sind enthalten:

- Flavonoide
- Ätherisches Öl
- Gerbstoffe (beim Kosten der Knospe wirst du sie im Abgang im Mund spüren)

Wo du sie vor der Haustür findest

Die bis zu dreißig Meter große Hängebirke findest du sowohl einzeln als auch in der Gruppe stehend. Wenn du in einen Park gehst, wirst du sie in der Nähe von Gewässern finden, in der Natur ebenfalls an Ufern oder auch in Wäldern.

Fräulein Grüns Erfahrungstipp

Halte zwischen März und April dein Ohr an eine Birke. Wenn es ganz still um dich herum ist, hörst du das Birkenwasser von den Wurzeln in Richtung Knospen rauschen. Das ist die Kraft des Baumes. Ein schönes Naturhörspiel.

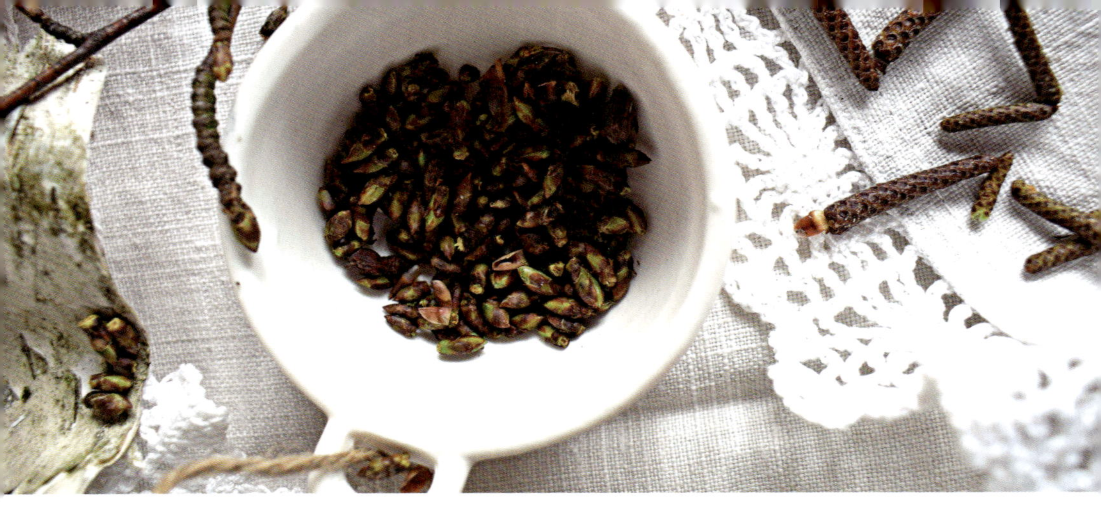

Erkennungsmerkmale

Die ganz jungen Birken besitzen eine schneeweiße Rinde. Werden sie älter, zerreißt sie und eine tiefschwarze Borke erscheint zwischen den weißen Stellen. Die Zweige der Hängebirke sind, wie der Name schon sagt, hängend. Die Blätter sind hellgrün, spitz zulaufend und gezahnt. Auf einer Birke können sowohl männliche als auch weibliche Kätzchen wachsen. Letztere sind grünlicher und kürzer als die braun gefärbten männlichen.

Sammelzeit

Knospen, Kätzchen und junge Blätter werden im Frühling etwa bis Ende April gesammelt. Blätter können für einen Tee auch bis in den Herbst hinein gesammelt werden.

Achte beim Sammeln auf eine Regel: »Äpfel sammelt man in Kübeln, Kräuter im Korb und Knospen im Fingerhut.« Hol dir von einem Ast also nicht zu viele Knospen, sondern immer nur ganz wenige und wandere dann zum nächsten Ast. So bleiben auch die Birken gesund.

Was du verwenden kannst

Von der Birke kannst du alles verwenden, sogar die Rinde – aber die lassen wir ihr natürlich, um den Baum nicht ohne Schutz dastehen zu lassen. Es ist üblich, Blätter, Knospen und Kätzchen zu verwenden.

Besonders im zeitigen Frühling kribbelt es schon in meinen Kräuterfingern. Die erste Pflanze, die ich dann besuche, ist die Birke. Mit ihr starte ich fit in die neue Jahreszeit.

Birkentee im Frühling

Zutaten

2 Teelöffel getrocknete oder
4 Teelöffel frische Birkenblätter
¼ Liter Wasser

Die Birkenblätter mit dem kochenden Wasser übergießen und acht bis zehn Minuten ziehen lassen. Ideal sind drei bis vier Tassen über den Tag verteilt. Ich würde diesen harntreibenden Tee aber nicht am Abend trinken, sonst wird die Bettruhe gestört.

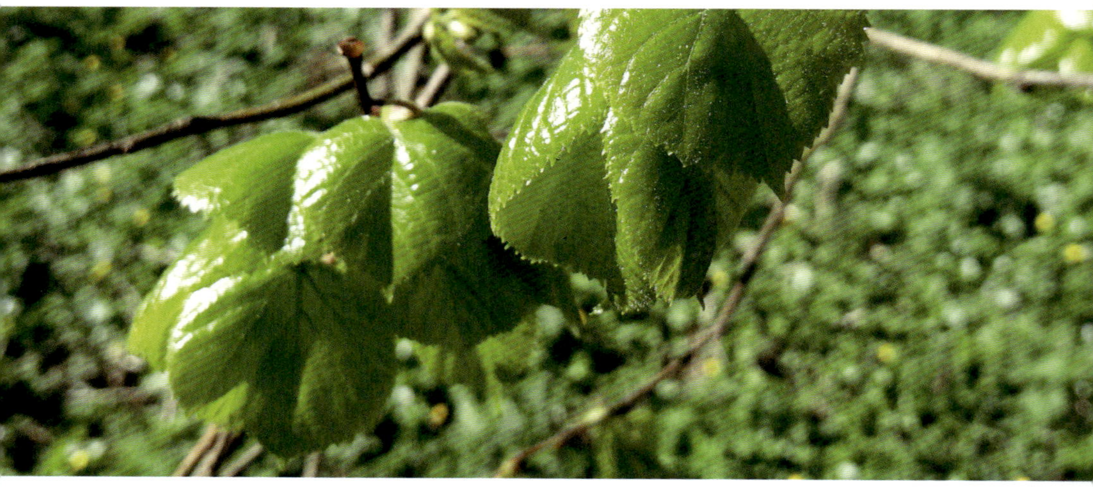

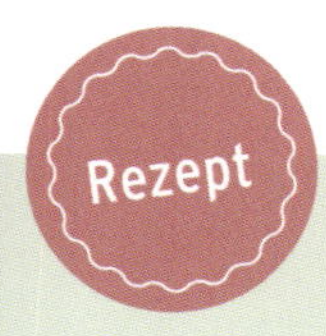

Starkes Birkengewürz

Dieses Birkenpulver kann als Gewürz für Speisen oder für eine Frühjahrskur verwendet werden. Das Pulver vitalisiert, mineralisiert, spendet Energie und stärkt das Immunsystem. Es ist einige Monate haltbar und wird frisch über Gerichte, Salate, Suppen oder auf Brote gestreut. Bei einer Frühjahrskur kannst du zu dem Birkentee einen halben Teelöffel Pulver in der Früh und am Abend für mindestens zwei Wochen einnehmen.

Sammel dafür Knospen und Kätzchen. Zu Hause wird zunächst alles schonend getrocknet. Entweder über Nacht auf dem Heizkörper oder fünf bis sechs Stunden bei 40 Grad im Backofen bei offener Tür. Du merkst beim Angreifen der Knospen und Kätzchen, ob diese schon komplett trocken sind oder noch ein wenig Zeit benötigen. Dann fein zermahlen oder zermörsern und abschließend durch ein Sieb reiben, damit größere Stücke herausgefischt werden.

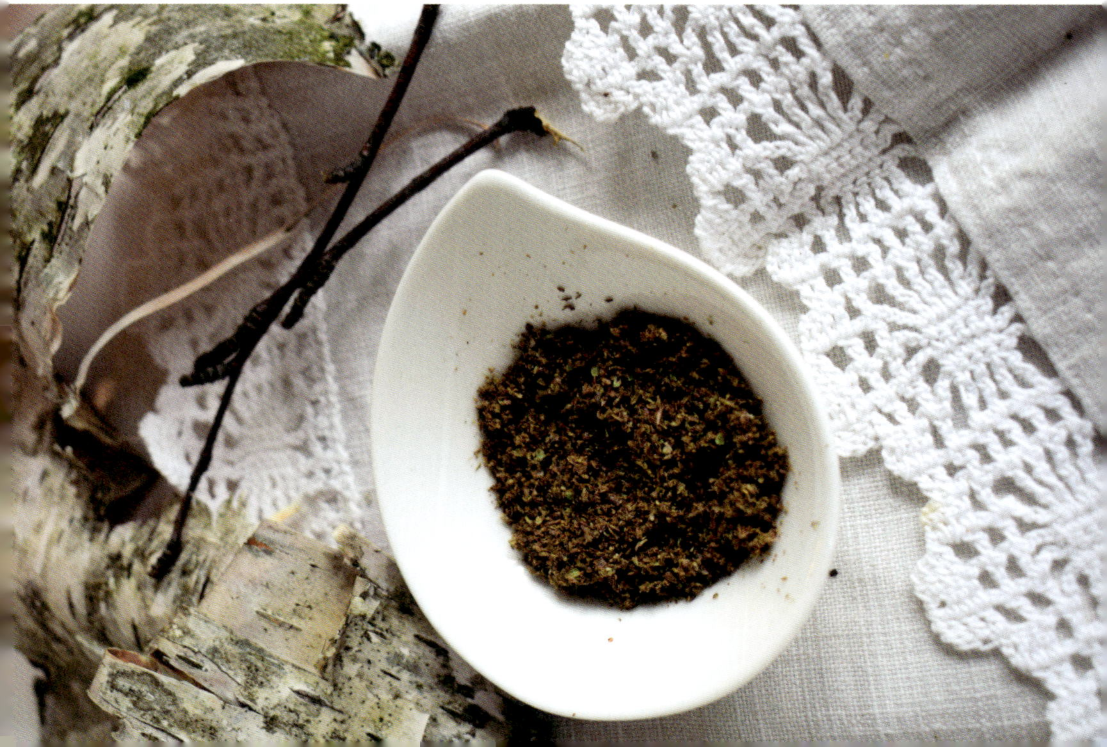

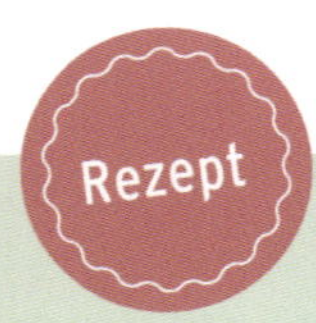

Birkenpeeling für straffe Haut

Im Frühling kannst du für diese grüne Kosmetik die Kätzchen verwenden, sonst reichen auch zerkleinerte Birkenblätter. Das Peeling strafft die Haut und sorgt für ein seidiges Gefühl.

Zutaten

1 Handvoll Kätzchen oder
2 Handvoll Birkenblätter
1 Esslöffel Meersalz
3 Esslöffel Zucker
40 Milliliter Mandelöl
2 Tropfen ätherisches Rosenöl (oder eine andere Sorte nach Wahl)

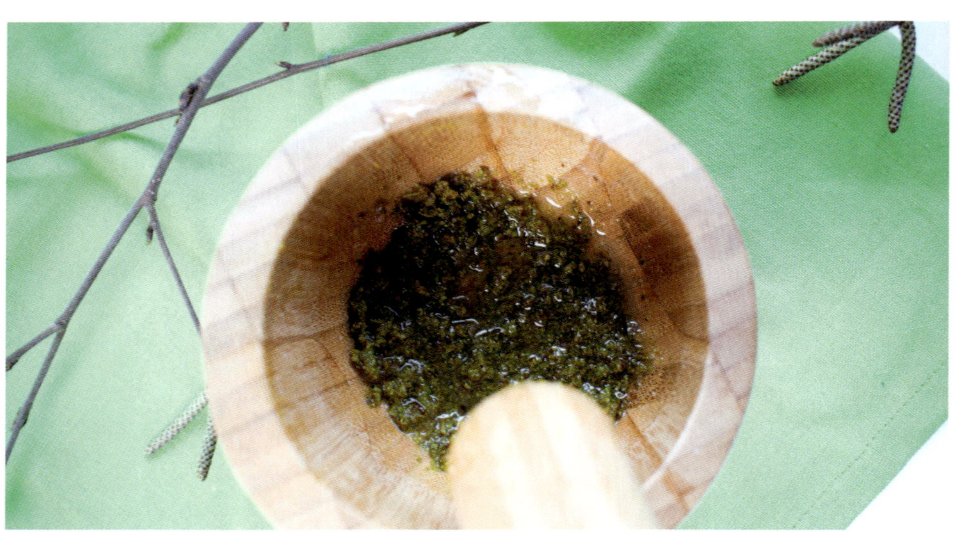

Zunächst werden die Kätzchen oder die Blätter der Birke zerkleinert. Danach alle trockenen Zutaten im Mixer oder mit einem Mörser vermahlen. Anschließend werden das Mandelöl und das ätherische Öl hinzugefügt. Als letzten Schritt alles noch mal gut durchrühren und in ein sauberes Glas füllen.

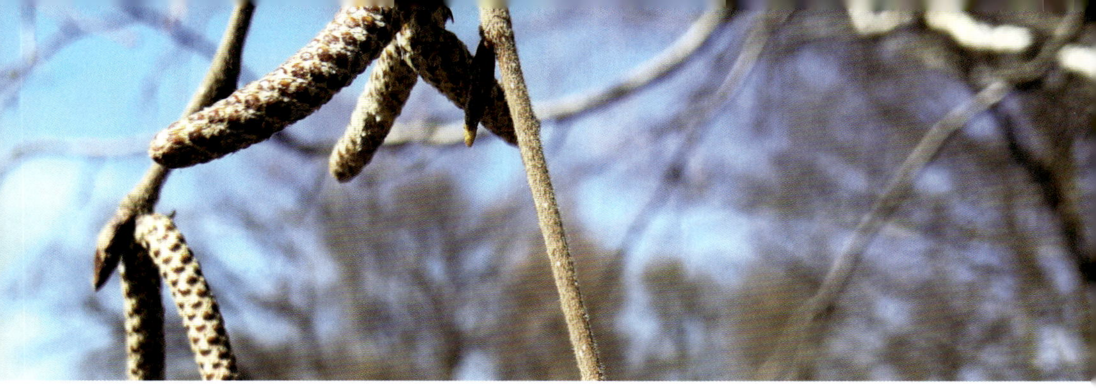

Die Birke in der Naturapotheke

- Sie ist nierenanregend und harntreibend und damit reinigend (Tee)
- Zur Anregung des Stoffwechsels und zur Ausscheidung von Giften aus dem Körper (Tee)
- Bei Entzündungen, innerlich und äußerlich (Kompresse mit Tee)
- Bei juckender und trockener Haut, Ekzemen, Ausschlägen (Sitzbad mit starkem Tee)
- Für fülliges Haar, haarwuchsfördernd (Birkenwasser, gibt es zu kaufen)

Die Birke in der Küche

- Junge Blätter kommen frisch in den Salat
- Knospen als Gewürz
- Grüne Kätzchen in Vollmilchschokolade baden – ein süßer Traum

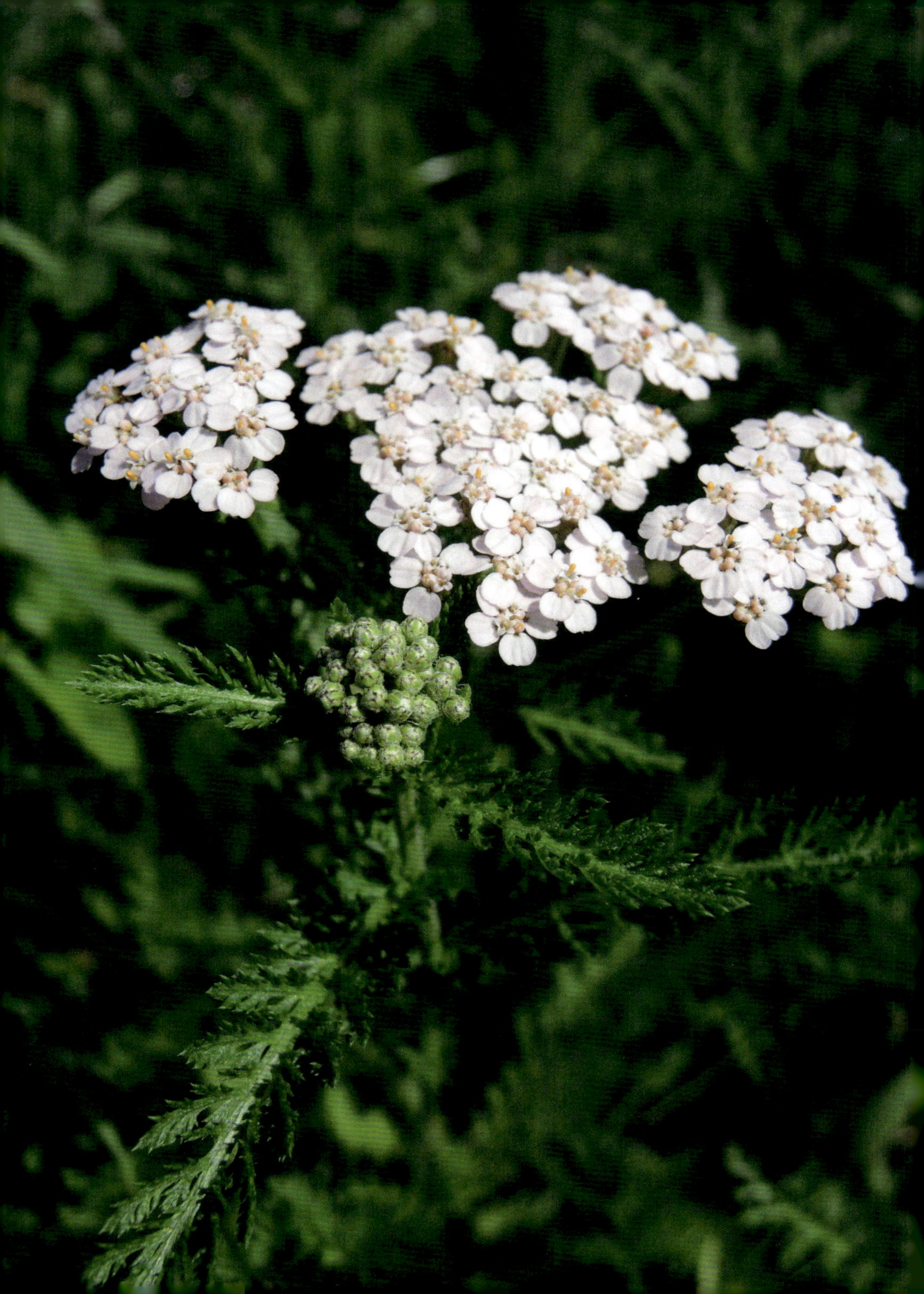

Schafgarbe – die Unabhängige

Ich werde oft gefragt, welches Kraut denn mein Lieblingskraut ist. Für Kräuterfreunde eine sehr schwer zu beantwortende Frage, denn Kräuter sind so unterschiedlich, so vielfältig und können in jeder Lebenslage unsere Helfer sein. Wenn ich mich aber wirklich entscheiden müsste, dann wäre es die Schafgarbe. Sie gilt als eine der ältesten Heilpflanzen der Welt und hat mein Herz im Sturm erobert. Einer der Gründe dafür ist, dass diese Pflanze nur dann ihre volle Wirkung entwickelt, wenn sie da wachsen darf, wo sie es sich selbst aussucht. Eine Kamille zum Beispiel, die viele ähnliche Wirkstoffe hat, kann auch durch Menschenhand gepflanzt ihre Wirkung entfalten. Nicht so die Schafgarbe. Sie ist eine »verwurzelte« Heilpflanze, nach der man Ausschau halten muss.

Das Farbspektrum ihrer Blüten reicht von Weiß über Hellrosa bis Dunkelrosa. Die Volksheilkunde sagt: Je dunkler die Blüten, desto intensiver ausgeprägt sind ihre Wirkungen. Ich habe aus der Zeit meiner Ausbildung immer noch eine meiner liebsten Kräuterlehrerinnen im Ohr, die behutsam über die Blüten der Schafgarbe streichelte und meinte: »Die Schafgarbe ist eine unserer stärksten Heilpflanzen mit über hundert Fähigkeiten, die wir uns zunutze machen können. Sie ist so stark, ihr braucht von ihr immer nur ein bisschen.« Und sie hatte recht. Kaum eine andere Heilpflanze ist so vielfältig einsetzbar. Sie ist ein starkes Frauenkraut, hilft als Bitterpflanze unserem Körper bei der Entgiftung, wirkt bei vielen Verletzungen entzündungshemmend, lindert Venenleiden und auch bei Erkältungen und Husten kann sie unterstützend sein.

DIE AUGENBRAUE DER VENUS

Dass sie zu den ältesten Heilpflanzen unserer Geschichte gehört, lässt schon ihr lateinischer Name vermuten. *Achillea millefolium* soll sich davon ableiten, dass dieses Heilkraut schon beim antiken Helden Achilles zur Heilung seiner Wunden eingesetzt worden ist. Die Schafgarbe wird in der Volksheilkunde aber auch als die »Augenbraue der Venus« bezeichnet. Wenn man das weiß, ist sie auch leicht zu erkennen, denn ihre Blätter sind so feinfiedrig gegliedert, wie es sonst nur die zarten Brauen der Schönheitsgöttin sein können. Diese jungen Blätter solltest du frisch kosten. Sofort macht sich ein angenehmer, leicht bitterer Geschmack im Mund breit. Der sagt dir sofort, dass deine Verdauung davon profitiert. Je älter der Sommer wird, desto bitterer werden die Blätter.

DAS WICHTIGSTE ÜBER DIE SCHAFGARBE

Wirkung und Einsatzgebiete

Wie du jetzt schon weißt, profitiert dein ganzer Körper von den vielfältigen Wirkungen der Schafgarbe. Damit du dir das Beste ihrer Wirkstoffe zunutze machen kannst, schauen wir uns diese Heilpflanze und ihre Fähigkeiten im Detail an.

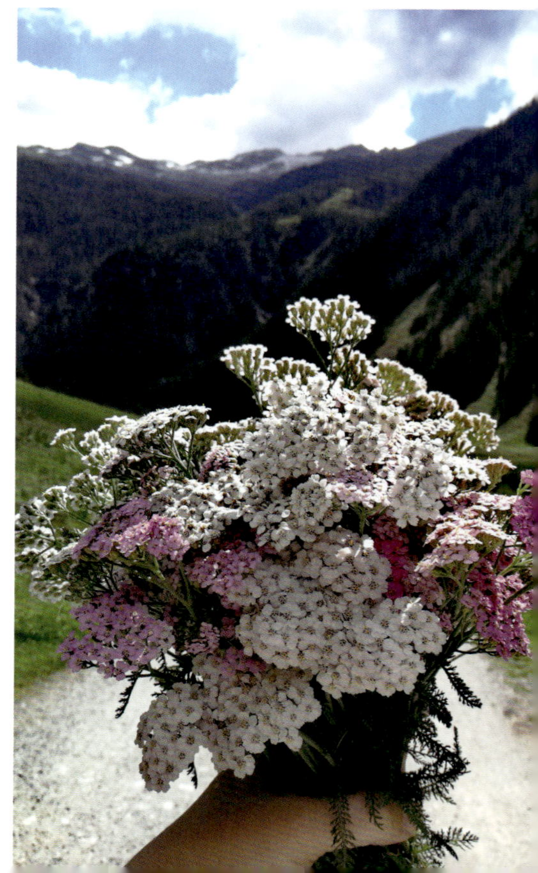

Das Frauenkraut

»Schafgarbe im Leib tut gut jedem Weib.« Diesen Spruch lese ich immer wieder und kann ihn nur unterschreiben. Ich selbst leide jeden Monat unter Menstruationskrämpfen. Tee und Tinktur der Schafgarbe haben mir geholfen, meine monatliche Tablette gegen die krampfartigen Schmerzen nicht mehr nehmen zu müssen. Ganz bleiben die ziehenden Schmerzen nicht weg, aber sie sind wunderbar erträglich geworden.

Die Anwendungsgebiete der Heilpflanze für uns Frauen reichen von Menstruationsbeschwerden, ausbleibender Menstruation, Entzündungen der Gebärmutter bis hin zu Beschwerden in den Wechseljahren. Dazu wirkt das Frauenkraut auch ausgleichend auf den Östrogenspiegel. Schon in der Volksheilkunde wurde die Schafgarbe für all diese Frauenbeschwerden verwendet. Als Tee, aber auch als Sitzbad – das Rezept folgt gleich noch.

Entgiftende Helferin der Leber

Sie arbeitet stetig und versucht, alle Giftstoffe aus dem Körper herauszutransportieren. Unsere Leber ist das wichtigste Entgiftungsorgan, und ich gönne ihr jedes Jahr im Frühling und im Herbst einen Wellnessurlaub: mit einer dreiwöchigen Entgiftungskur. Und dazu gehört der tägliche Leberwickel mit Schafgarbe. Den kannst du auch ohne Kur immer wieder mal machen und damit deiner Leber eine kleine Wohltat gönnen. Durch diesen warmen Wickel (wie es geht, liest du gleich noch) fühlst du dich auch wunderbar entspannt. Die Schafgarbe wirkt wärmend, krampflösend, tonisierend und kräftigend und unterstützt die Entgiftungsfunktion der Leber. Auch wenn die Verdauung mal nicht so klappen sollte, kannst du mit einem Wickel wieder mehr Schwung in deinen Körper bringen. Aber neben der Leber profitiert auch die Niere von der Schafgarbe als Tee oder auch als Frischsaft, denn durch ihren Kaliumgehalt regt sie die Tätigkeit dieses Organs an.

Das Bitterkraut

Im Kapitel über den Löwenzahn habe ich ja schon dafür plädiert, dass du wieder mehr Bitterstoffe in dein Leben bringst, damit deine Verdauung in Schwung kommt und die Säfte bestens fließen. Die Schafgarbe gehört mit zu den Bitterkräutern und ist, wie die Wurzel des Löwenzahns, auch in meinem »Bitterkraft Kräuterpulver« enthalten. Das habe ich entwickelt, um den Leuten, die gern wieder gute Bitterstoffe in ihr Leben bringen wollen, den Einstieg zu erleichtern; unter den Kräuterprodukten auf meiner Website kannst du es bestellen. Bei Bauchschmerzen, Übelkeit, Blähungen oder Durchfall reicht es, wenn du dir ein paar Mal eine Tasse Tee der Schafgarbe gönnst. Auch bei leichten krampfartigen Beschwerden im Magen-Darm-Bereich oder Appetitlosigkeit gibt es gute Erfolge mit der Schafgarbe.

Die Wundheilerin

Hast du schon einmal von Hildegard von Bingen gehört? Der Benediktinerin, Gelehrten und Heilerin aus dem Mittelalter? Von ihr wurden einige Naturheilrezepte überliefert, und auch sie hat schon von der blutstillenden Wirkung der Schafgarbe gesprochen. Heute wissen wir, dass die Pflanze entzündungshemmend ist und erfolgreich gegen Bakterien und Pilze kämpft. In meiner Naturapotheke zu Hause findet sich deshalb immer eine Salbe mit Schafgarbe. Bei kleinen Schürfwunden oder Schnittverletzungen kommt diese dann zum Einsatz. Das Dreamteam Schafgarbe und Ringelblume – sie verfügt ebenfalls über entzündungshemmende Eigenschaften – wirst du im Kapitel über dieses sonnige Kraut kennenlernen.

Hautschmeichler

Wenn du einen schnellen Push für ein strahlendes Aussehen benötigst, kann ich dir nur zu einem Gesichtswasser mit der Schafgarbe raten. Nichts funktioniert schneller als das. Versuch es einfach mal – das Rezept gibt es ein paar Seiten weiter hinten. Auch bei richtigen Hautproblemen wird die »Augenbraue der Venus« eingesetzt. Bei Akne, fetter oder unreiner Haut empfiehlt sich ein Gesichtsdampfbad, und auch bei Couperose kann sie die roten Äderchen durch die entzündungshemmende Wirkung lindern. Auch die Venen finden die Schafgarbe toll. Meine Mutter hat schlimme Probleme mit Krampfadern an den Beinen. Ein Tee aus der Schafgarbe hilft ihr seit einiger Zeit sehr, denn dieser tonisiert die Venen und wirkt gefäßabdichtend.

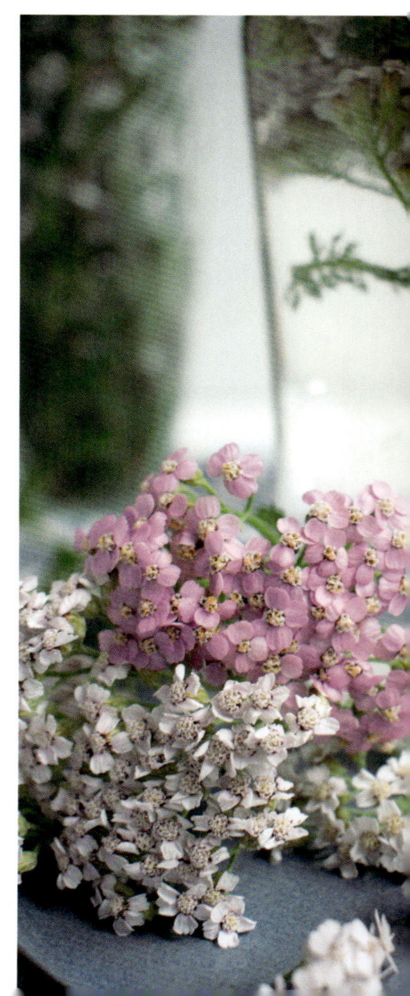

Achtung, wenn du allergisch auf Korbblütler reagierst: Dann kann es bei der Schafgarbe Reaktionen geben.

Fräulein Grüns Erfahrungstipp

Wenn du versuchst, die Pflanze mit den Händen auszureißen, wirst du auch die Wurzeln in der Hand haben. Die Stängel sind so robust, dass du sie sogar zum Zusammenbinden von etwas verwenden könntest. Am besten, du schneidest beim Sammeln die Stängel vorsichtig mit einer Schere oder einem scharfen Keramikmesser ab. Denn ist die Wurzel weg, ist auch die Pflanze weg – und das kann ja nicht im Sinne von uns Kräuterliebhabern sein.

Wo du sie vor der Haustür findest

Die Schafgarbe ist ein ausdauerndes Kraut. Auf kleinen Blumeninseln neben der Straße ist sie genauso zu finden wie auf gedüngten Wiesen oder Lehmboden. Aber eine Pflanze solltest du nur da sammeln, wo es sauber ist, also bitte nicht direkt neben der Autobahn. Ich finde die dunkelrosafarbenen Blüten meist in den Bergen.

Erkennungsmerkmale

Die eindeutig erkennbaren fein gefiedert Blätter wachsen an einem aufrechten und sehr robusten Stängel. Die Blütestände dieser Scheindolde sind aus vielen kleinen weißen, hellrosa, manchmal auch dunkelrosa Korbblüten zusammengesetzt.

Sammelzeit

Gesammelt werden kann das Kraut, vor allem die Blätter, von Ende April bis September. Meist blüht die Schafgarbe von Mai bis September. Ich habe sie aber auch noch Anfang Oktober blühen sehen. Je nachdem, wie mild die Umgebung ist.

Was du verwenden kannst

Blätter und Blüten.

REZEPTE UND ANWENDUNGEN

Die Schafgarbe ist eines jener Kräuter, von denen ich mir immer beim Wandern oder Spazieren ein paar frische kleine Blüten gönne. Da es aber nur wenige Monate im Jahr zur Verfügung steht, findet sich das getrocknete Kraut immer bei mir zu Hause für die verschiedensten Anwendungen.

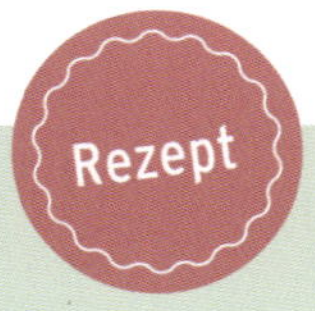

Sitzbad bei Frauenbeschwerden

Zutaten

1 Handvoll frisches oder
2 Handvoll getrocknetes
Schafgarbenkraut

1 Liter Wasser

Übergieße das Schafgarbenkraut mit dem kochenden Wasser. Nach 15-20 Minuten alles abseihen und den Liter Schafgarbentee in das Badewasser geben. 20 Minuten in der Badewanne reichen.

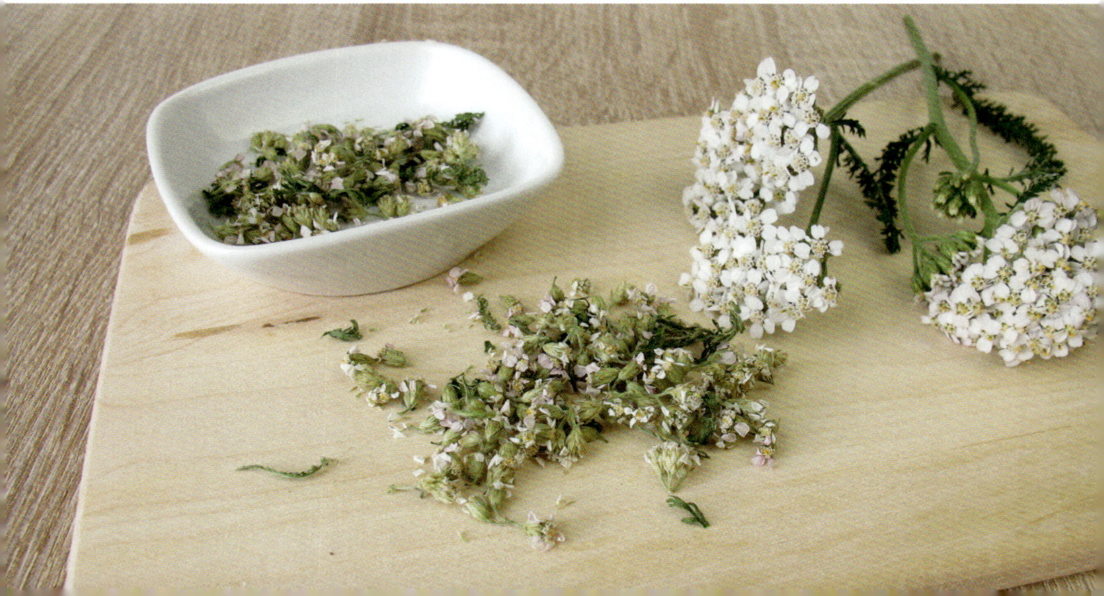

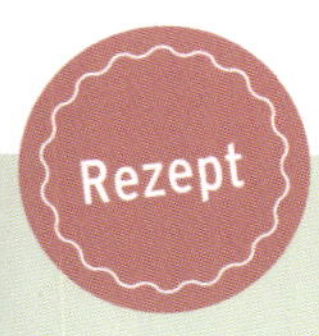

Schafgarbenwickel

Von dieser Wellnessbehandlung für deine Leber habe ich dir ja schon erzählt. Der Wickel sollte auf alle Fälle warm sein, denn die Leber ist ein Organ, das ein paar Grad mehr Temperatur hat als unser restlicher Körper. Legst du ihr einen warmen Wickel auf, kann sie Energie sparen, und das fördert wiederum ihre Erholungsphase.

Zutaten und Utensilien

½ Liter Wasser
2 Teelöffel getrocknetes oder
4 Teelöffel frisches
Schafgarbenkraut

2 Handtücher, klein und groß
Wärmflasche

Das Schafgarbenkraut wird mit dem kochenden Wasser übergossen und muss sieben bis zehn Minuten zugedeckt ziehen. Danach wird der Tee in eine flache Schüssel abgegossen und sollte ein wenig abkühlen. Ist er angenehm heiß, wird das kleine Handtuch in der Flüssigkeit getränkt und danach fest ausgewrungen. Nun das Tuch auf die nackte Haut in Höhe der Leber legen, das trockene größere Tuch darübergeben und am besten über die Kleidung noch eine Wärmflasche. Ideal ist es, wenn du nun 45 Minuten in liegender und ruhender Position den Wickel genießt. Es reichen aber auch 20-30 Minuten. Danach solltest du noch etwas nachruhen und nicht gleich zum Sport gehen. Ich mache diese Wickel daher immer am Abend, wenn ich weiß, ich kann den Tag ausklingen lassen. Wundere dich nicht, wenn du am Anfang ein leichtes Ziehen in der Lebergegend spürst.

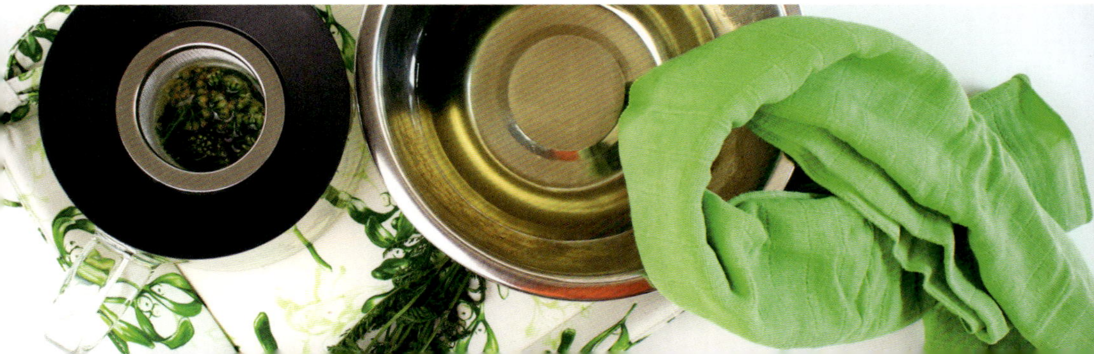

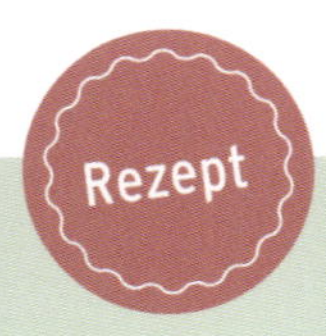

Schafgarbentinktur

Für viele der oben genannten Beschwerden kann ein heißer Tee Unterstützung bieten. Eine weitere Möglichkeit, Inhaltsstoffe aus den Pflanzen zu extrahieren und dann aufzunehmen, ist eine Tinktur. Das ist ein Alkoholauszug, bei dem die Wirkstoffe in den Alkohol übergehen und von dem bei Bedarf ein paar Tropfen genommen werden können.

Zutaten

Frische Blüten und Blätter der Schafgarbe

40-prozentiger Alkohol (ich verwende immer Korn)

Das Kraut ein wenig zerkleinern und in ein Schraubglas oder eine Flasche füllen – ein Drittel des Gefäßes sollte gefüllt sein. Danach alles mit dem Alkohol bis oben hin übergießen. Das Glas wird verschlossen und soll vier bis sechs Wochen an einem schattigen und warmen Ort ausziehen. Ideal ist es, wenn du es jeden Tag einmal schüttelst, damit die Inhaltsstoffe gut in den Alkohol übergehen. Sind die Wochen vergangen, wird alles abgeseiht und die Tinktur wird in dunkle Tropfflaschen gefüllt, sie ist bis zu drei Jahre haltbar. Man sagt sogar, je älter die Tinktur wird, desto kräftiger ist sie.

Bei Bedarf kannst du nun je nach Körpergröße 10-15 Tropfen zwei- bis dreimal täglich einnehmen. Du kannst die Tropfen auch in einem Glas Wasser zu dir nehmen.

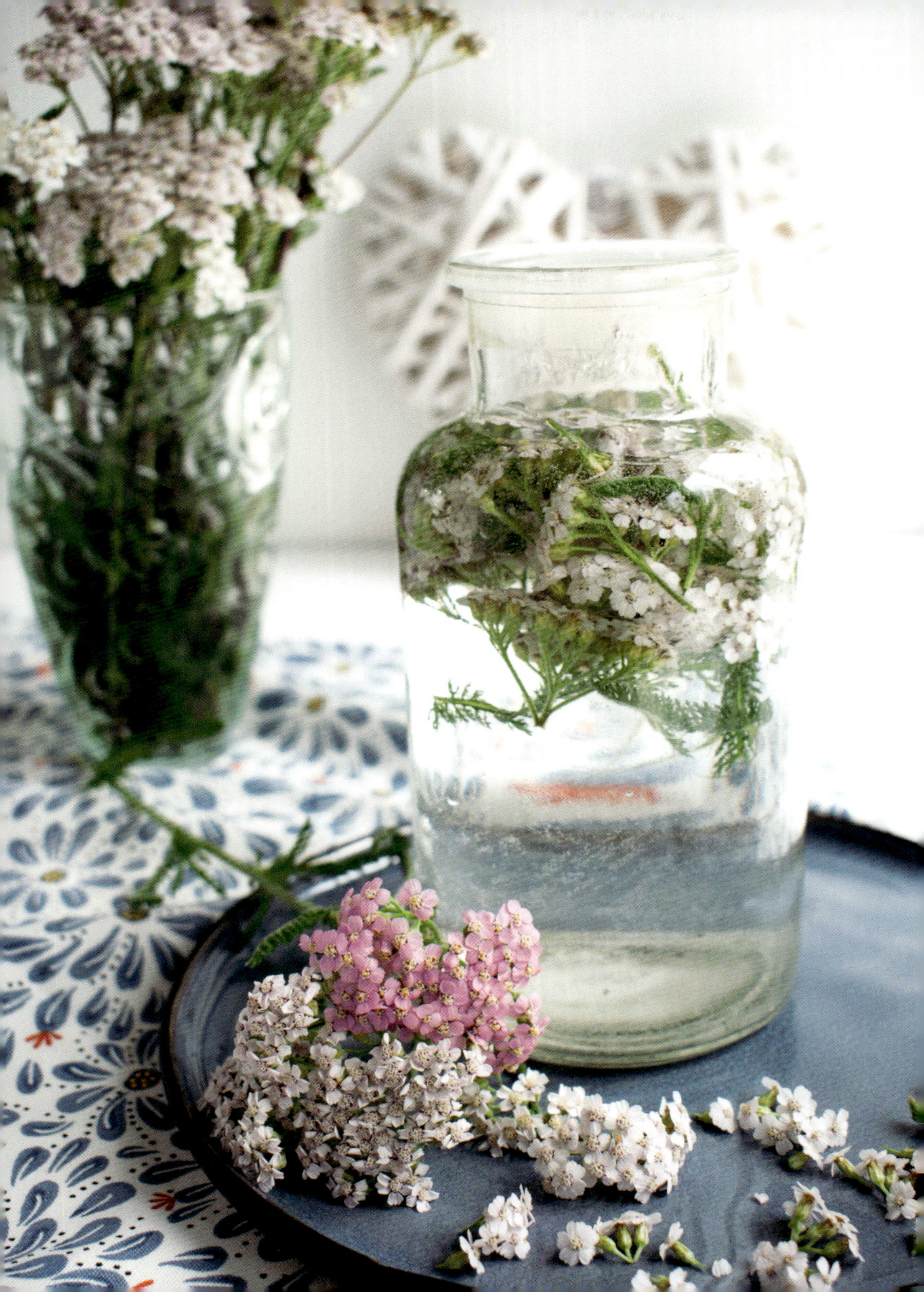

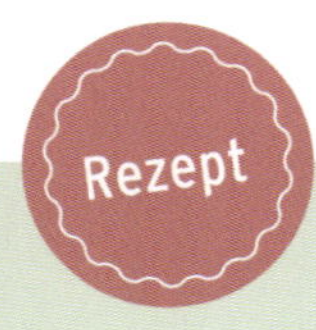

Gesichtswasser mit Schafgarbe

Zutaten

1 Teelöffel Schafgarbenkraut	¼ Liter Wasser

Du gießt das Schafgarbenkraut mit dem heißen Wasser auf und lässt es ziehen. Ja richtig, es ist ein ganz normaler Tee. Wenn dieser ein wenig ausgekühlt ist, tauchst du ein Tuch hinein und legst es dir für 15 Minuten auf das Gesicht auf. Schon wirkt deine Haut erfrischt und geglättet.

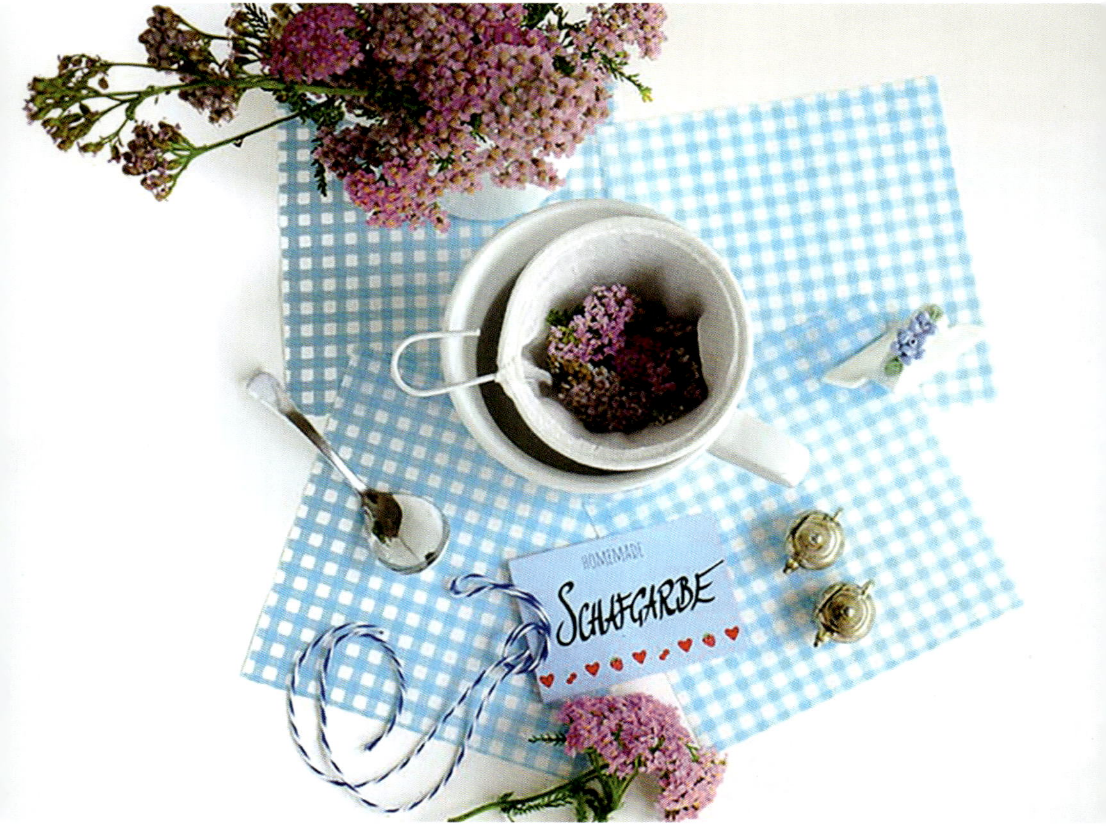

Die Schafgarbe in der Naturapotheke

- Bei Menstruationsbeschwerden (Tee, Tinktur, Sitzbad)
- Zur Unterstützung während der Menopause (Tee, Tinktur)
- Zur Leberentgiftung (Wickel)
- Bei Magen-Darm-, Verdauungsbeschwerden, Übelkeit, Durchfall (Tee)
- Bei Wunden und Verletzungen (Salbe, zum Beispiel Pechsalbe aus dem Kapitel »Verstehen durch Tun« ganz am Anfang des Buches)
- Für die Venen (Tee)
- Bei Hautproblemen (Kompresse, Gesichtsdampfbad)
- Als generelles Stärkungsmittel, auch bei Erkältungen und Husten (Tee, Tinktur)

Die Schafgarbe in der Küche

- Frische junge Blätter passen gut in den Salat.

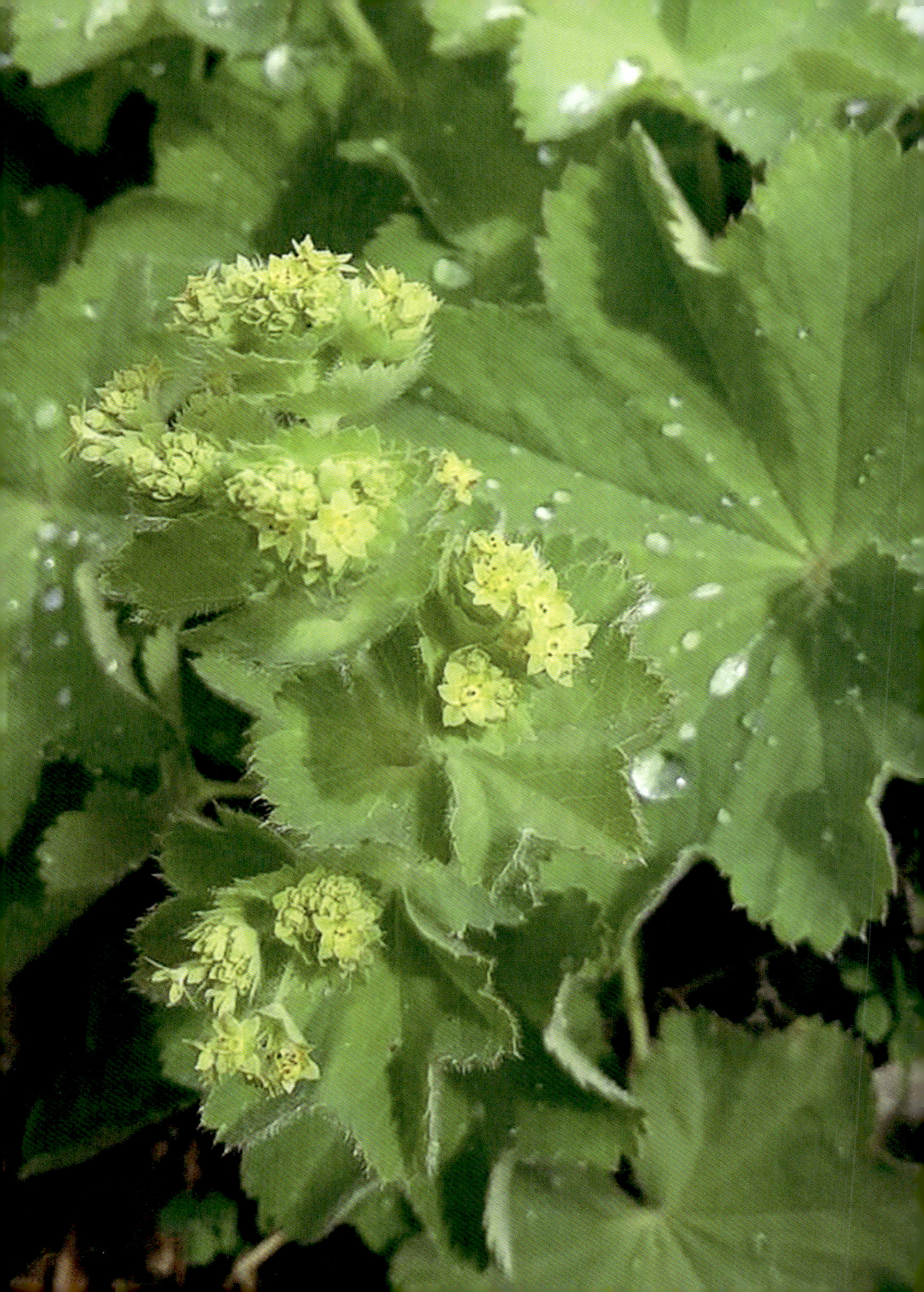

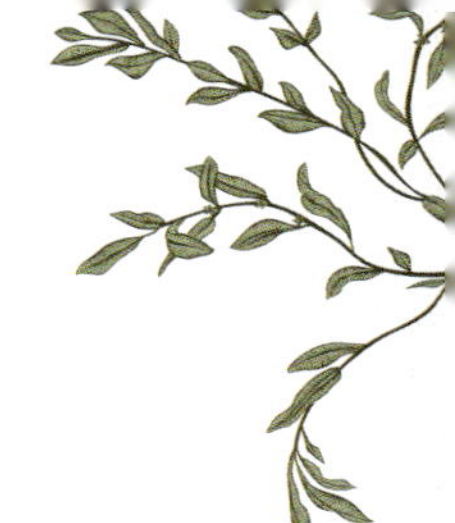

Frauenmantel – die kleine Alchimistin

Hier ist der Name Programm und verrät schon auf Anhieb, dass diese Pflanze zu den Frauenkräutern zählt. Sie unterstützt und hilft uns Frauen in allen Lebenslagen. Ihre Blattform verrät es ebenfalls, sie legt sich schützend wie ein warmer Mantel um uns. Egal um welches Frauenleiden es sich handelt, der Frauenmantel kann immer helfen. Auch bei mir ist dieses Rosengewächs monatlich im Einsatz, denn durch ihre krampflösenden Eigenschaften muss ich nicht mehr zur Schmerztablette greifen.

DIE CLIQUE DER FRAUENKRÄUTER

Vielleicht hast du schon einmal die Bezeichnung Frauenkräuter gehört. Für mich, als Frau, die ihr ganzes Herzblut in die Aufgabe legt, altes Kräuterheilwissen weiterzugeben, eine ganz spannende Thematik. Denn neben der Kategorie der Frauenkräuter gibt es nichts Vergleichbares. Es gibt keine »Männerkräuter« oder »Kinderkräuter«. Und fast wäre das Wissen um die Kraft der Kräuter ausgestorben. Denn in der Zeit der Hexenverfolgung fanden sehr viele Frauen, die mit Kräutern und der Natur gearbeitet haben, den Tod. Meist konnten sie nicht schreiben und damit ihr Wissen nicht verewigen. Viele, die der »Zauberei« bezichtigt wurden, haben ihr Wissen mit ins Grab genommen. Nur ein paar wenige überlebten, wahrscheinlich weil man sie unbedingt brauchte: Hebammen. Also Frauen, die Schwangeren vor, während und nach der Geburt geholfen haben. Und das mit Kräutern wie Frauenmantel, Schafgarbe, Brennnessel, Zinnkraut und vielen mehr. Sie arbeiteten mit den Frauenkräutern. Das Bekannteste ist jenes, dem ich dieses Kapitel widme, und ich möchte es dir von Frau zu Frau ans Herz legen.

DER HIMMELSTROPFEN

Es ranken sich viele Mythen und Geschichten um diese Pflanze. Wenn du dir am Morgen das Blatt des Frauenmantels genauer ansiehst, wirst du im Inneren einen glitzernden Tropfen entdecken. Das ist aber kein Morgentau, sondern ein Guttationstropfen, den die Pflanze ausscheidet. Von der Wurzel weg steigt die Flüssigkeit auf und landet schließlich im Blattinneren. In vergangenen Zeiten glaubten Alchimisten, damit den Stein der Weisen bilden zu können. Frauen haben diesen Tropfen immer schon gern getrunken, weil er ein Schönheitselixier sein soll. Versuch es einfach mal, denn es sind in diesem Himmelstropfen wertvolle Inhaltsstoffe enthalten, die das Wasser auf ihrem Weg durch die Pflanze mitnimmt. Auch äußerlich auf die Wangen geklopft, sorgt dieser Wassertropfen für einen Frischekick. Aber der Frauenmantel schafft es auch, viele unserer körperlichen Leiden zu lindern.

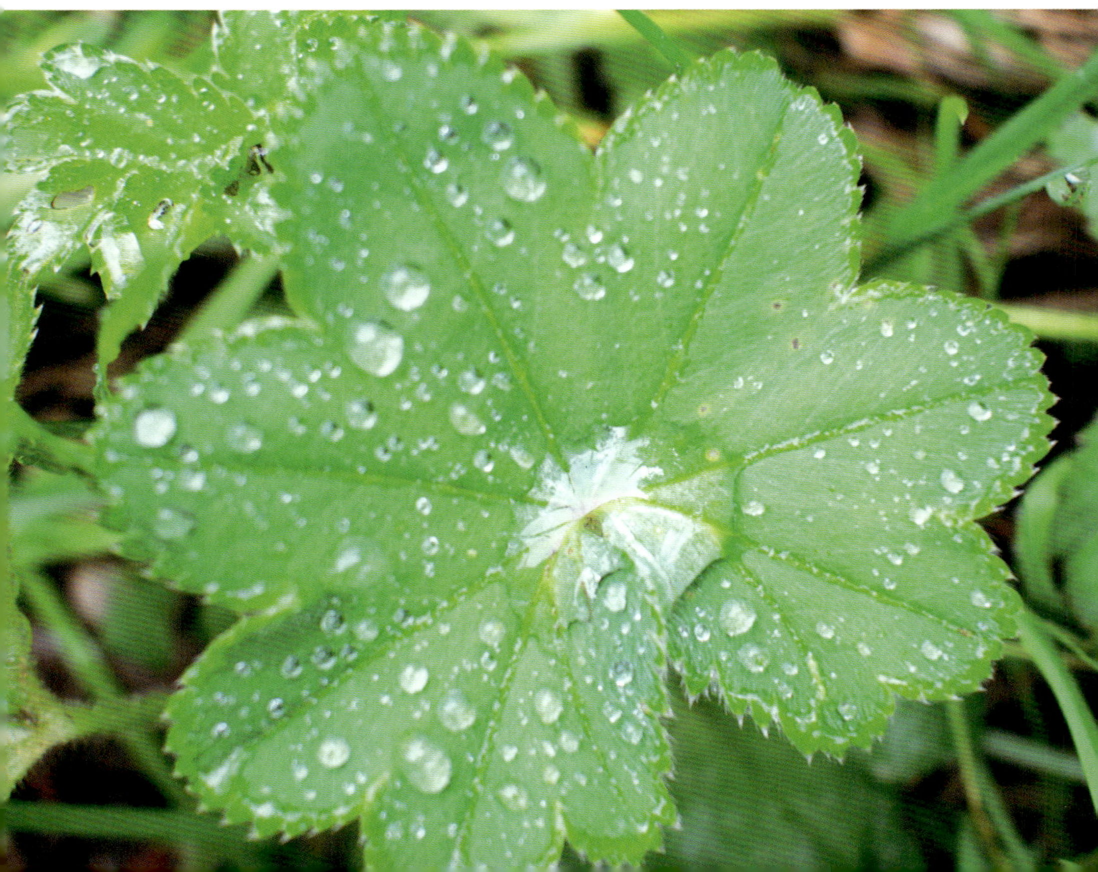

DAS WICHTIGSTE ÜBER DEN FRAUENMANTEL

Der Frauenmantel zählt zu den Gerbstoffpflanzen. Das bedeutet, die Heilpflanze hat zusammenziehende und straffende Eigenschaften und besitzt damit wundheilende Fähigkeiten, wirkt entzündungshemmend, magenstärkend, blutstillend und stopfend. In Kombination mit ihren weiteren Inhaltsstoffen wie Salicylsäure, Flavonoide, Saponine und Mineralien entstehen in ihr Eigenschaften, die jeder Frau helfen können.

Wirkung und Einsatzgebiete

Ob du ein junges Mädchen, werdende Mutter oder eine reifere Frau bist, die den Wechsel durchlebt – der Frauenmantel ist eine starke Begleiterin, auf die du zählen kannst. Er ist:

- menstruationsregulierend
- krampflösend
- wehenausgleichend
- milchfördernd
- bindegewebsstärkend

Frauenmantel kräftigt die Gebärmutter und reguliert sanft das Progesteron, das zum Beispiel mir wunderbar hilft, PMS-Symptome zu lindern. Leidest du unter Menstruationskrämpfen oder anderen Problemen deines intimsten Bereichs, kann dir auch ein Sitzbad helfen. Und wenn du etwas für dein Bindegewebe unternehmen möchtest, gönn dir ein straffendes Bad im Frauenmantel.

Es gibt Hebammen, die empfehlen werdenden Müttern, ab vier Wochen vor der Geburt jeden Tag drei Tassen Frauenmanteltee zu trinken, da die Geburten so komplikationsloser verlaufen sollen. Hier darf der Tee aber dann wirklich nur maximal zehn Minuten ziehen, denn es sollten nicht zu viele Gerbstoffe gelöst werden, die für eine Geburt sehr kontraproduktiv sein können. Besprich dich am besten immer mit der Hebamme oder dem Arzt.

Fräulein Grüns Erfahrungstipp

Wie du weißt, enthalten auch die Blüten viele tolle Inhaltsstoffe. Wenn du sie sammelst, solltest du genau darauf achten, dass sie noch nicht verblüht sind. Die Blüten sind so zart, klein und unscheinbar, dass du es nicht immer auf den ersten Blick erkennen kannst. Schau also lieber zweimal hin.

Wo du ihn vor der Haustür findest

Das ist das Tolle an ihm: Ob im eigenen Garten, auf Wiesen, an Äckern, es gibt sehr, sehr viele Plätze, wo der Frauenmantel wächst. Eine bescheidene Pflanze.

Erkennungsmerkmale

Die Blätter sind wohl das eindeutigste Erkennungsmerkmal, da sie an einen Mantel erinnern. Meistens sind die Blätter in einem Garten viel größer als jene, die auf Wiesen oder auf Almen wachsen. Es gibt verschiedene Frauenmantelarten wie zum Beispiel den Silbermantel, der auch in der Volksheilkunde verwendet wird. Die *Alchemilla vulgaris* (Gemeiner Frauenmantel) ist die Art, die ich für die meisten Rezepte verwende. Auch wenn die Pflanze zu den Rosengewächsen zählt, sind die gelblichen kleinen Blüten sehr unscheinbar und wachsen an einem kurzen Stängel in Trugdolden.

Sammelzeit

Am besten eignet sich die Zeit von Mai bis August.

Was du verwenden kannst

Gesammelt werden Blätter und Blüten.

Auch wenn ich hier über eines der wirksamsten Frauenkräuter spreche, heißt es nicht, dass Männer es meiden müssten. Vor allem die Schönheitsmaske, das Rezept findest du gleich noch in diesem Kapitel, kann auch für Männerhaut eine Wohltat sein.

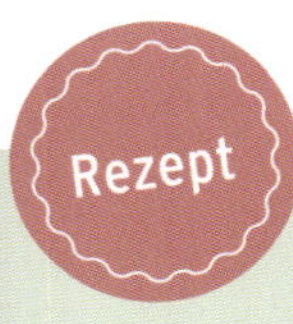

Frauenmanteltee

Zutaten

1 Teelöffel getrocknetes oder
2 Teelöffel frisches Kraut
¼ Liter Wasser

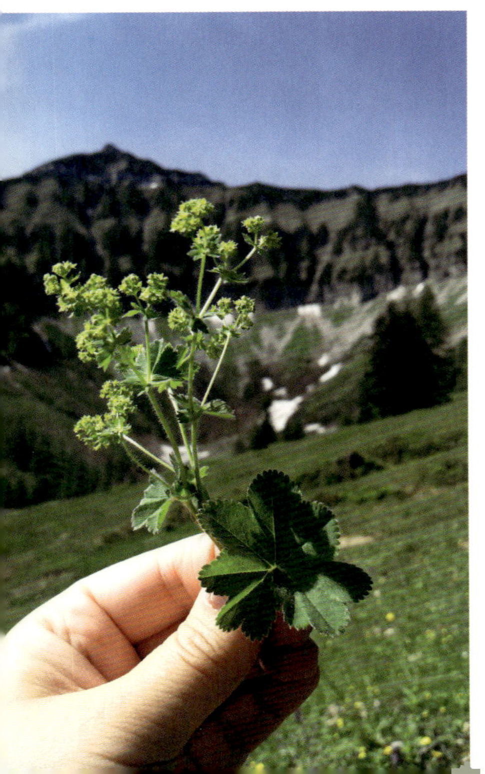

Du gießt das Kraut mit kochendem Wasser auf und lässt zehn Minuten ziehen. Nur wenn du einen echten Gerbstofftee und seine zusammenziehenden Eigenschaften möchtest (zum Beispiel bei Durchfall), sollte der Tee 15-20 Minuten ziehen. Als Begleiter in deinem Frausein sollte er nur zehn Minuten ziehen. Dann abseihen und wohltemperiert trinken.

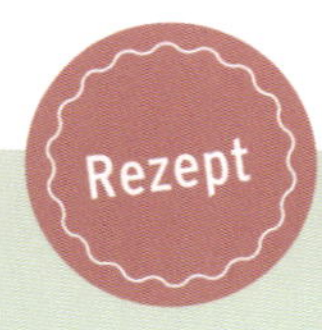

Frauenmanteltinktur

Es gibt viele Situationen im Leben einer Frau, in denen der Frauenmantel seinen Einsatz finden kann: von Menstruationsstörungen über Krämpfe bis hin zum Wechsel. Eine gute Möglichkeit, wie dich der Frauenmantel begleiten kann, ist in Form einer Tinktur. Das ist ein Alkoholansatz, den du sowohl mit frischem als auch mit getrocknetem Kraut ansetzen kannst. Dann hast du immer ein kleines Fläschchen für den Notfall dabei.

Zutaten

Frisches oder getrocknetes Kraut

40-prozentiger Schnaps, zum Beispiel Korn

Fülle ein Schraubglas oder eine Flasche zu einem Drittel mit getrocknetem Frauenmantel oder zu zwei Dritteln mit frischem Kraut. Danach bis oben hin mit dem Alkohol auffüllen und mindestens vier Wochen ausziehen lassen. Ideal ist es, wenn das Gefäß einmal täglich geschüttelt wird, damit die Wirkstoffe gut in den Alkohol übergehen. Danach alles abseihen und in dunkle Tropfflaschen füllen. Die Tinktur ist drei Jahre haltbar.

Je nach Körpergröße und Gewicht können ein- bis dreimal täglich 15-20 Tropfen eingenommen werden. Du kannst die Tropfen dazu auch in einem Glas Wasser auflösen, wenn du den Alkohol nicht direkt auf die Zunge träufeln möchtest. Ideal ist es, wenn du schon etwa drei Tage vor dem regulären Einsetzen der Periode mit der Einnahme der Tropfen beginnst.

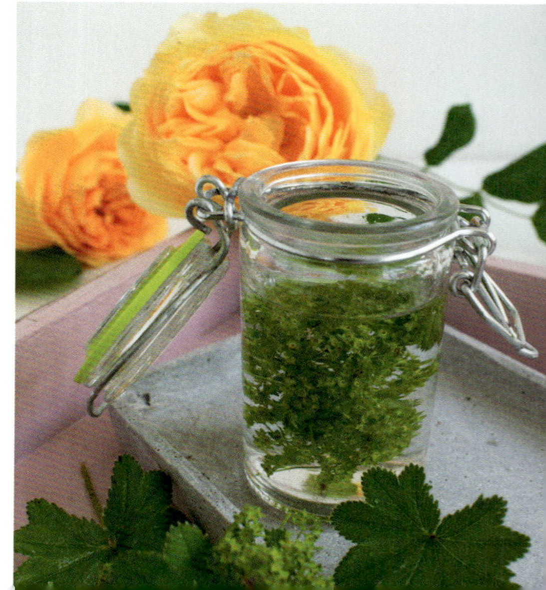

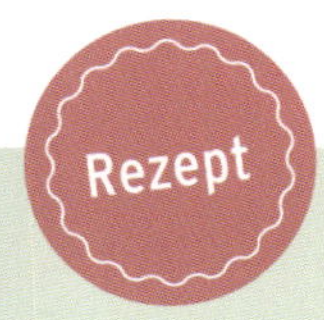

Schönheitsmaske für zartere Poren

Von den Schönheitstropfen des Frauenmantels habe ich dir bereits erzählt, aber auch die Blüten und Blätter können deiner Haut einen guten Dienst erweisen. Bei Hautausschlägen oder wenn deine Gesichtshaut zu großen Poren neigt, kann dir eine Gesichtsmaske helfen. Die zusammenziehende Wirkung der Gerbstoffe aus dem Kraut kommt hier zum Tragen.

Zutaten

1 Handvoll Frauenmantelblätter und -blüten
50 Gramm Joghurt
10 Gramm Honig

Das Kraut wird in einem Mixer zerkleinert oder per Hand zerquetscht, sodass daraus eine schöne grüne Masse entsteht. Nun Joghurt und Honig dazumischen. Die beiden Zutaten enthalten Säure, was die Haut aktiviert und ebenfalls das Hautbild verfeinert. Ist alles gut verrührt, kommt die kühle Maske auf das Gesicht und sollte 20 Minuten einwirken. Wenn du Sommersprossen hast, kann es passieren, dass der Frauenmantel sie nach und nach ausbleicht.

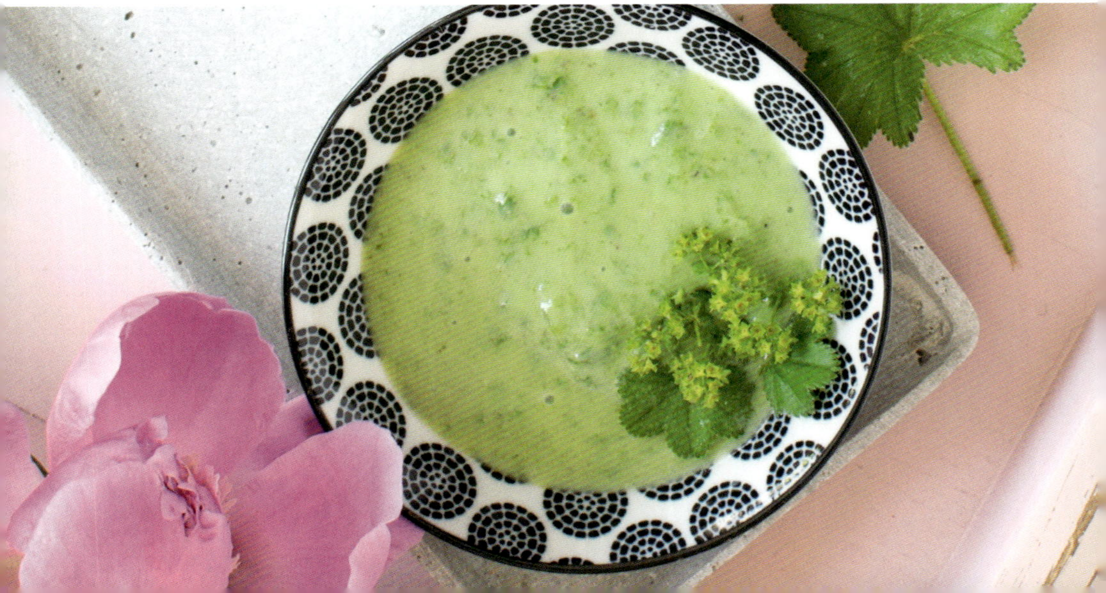

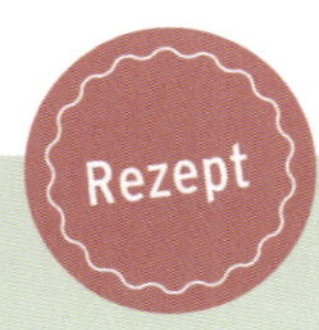

Straffendes Frauenmantelbad

Zutaten

4 Esslöffel getrocknetes Frauenmantelkraut

1 Liter Wasser

Lass dir ein Bad ein, und während sich die Wanne füllt, bereitest du den straffenden Tee zu. Dafür kochst du 1 Liter Wasser auf und übergießt damit das Kraut. Den Tee mindestens 15 Minuten ziehen lassen, abseihen und danach zum Badewasser dazugeben. Ein zwanzigminütiges Bad reicht aus.

Der Frauenmantel in der Naturapotheke

- Bei Menstruationsbeschwerden, zur Unterstützung in der Schwangerschaft und im Klimakterium, für einen ausgeglichenen Progesteronhaushalt (Tee, Bäder, Tinkturen – eine Tinktur ist allerdings in der Schwangerschaft wegen des Alkoholgehalts nicht zu empfehlen)
- Zur Wundheilung und bei Entzündungen (Tee, Kompressen, Salben)
- Bei Durchfall (Tee)
- Zur Stärkung des Bindegewebes (Bäder)

In der Küche verwendet man den Frauenmantel eher nicht.

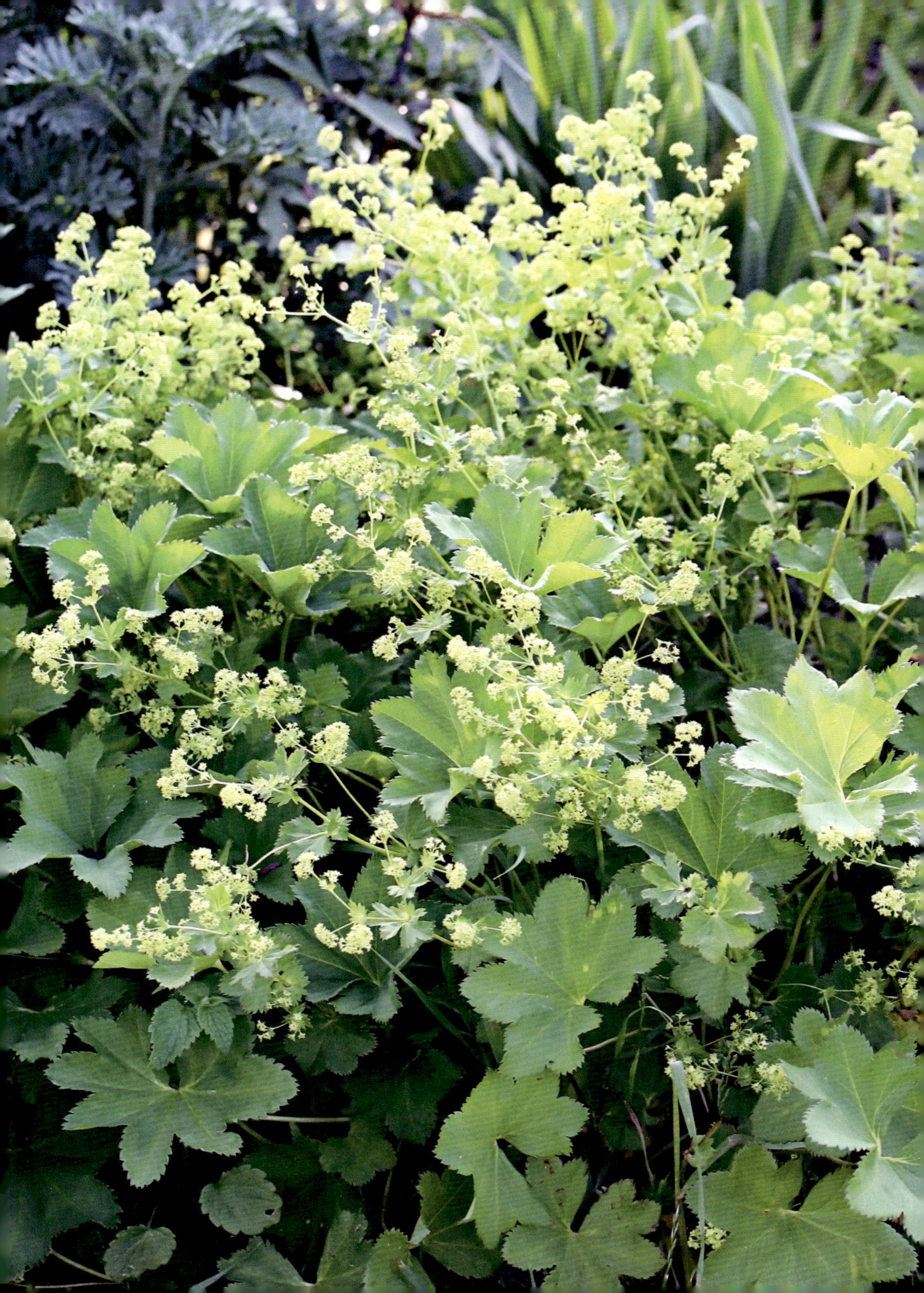

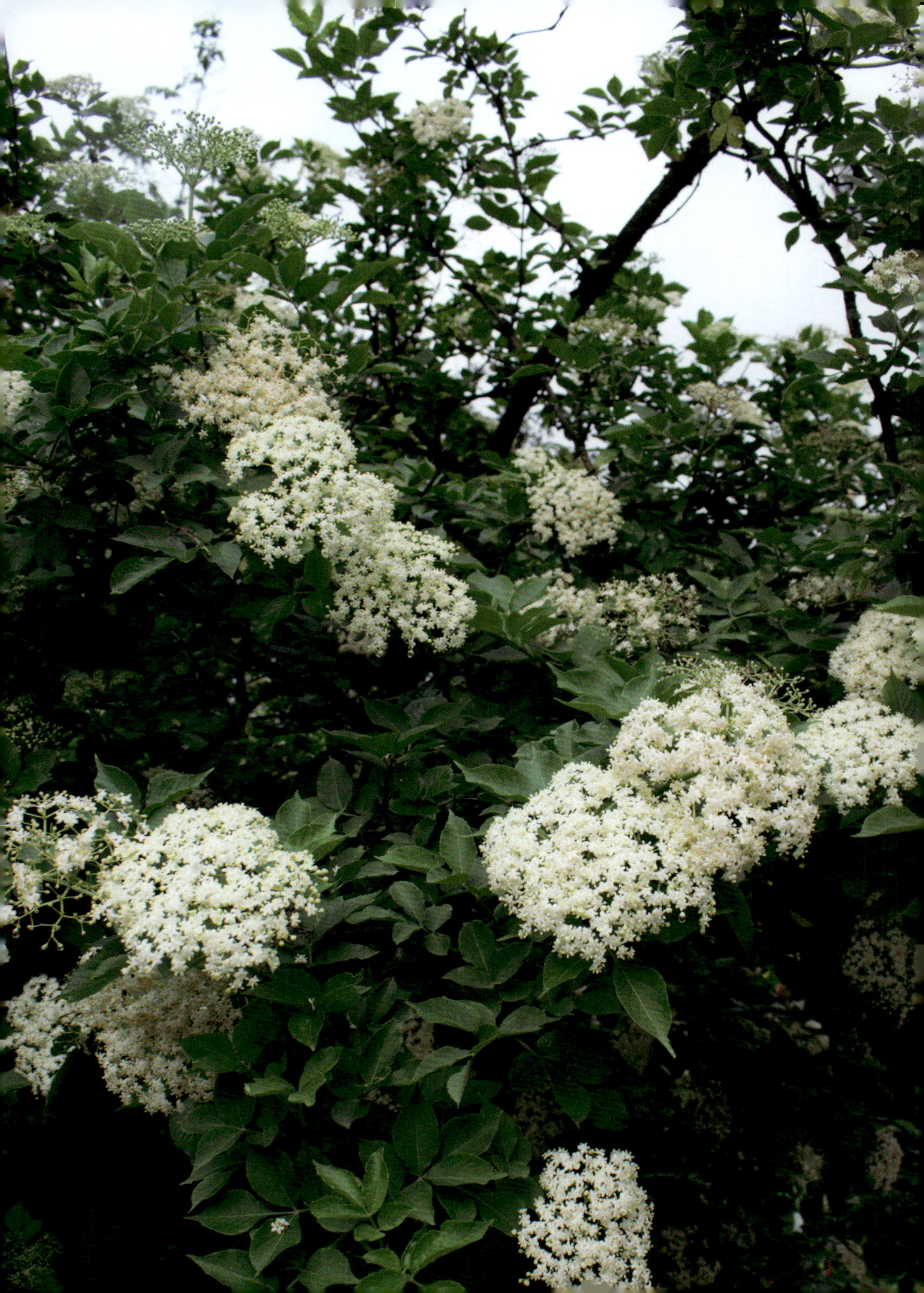

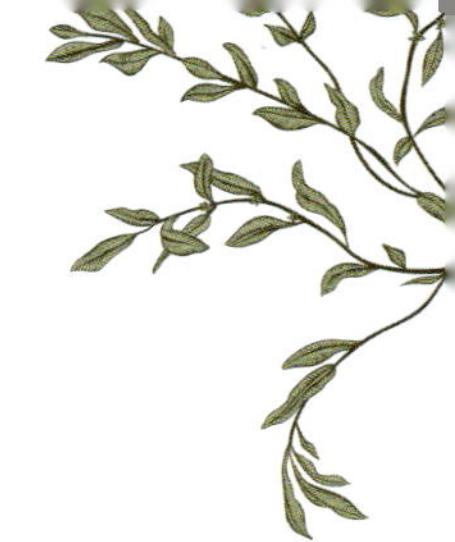

Schwarzer Holunder – der Duft des Sommers

Auch eine meiner Einstiegspflanzen in die Welt der Naturrezepte. Der Holunder – oder Holler, wie wir Österreicher ihn nennen – hat es mir durch seinen Duft angetan und natürlich durch seinen Geschmack. Denn wer einmal einen selbstgemachten Hollersirup getrunken hat, weiß, wie der Sommer schmeckt. Daher war mein erstes Naturrezept, das ich in meiner kleinen ersten Wohnung produziert habe, dieser Sirup. Seitdem steht dieses liebliche Getränk jedes Jahr auf meiner To-do-Liste, denn auch meine Freunde warten, sobald die ersten Sträucher blühen, darauf, von mir mit Flaschen beliefert zu werden (das Rezept findest du ganz vorn im ersten Kapitel). Aber was ich erst Jahre später gelernt habe, ist: Die Blüten dieser Pflanze sollte jeder trocknen, aufbewahren und im Winter als Tee zubereiten, denn in der Erkältungszeit helfen uns die Blüten bei fieberhaften Effekten, trockenem Husten oder auch einer Nebenhöhlenentzündung.

DIE KRAFT DER SCHWARZEN BEERE

Auch wenn die kleinen Blüten im Sommer gelblich-weiß erstrahlen, wird der Strauch »Schwarzer Holunder« genannt. Die Früchte, die sich daraus bilden, sind nämlich reif ganz dunkel, und auch sie haben eine enorme Wirkung. Dabei solltest du unbedingt wissen, dass die Beeren nicht roh gegessen werden sollten, da sie ein wenig Blausäure enthalten. Diese verschwindet, sobald die Beeren gekocht werden – ab einer Temperatur von 80 Grad. Eine Delikatesse ist hier der Hollerkoch, ein Mus aus den Beeren. Auch die Früchte sind für unsere Gesundheit top! Der Beerensaft wirkt immunstärkend, hat eine fiebersenkende Wirkung und unterstützt den Körper in der Grippezeit beim Kampf gegen Influenzaviren. Es steckt also noch so viel mehr in dieser Heilpflanze als nur der wunderbare Geschmack des Sommers.

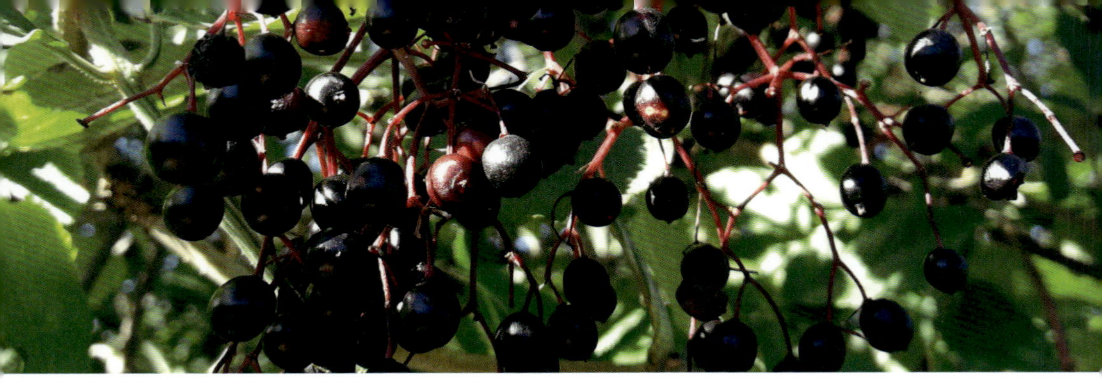

Verführerischer Duft – starke Wirkung, kann man hier nur sagen. Vor allem die in den Beeren enthaltenen Flavonoide helfen dem Körper, ein Schutzschild gegen Infekte zu bilden. Die Gerb- und Schleimstoffe sowie die ätherischen Öle und die Vitamine B und C machen es zum Allroundkraut für den Winter.

DAS WICHTIGSTE ÜBER DEN SCHWARZEN HOLUNDER

Wirkung und Einsatzgebiete

Eine Freundin hat mich mal gefragt: »Warum wachsen denn bei uns so viele unterschiedliche Pflanzen, die uns in der Erkältungszeit helfen?« Im darauffolgenden Winter, als sie zum dritten Mal eine Erkältung hatte, wurde es ihr selbst klar. In unseren Breiten leben wir mit einem Klima, das uns im Winter viel abverlangt. Deshalb möchte ich es dir noch einmal ins Bewusstsein rufen: Unsere Pflanzen wachsen in diesem Klima und wappnen sich mit ihren vielen Inhaltsstoffen dagegen. Und diese können dann auch wir uns zunutze machen. Der Holunder allerdings kann noch viel mehr. Er zählt zu den alten Heilpflanzen, die in der Volksheilkunde auch als Universalkraut genutzt wurden. Er soll auch nieren- und blasenanregend sein, stuhlfördernd und blutreinigend. Heutzutage wird er aber eben verstärkt in der Erkältungszeit eingesetzt. Denn wie das Mädesüß bringt uns der Holunder zum Schwitzen, wenn wir nicht fiebern können. Aber auch unsere Atemwege unterstützen die schleimlösenden Blüten. Bei Husten, Heiserkeit, Halsschmerzen oder auch einer Angina ist ein Tee aus den Blüten eine sehr hilfreiche Maßnahme.

Die Blüten des Holunders sind auch für unsere Haut eine Wohltat. Ein Bad in den Blüten macht die Haut samtig zart, ein Gesichtsdampfbad kräftigt, und mit einem Gesichtswasser verleihst du deinem Teint eine zarte Sommerfrische. Das Rezept zu Letzterem findest du ein paar Seiten weiter hinten.

Wo du ihn vor der Haustür findest

Egal, wo ich bis jetzt gewohnt habe, ob mitten in der Altstadt von Salzburg oder eher ländlich, ein Holunderstrauch war immer in der Nähe. Diese Pflanze ist dem Menschen einfach ganz nah, was vielleicht auch erklärt, warum sie in der Volksheilkunde auch immer eingesetzt wurde. Früher sagte man auch, dass ein Hollerbusch Haus und Hof beschützt. Ob bei Hecken, in Gärten, in Wäldern oder auch bei Steinbrüchen, die Chance, einen Strauch direkt in der Nähe deines Zuhauses zu finden, ist sehr groß.

Fräulein Grüns Erfahrungstipp

Wenn du die Blüten auf den Trugdolden sammelst, sollest du dies ganz vorsichtig machen, damit du nicht zu viel der Blütenpollen verlierst. Reißt du die Blütenstände nämlich zu wild ab, siehst du überall den gelblichen Pollenstaub wegfliegen – und damit fliegt auch dein Geschmack für den Sirup auf und davon. Zu Hause angekommen, breite ich ein Tuch über den Blüten aus, damit die Tierchen rauskrabbeln. Wichtig zudem: die Blüten nicht mit Wasser reinigen, sonst schwemmst du die Pollen weg.

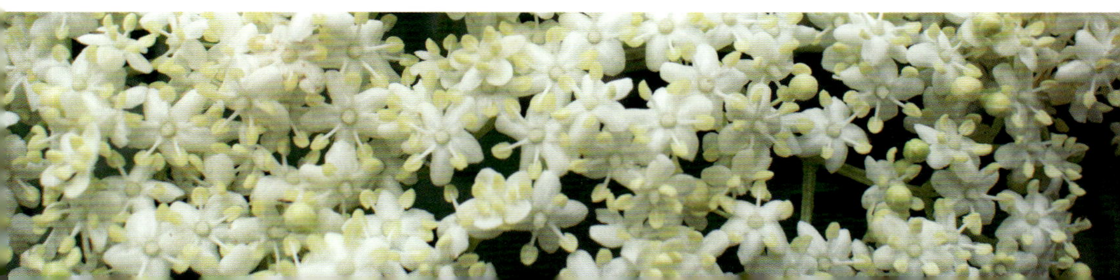

Erkennungsmerkmale

Der Holunderstrauch kann zu einem Baum auswachsen. Brichst du einen der graubraunen Äste, entdeckst du innen ein weißes Mark. Die Blätter sind gefiedert und liegen einander gegenständig gegenüber. Die Blüten sind gelblich weiß und auf einer Trugdolde angeordnet. Die Beeren sind schwarz mit dunkelviolettem Glanz.

Sammelzeit

Die Blüten kannst du ab Ende Mai bis Juli finden. Die Beeren sind zwischen August und September reif.

Was du verwenden kannst

Die Blüten und Beeren. Nichts, was grün ist, wegen der Blausäure!

REZEPTE UND ANWENDUNGEN

Ich liebe den Duft des Holunders. Es ist für mich der Duft des beginnenden Sommers, und deshalb freue ich mich jedes Jahr darauf, die Dolden zu sammeln und in wunderbare Rezepte zu verwandeln. Auf den nächsten Seiten findest du aber auch Rezepte für die Erkältungszeit.

Anleitung zur Schwitzkur

Eine Schwitzkur in der Erkältungszeit kannst du mit den getrockneten Blüten machen. Dafür sechs bis acht Teelöffel Blüten mit einem halben Liter kochendem Wasser übergießen. Zehn Minuten zugedeckt ziehen lassen und danach langsam, aber schon noch sehr warm den halben Liter trinken. Natürlich kommst du allein schon durch die Wärme des Tees ins Schwitzen, aber die Inhaltsstoffe des Holunders erledigen den Rest.

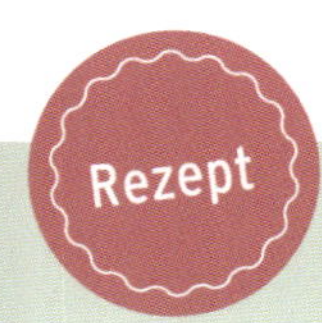

Gesichtswasser mit Holunder

Ein Hochsommertag, ein Holunderstrauch, eine leichte Brise, und schon nimmst du diesen eindeutigen Duft der zarten kleinen Blüten wahr. Die sind für mich ein absoluter Stimmungsheber, und ich verwende sie für den Sirup und auch für meine Haut. Zum Holunder gebe ich noch ein paar Gurkenscheiben, die durch ihre wertvollen Nährstoffe zu einer reineren Haut verhelfen, und ein paar Spritzer hochwertigen Apfelessig. Der stabilisiert den pH-Wert der Haut und lässt sie rosig erstrahlen.

Zutaten

3 bis 4 Holunderblütendolden
Ein paar Gurkenscheiben
2 Esslöffel Apfelessig
¼ Liter Wasser

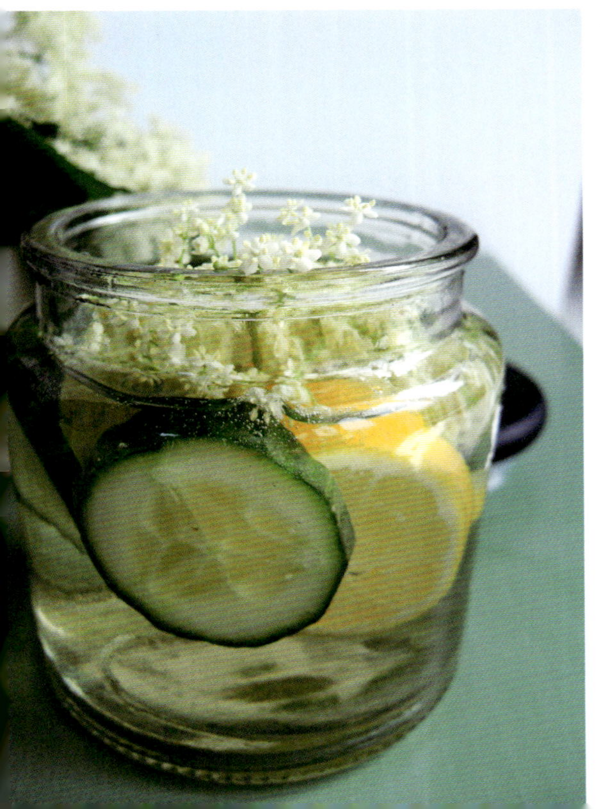

Alle Zutaten im Wasser ansetzen und im Kühlschrank für ein paar Stunden ziehen lassen. Danach kann das erfrischende Gesichtswasser mit einem Wattepad auf die Haut getupft werden. Du wirst gleich nach dem Auftragen ein angenehm erfrischendes Gefühl spüren, und deine Haut wird gesund erstrahlen. Im Kühlschrank hält sich das natürliche Gesichtswasser etwa vier bis fünf Tage.

Der beliebte Hollersirup

So strahlend weiß die Dolden des Holunders im Juni sind, so tiefschwarz färben sich die Beeren Ende des Sommers zwischen August und September. Eine wahre Vitamin-C-Bombe, aber Achtung: Wie die Blätter des Strauches sind auch die Beeren roh giftig. Deshalb müssen sie, wenn aus ihnen Marmeladen, der berühmte Hollerkoch oder auch ein Sirup gemacht werden, auf mindestens 80 Grad erwärmt werden. Dadurch werden die Giftstoffe zerstört, aber es bleibt durch das milde Erhitzen noch etwas von dem wertvollen Vitamin C übrig. Idealerweise sollte der Saft in der Erkältungszeit frisch zubereitet werden, deshalb wäre es eine gute Möglichkeit, die frisch gesammelten Beeren gleich einzufrieren und bei Bedarf zu verarbeiten. Eine andere Möglichkeit, um den Saft länger haltbar zu machen, ist das Verarbeiten zu einem Sirup mit Zucker.

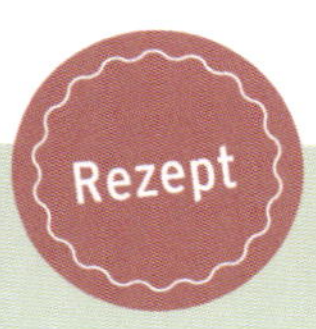

Sirup aus Holunderbeeren

Zutaten

1 Kilo reife Beeren
1 Tasse Wasser
250 Gramm Zucker
½ Zitrone

Die Beeren von den Stängeln abriebeln und mit dem Wasser in einem Topf zum Köcheln bringen. Nicht zu heiß erwärmen, sonst sind alle Inhaltsstoffe weg, aber mindestens 80 Grad. Sobald sich der Saft vollständig gebildet hat, bedeckt die Beeren eine Flüssigkeit. Dann alles durch ein Sieb abseihen und nur die Flüssigkeit erneut in den Topf geben – mit dem Zucker und der halben Zitrone. Wieder langsam erwärmen, bis sich der Zucker vollständig aufgelöst hat. Danach alles in saubere Flaschen abfüllen.

Wenn du so wie ich einen Dampfentsafter besitzt, hast du leichtes Spiel. Du kannst die Beeren samt der Stängel in den Entsafter geben, und unten kommt dann bald der frische und schonend erwärmte Saft der Beeren raus. Auch diesen kannst du dann nochmals in einem Topf mit der Zitrone und dem Zucker zu dem Sirup weiterverarbeiten.

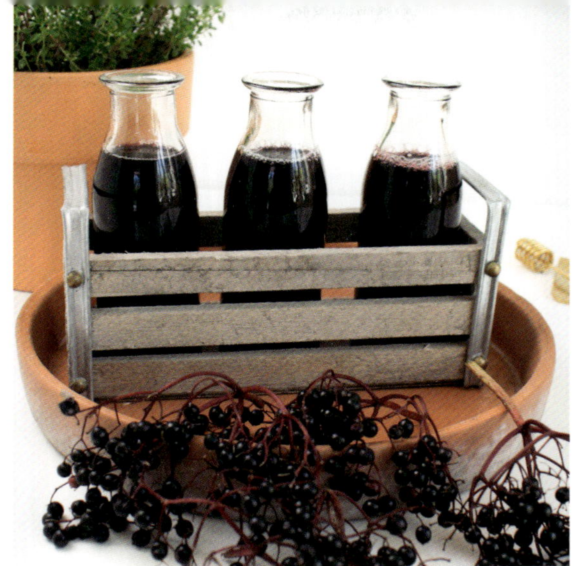

Ein heißer Tipp: Gib den Sirup als Krönung in ein Glas Prosecco. Ein toller sommerlicher Genuss!

Der Holunder in der Naturapotheke

- Bei Erkältungen, grippalem Infekt und Grippe (Tee aus Blüten)
- Bei Husten, Heiserkeit, Angina, Halsschmerzen, Schnupfen (Tee aus Blüten)
- Zur Stärkung des Immunsystems, fiebersenkend (Saft aus Beeren)

Der Holunder in der Küche

- Als heller und dunkler Sirup für Getränke und Desserts
- Hollerkoch aus Beeren, ein würziges Mus

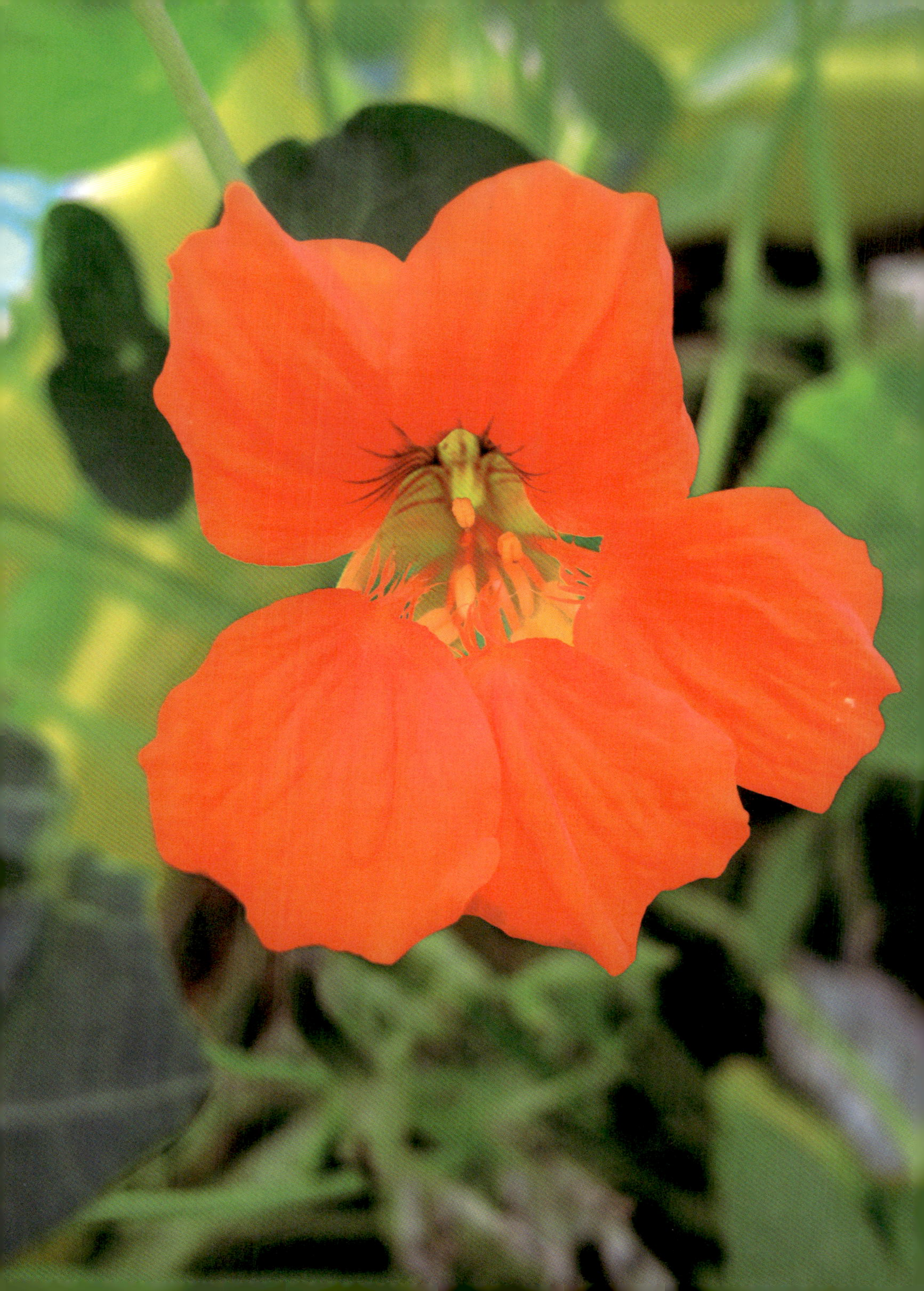

Kapuzinerkresse – die Scharfe

Überall, wirklich überall in meinem Garten säe ich ein paar Kapuzinerkressesamen, damit ich den Sommer über genügend von dieser tollen Pflanze ernten kann. Sie ist so einfach zu ziehen, und sie fühlt sich so gut wie überall wohl, ob in Töpfen bei anderen Pflanzen oder im Garten wild ausgesät. Eigentlich stammt die Pflanze aus Mittel- und Südamerika und wurde im 16. Jahrhundert nach Europa gebracht, wo sie zunächst als Zierpflanze in Klöstern kultiviert wurde. Daher wahrscheinlich auch ihr klösterlicher Name. Die indigenen Völker haben Auflagen aus der Pflanze gemacht, um schlecht heilende Wunden zu versorgen.

Ich habe gern so viel von ihr, weil sie zum einen mit ihren gelben, orangen und roten Blüten eine so bezaubernde Gartenpflanze ist und weil sie zum anderen mit ihrer Schärfe als natürliches Antibiotikum wirkt. Ob Harnwegs- oder Bronchialinfekte, sie sagt Viren, Bakterien und Pilzen auf natürlichem Wege den Kampf an, ohne dabei, wie die oft verschriebenen Antibiotika, die Darmflora zu zerstören. Meine Freunde und Verwandten sind jedes Jahr vor der Grippezeit gewappnet: mit meiner Tinktur aus der Pflanze. Beim ersten leichten Kratzen werden die Tropfen eingenommen, damit es sich kein Virus auch nur irgendwie kuschelig machen kann.

DAS NATÜRLICHE ANTIBIOTIKUM

Bitte versteh mich nicht falsch, oft ist es wirklich nötig, dass wir bei starken Beschwerden auf Anraten von Medizinern Antibiotika zu uns nehmen. Nur ist es auch mir schon passiert, dass ich viel zu schnell von einem Arzt einen Rezeptzettel für diese starken Medikamente in die Hand gedrückt bekommen habe. Muss es wirklich immer sein? Diese Frage muss sich natürlich jeder selbst beantworten. Vor allem wenn die Beschwerden im Rahmen sind, können uns die Senfglykoside der Kapuzinerkresse gute Dienste erweisen. In meiner Naturapotheke findet sich immer eine Tinktur aus Kapuzinerkresse und geriebenem Meerrettich, denn beide besitzen diese Senfglykoside: den Inhaltsstoff, der eigentlich für die Pflanze der Fraßschutz vor Feinden ist und für uns wie ein natürliches Antibiotikum wirkt und die Vermehrung der Bakterien verhindert.

Kurzer Tipp am Rande: Auch die Gartenkresse, die du ganz einfach zu Hause ziehen kannst, enthält diese wertvollen Senfglykoside. Schon zehn Gramm reichen aus, um im Harn eine bakteriostatische Eigenschaft nachweisen zu können. Das heißt: Das Bakterienwachstum wird gebremst.

DIE SCHÄRFE MACHTS

Auch du kommst fast täglich mit den scharfen Stoffen, den beschriebenen Senfglykosiden, in Berührung. Manchmal weinst du deswegen sogar. Zwiebel, Knoblauch, Bärlauch und noch viele weitere Naturprodukte besitzen diesen wertvollen Wirkstoff. Wird die Oberfläche der Pflanze, zum Beispiel durch ein Messer, zerstört, tritt der Stoff aus. Er verflüchtigt sich schnell, deswegen ist es so gesund, die Kapuzinerkresse frisch zu essen. In einem Salat sind Blüten und Blätter der Hingucker.

Aus der Kresse kannst du leider keinen Tee machen, denn würdest du sie trocknen, verlöre sie ihre Wirkung. Aber damit du das ganze Jahr etwas von der Kapuzinerkresse hast, rate ich dir zur Tinktur.

DAS WICHTIGSTE ÜBER DIE KAPUZINERKRESSE

Wirkung und Einsatzgebiete

Die Senfglykoside der Kapuzinerkresse werden über die Niere – also den Harn – und die Lunge – also den Atem – ausgeschieden. Deswegen hilft uns diese uralte Pflanze bei Infekten der Harnwege und der Bronchien. Sie kann aber noch mehr. Inhaltsstoffe wie Vitamin C und viele Mineralien sorgen dafür, dass unsere körpereigenen Abwehrkräfte gesteigert werden.

Achtung: Die Pflanze solltest du nicht länger als sechs Wochen täglich verwenden. Durch die Schärfe ist sie zudem nicht geeignet für Menschen mit Magen- und Darmgeschwüren und bei Nierenerkrankungen. Auch Kinder unter sechs Jahren sollten keine Pflanzen mit Senfglykosiden essen.

Fräulein Grüns Erfahrungstipp

Wenn du die Samen nicht weiterverarbeiten willst, kannst du sie trocknen und im nächsten Jahr aussäen. Damit kannst du dir die Pflanze dahin holen, wo du willst.

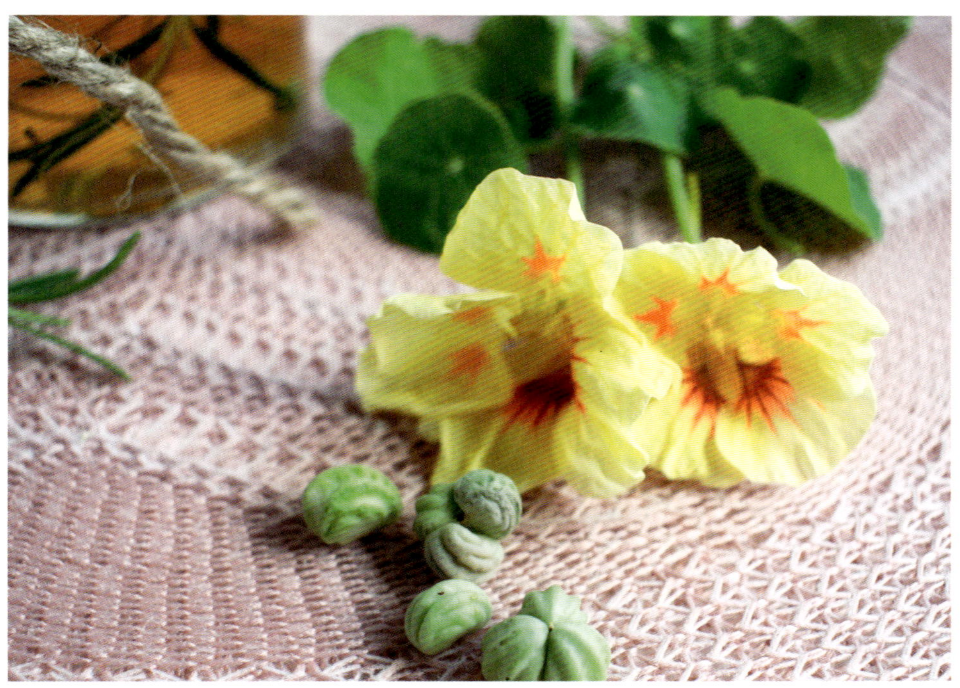

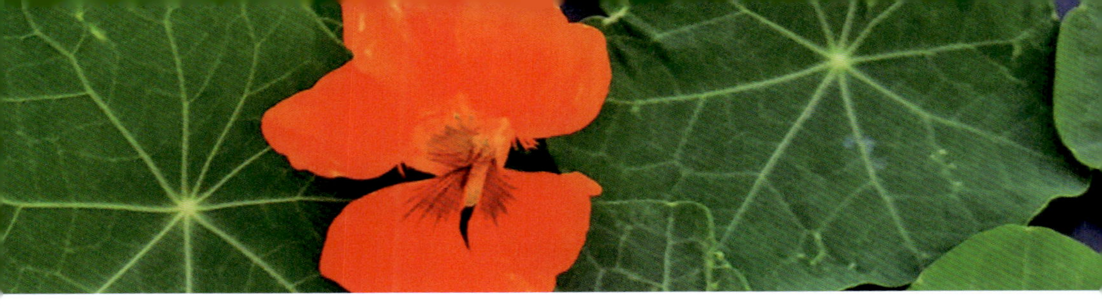

Wo du sie vor der Haustür findest

Die Kapuzinerkresse holst du dir am besten in deine Blumenkisten oder in den Garten. In der freien Natur wächst die Pflanze bei uns nicht.

Erkennungsmerkmale

Das einjährige Kraut hat einen niederliegenden, rundlichen Stängel. Die Pflanze schlängelt sich über die Erde oder klettert da entlang, wo du ihr den Weg freimachst. Ihre sattgrünen Blätter sind fast rund, auf ihnen sammelt sich durch eine wachsartige Schicht kein Schmutz an. Die fünfblättrigen Blüten leuchten in Gelb, Orange oder Rot. Auch wenn sie nach nichts duften, besuchen Bienen die Pflanzen sehr gern. Sobald eine Blüte welkt, bildet sich die Frucht, eine dreihülselige Kapsel. Auch sie solltest du mal pur kosten – ein scharfes Vergnügen.

Sammelzeit

Gesammelt werden können Blüten und Blätter ab Juni bis in den Oktober. Die Samen lassen sich nutzen, sobald eine Blüte verblüht.

Was du verwenden kannst

Sowohl Blüten und Blätter als auch die Samen enthalten den Scharfstoff, wobei die Blüten am mildesten sind und ideal in den Salat passen.

REZEPTE UND ANWENDUNGEN

Die Kapuzinerkresse ist ein Kraut, das wir uns für die kalten Wintermonate konservieren sollten. Denn meistens ist ihre Zeit dann, wenn uns eine Erkältung gepackt hat, schon längst vorbei.

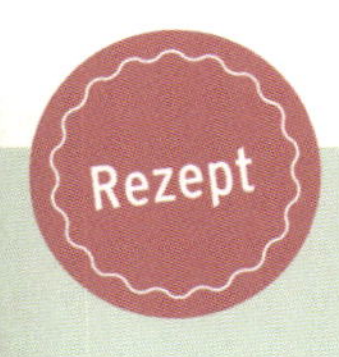

Kapuzinerkresse-Meerrettich-Tinktur

Bei Harnwegs- und Bronchialinfekten schaffen sehr gut zwei Pflanzen Linderung: Kapuzinerkresse und Meerrettich. Zwei Naturprodukte, aus denen du auch selbst ein Naturapotheke-Mittel zaubern kannst.

Zutaten

frische Blätter, Blüten und Samen der Kapuzinerkresse
2 bis 3 Zentimeter einer Meerrettichwurzel oder frisch geriebener Meerrettich derselben Menge
mindestens 45-prozentiger Alkohol

Die Blüten und Blätter der Kresse werden auseinandergerissen, damit die Senföle austreten. Dann werden die Pflanzenteile gemeinsam mit dem fein geriebenen Meerrettich in eine Flasche oder ein Schraubglas gefüllt. Alles mit dem Alkohol aufgießen und verschließen. Das Gefäß sollte nun mindestens drei Wochen auf dem Fensterbrett stehen. Abschließend abseihen und in dunkle Flaschen füllen.

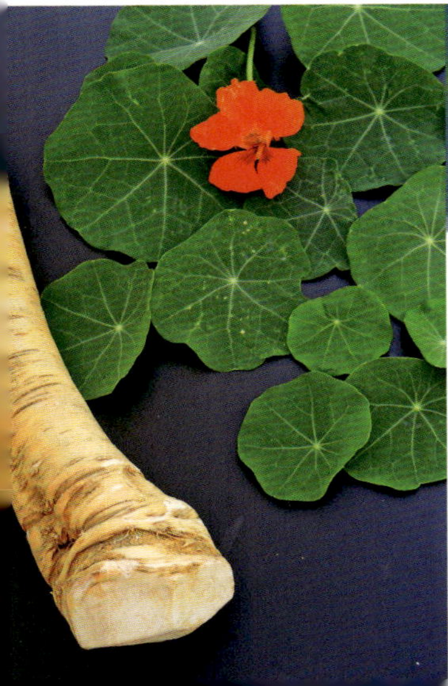

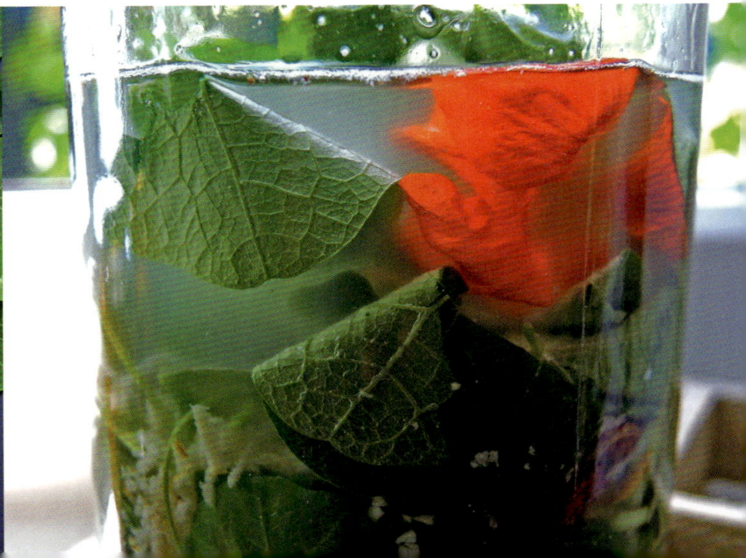

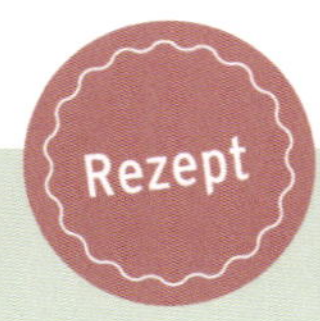

Eingelegte Kapuzinerkressesamen

Du kannst die Blüten und Blätter auch als würzigen Salat essen. Die Früchte der Pflanze, die Kapuzinerkressesamen, eigenen sich hervorragend als würziger Kapernersatz.

Zutaten

1 Esslöffel Salz
¼ Liter Wasser
1 Handvoll Kapuzinerkressesamen
¼ Liter Apfelessig
1 Knoblauchzehe
1 frischer Rosmarinstängel
Salz und Pfeffer

Aus dem Esslöffel Salz und dem Wasser wird eine Sole gemischt. Dort hinein legst du die Samen für 24 Stunden und gibst sie danach in ein frisches Glas. Den Apfelessig mit der geschälten Knoblauchzehe und dem Rosmarin einmal aufkochen und heiß über die Samen gießen, eine Prise Salz und Pfeffer dazugeben und gut verschließen. Sobald das Glas geöffnet wird, sollten die »falschen Kapern« schnell verzehrt werden.

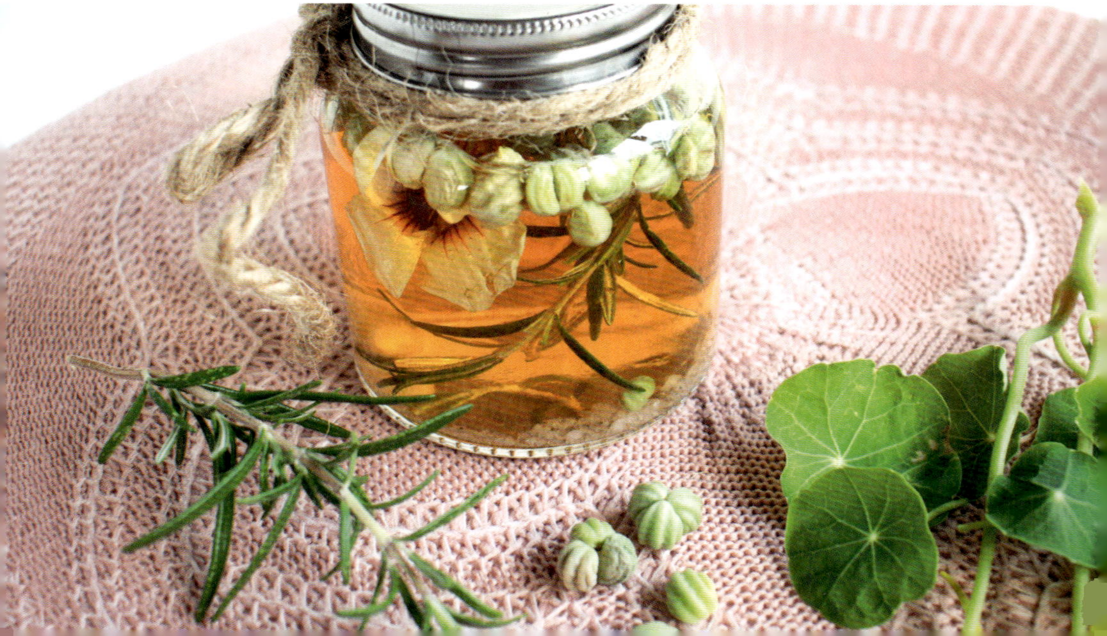

Kapuzinerkresse in der Naturapotheke

- Bei Harnwegsinfekten (frische Pflanze oder Tinktur)
- Bei Bronchialinfekten, Nebenhöhlenentzündung, Angina, Schnupfen (frische Pflanze oder Tinktur)

Kapuzinerkresse in der Küche

- Frisch in den Salat
- Als »falsche Kapern«

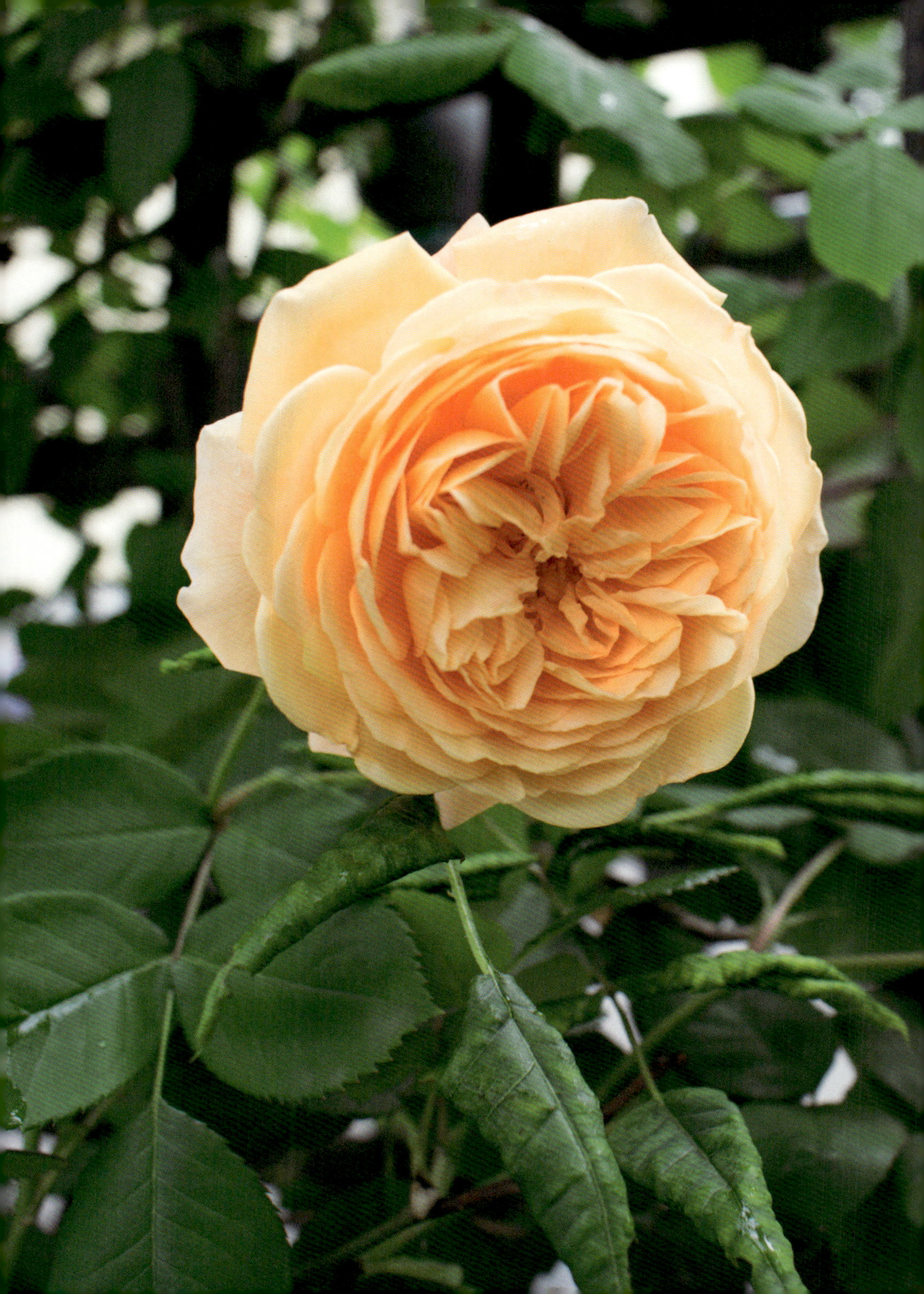

Die Rose – beruhigende Königin der Blumen

Meine Liebe zur Rose ist eine sehr späte. Im Gegensatz zu vielen anderen Menschen, die die Schönheit dieser Pflanze regelrecht zelebrieren, war mir das offensichtlich Schöne der Blume zu wenig. Ich dachte immer: Da steckt sicher nicht viel dahinter. Tja, ich wurde eines Besseren belehrt, und heute gehört die Rose zu meinen Lieblingsheilpflanzen. Man muss eben auch hinter die Fassade blicken. Ich habe erkannt – und erlebt –, wie sehr die Rose meinem Körper und vor allem auch meiner Seele guttut.

DER DUFT DER ROSE – EIN LEICHTES ANTIDEPRESSIVUM

Kennst du diese Tage, an denen es dir schlecht geht, wo vielleicht der Kugelschreiber, der runterfällt, als Auslöser reicht, dass du zu weinen beginnst? Diese Tage haben viele von uns. Oft ist es einfach die klassische PMS-Phase. Mein schnelles Seelenmittel ist der Duft der Rose. In meinem Garten habe ich zwei riesige Rosensträucher. Packt mich eine solche Phase, grabe ich meine Nase tief in eine Blüte und atme den Duft bewusst und langsam in mich ein. Nach wenigen Sekunden hebt sich meine Laune, irgendwie wird alles um mich herum viel ruhiger. Ich schließe die Augen, und es breitet sich ein Leichtigkeitsgefühl aus.

Das schaffen alle Duftrosen, denn ihr lieblicher Duft wirkt auf uns Menschen wie ein leichtes Antidepressivum. Im Volksmund heißt es ja auch: »Die Rose öffnet dein Herz.« Versuch es einfach und nimm mal einen tiefen Zug ihres Duftes in dich auf.

ROSE IST NICHT GLEICH ROSE

In unseren Gärten, in vielen Parks oder auch wild: Rosenarten gibt es unzählige, Rosengewächse ebenso. Zur Gattung der *Rosacea* gehören zum Beispiel auch Himbeere, Erdbeere, Kirsche und Apfel. Überleg mal, die Blüten sehen sich ja alle sehr ähnlich. Im Grunde kann man sagen, dass du jede Rose in der Naturheilkunde verwenden kannst, die nicht mit Pestiziden in Berührung gekommen ist. Da fallen dann oft schon die Rosen in einem geschenkten Blumenbouquet weg.

Ich möchte dir hier zwei Rosenarten näherbringen. Zum einen die wilde Hundsrose, die uns oft in der Natur begegnet, und zum anderen die Apothekerrose, die zu den ältesten kultivierten Rosen gehört. Die wilde Rose begegnet dir in der Natur dort, wo sich im Herbst die Blüten in die beliebten Hagebutten verwandeln. Die Apothekerrose soll von den Kreuzrittern nach Europa gebracht worden sein. Sie ist ideal geeignet, wenn du deinem Körper auf natürlichem Wege etwas Gutes tun möchtest. Aber der Reihe nach …

DAS WICHTIGSTE ÜBER DIE WILDE HUNDSROSE

Wirkung und Einsatzgebiete

Die wilde Hundsrose begeistert uns im Herbst mit ihren markant rot leuchtenden Früchten, den Hagebutten. Diese zählen zu den Früchten mit dem höchsten Vitamin-C-Gehalt, nur der Sanddorn hat noch mehr. Wir wollen uns aber die zarten Blüten zunutze machen. Denn neben ihrer positiven Wirkung auf gereizte Haut helfen sie uns auch bei der Nierenreinigung. Und das auf die einfachste Art und Weise: Pflücke dir ab und zu ein paar Rosenblätter, gib sie in deinen Salat oder garniere ein Dessert damit.

Wenn du leicht oder stärker gerötete oder unreine Stellen auf der Haut hast, dann hilft dir eine Rosenkompresse – und die ist schnell zubereitet. Dafür kochst du dir nämlich aus den Blüten einfach einen Tee, das Rezept folgt gleich noch.

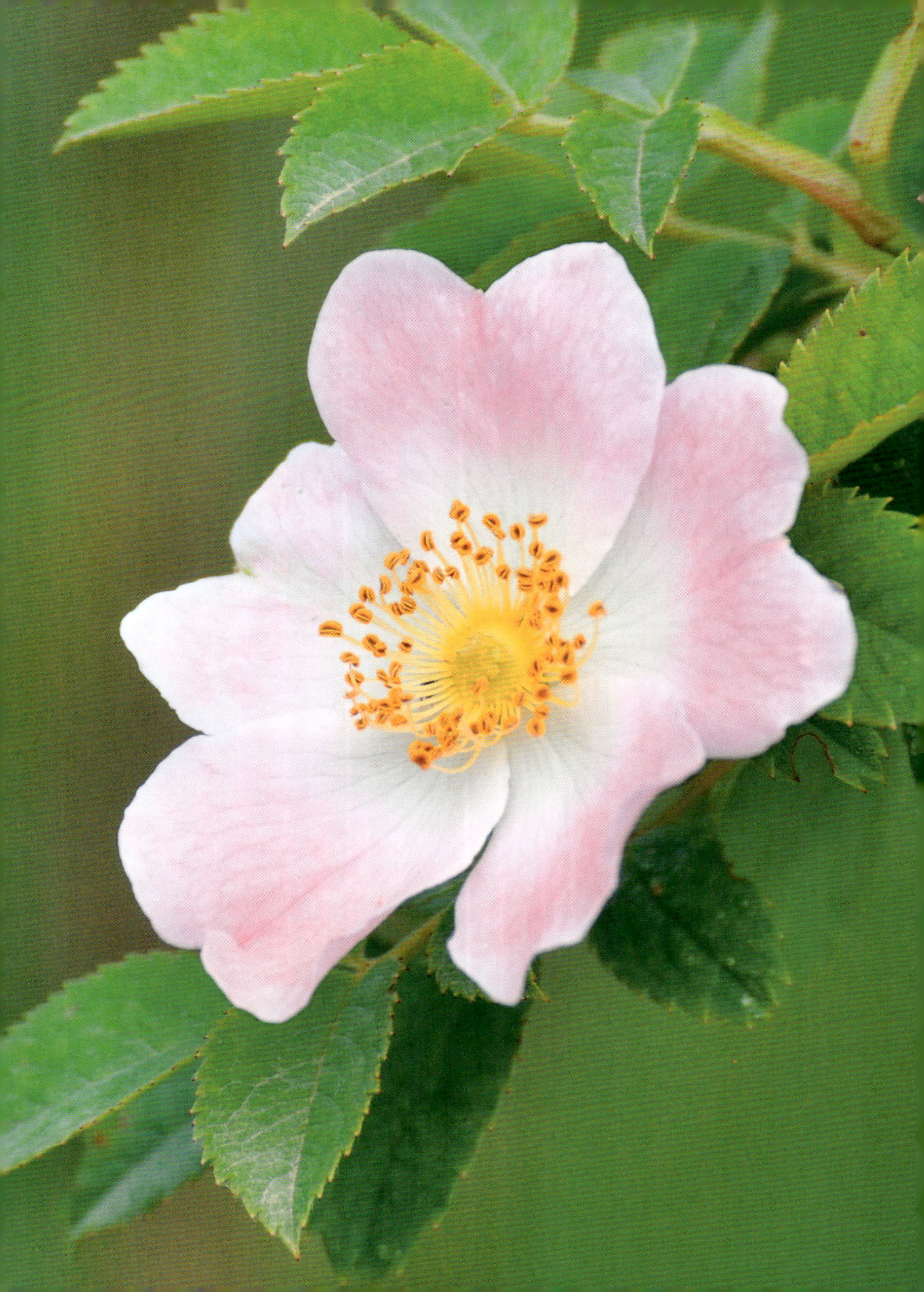

Wirkung und Einsatzgebiete

Schon seit Jahrtausenden wird die Königin der Blumen mit ihren Kräften eingesetzt. Die Apothekerrose wurde schon im Mittelalter gezüchtet. Viele unserer heutigen Gartenrosen stammen von dieser Blume ab. Eine tolle Heilpflanze, die du dir wenn möglich in den Garten holen solltest. Auch diese Rosenart hilft deiner Haut und wird gern in der Kosmetik verwendet. Innerlich als Tee eingenommen, wirkt dieses Rosaceagewächs entzündungshemmend, verdauungsfördernd und wurde früher auch bei Kopf- und Magenschmerzen eingesetzt. Die dafür verantwortlichen Inhaltsstoffe sind:

- Gerbstoffe
- Ätherisches Öl
- Flavonoide

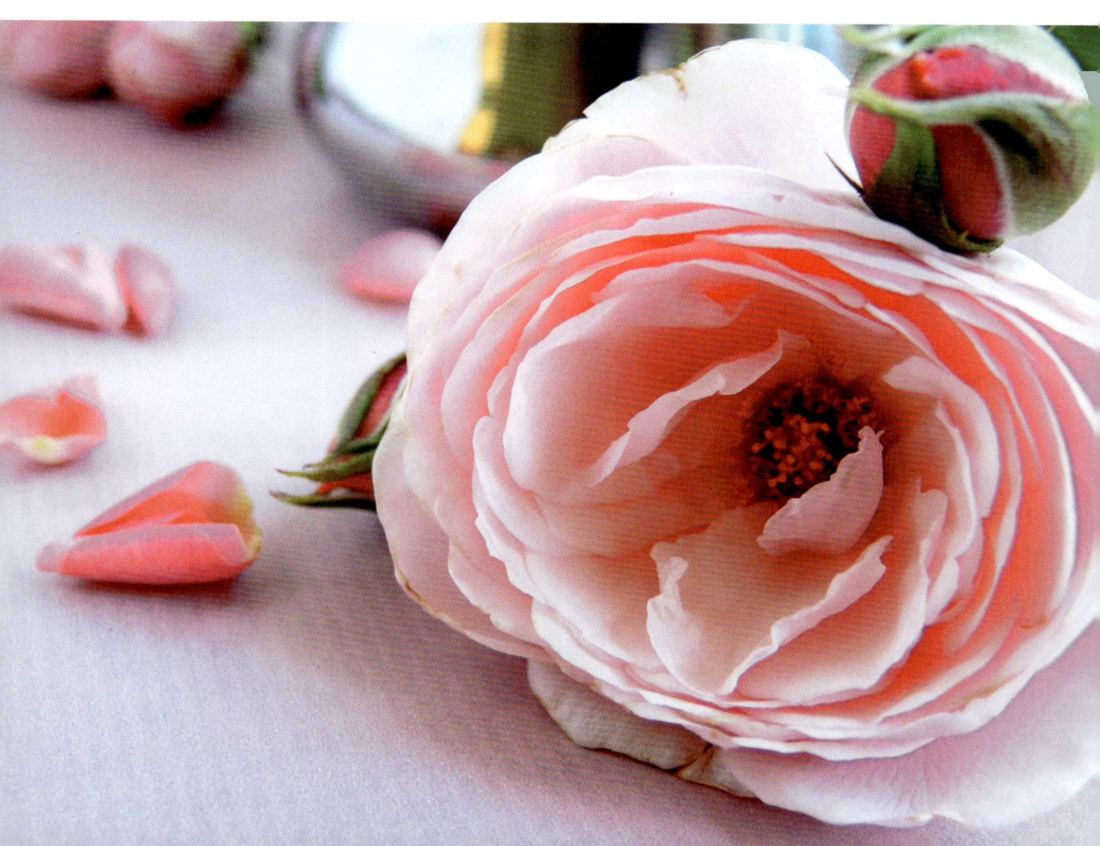

Wie aus der Hundsrose kannst du dir aus dem Tee der Apothekerrose eine Gesichtskompresse zubereiten. Ein akutes Schönheitsmittel, denn schon nach 15 Minuten erstrahlt dein Teint rosig und frisch. Diese Auflage ist auch mit jeder anderen Rose wie zum Beispiel der herrlich duftenden Damaszenerrose, sofern sie nicht gespritzt wurde, herstellbar.

Ob weiß oder dunkelrot, die Rose ist eine der besten Heilpflanzen, die Körper und Geist unterstützt. Wenn du dir selbst einmal etwas schenken möchtest, dann gönne dir ein kleines Fläschchen Rosenöl. Ein exklusives und sehr wertvolles Geschenk, denn um einen Liter ätherisches Öl zu gewinnen, werden etwa 5 000 Kilo Blüten benötigt. Ein wahres Schönheitselixier der Natur, denn schon wenige Tropfen reichen, um die Zellbildung anzuregen. Deswegen schwört die Schönheitsindustrie auch auf die Rose.

Wo du die Rosen vor der Haustür findest

Die wilde Rose wächst häufig an Waldrändern, bei Hecken und Gebüschen. Sie liebt einen sehr sonnigen Standort. Die Apothekerrose wächst gern auf Lehm- und Tonböden. Du kannst dir natürlich beide Arten in den Garten holen, wenn du einen hast. Aber auch jede andere, nicht mit Chemie behandelte Rose macht sich auf dem Balkon in Töpfen sehr gut, wo du die Blütenblätter für Tee oder ein Rosenöl verwenden kannst.

Erkennungsmerkmale

Die Hundsrose ist ein Strauch mit hängenden und stacheligen Ästen. Die Blüten sind groß, rosa-weiß und ungefüllt. Die Apothekerrose ist ein niedriger Strauch, nicht höher als anderthalb Meter. Die duftenden Blüten sind rosa bis rot.

Sammelzeit

Die Blüten der Hundsrose lassen sich ab Juni, die der Apothekerrose ab Juli sammeln.

Was du verwenden kannst

Für Heil- ebenso wie für Kosmetikzwecke eignen sich die Blüten.

Fräulein Grüns Erfahrungstipp

Wenn du Rosenblüten gleich welcher Art sammelst, sollte das an einem trockenen Vormittag bis zehn Uhr geschehen, denn dann ist die Konzentration des wertvollen ätherischen Öles am höchsten.

REZEPTE UND ANWENDUNGEN

Es fällt mir oft gar nicht leicht, eine blühende Rose für ein Rezept zu zerteilen, sieht sie doch in einer Vase so hübsch aus. Aber dann denke ich mir immer: Ihre Schönheit trage ich bald in mir und das hält sogar länger, als wenn sie auf dem Tisch steht.

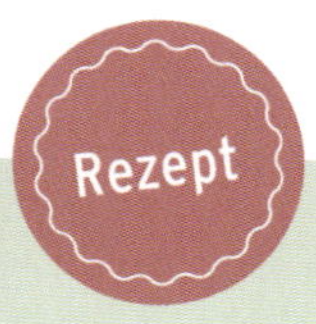

Kompresse mit Rosenblütentee

Zutaten
2 Teelöffel frische Rosenblüten
¼ Liter Wasser

Die Rosenblüten mit heißem Wasser übergießen, zehn Minuten ziehen lassen. Danach ein Tuch in dem fertigen Rosentee tränken, ein bisschen abkühlen lassen und für 15 Minuten auf die betroffene Stelle legen.

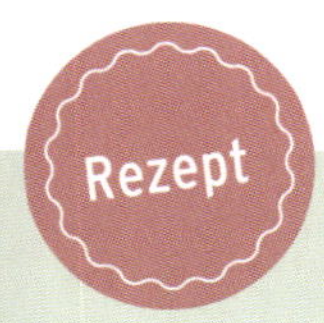

Betörende Rosen-Körpercreme

Für diese Körpercreme werden Rosenöl und Rosenwasser benötigt. Als Erstes musst du das Öl herstellen, das zwei Wochen benötigt, damit die Inhaltsstoffe der Blüten in das Öl übergegangen sind.

Zutaten für das Rosenöl

2 Handvoll Rosenblüten

250 Milliliter Mandelöl

Die Rosenblüten werden in ein Glas gefüllt. Danach das Mandelöl bis zum Glasrand auffüllen, Glas verschließen. Nun muss das Öl zwei Wochen lang auf dem Fensterbrett ausziehen.

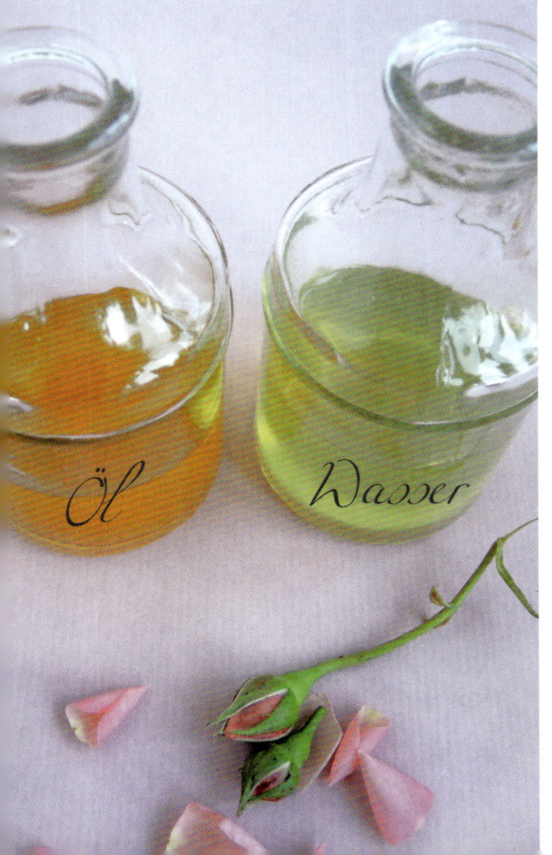

Wesentlich schneller fertig ist das Rosenwasser. Das ist nämlich wieder ein Rosentee, den ich dir oben schon beschrieben habe: zwei Teelöffel frische Rosenblüten mit einem viertel Liter heißem Wasser übergießen, zehn Minuten ziehen lassen. Abseihen und abkühlen lassen.

Nun bist du so weit, die Rosencreme zusammenzurühren.

Zutaten für die Rosen-Körpercreme

5 Gramm Bienenwachs
2 Gramm Kokosöl
45 Gramm von dem Rosenöl
50 Gramm von dem Rosenwasser

Für die Herstellung benötigst du ein Gefäß, das in einen mit Wasser gefüllten Topf gestellt werden kann. Bienenwachs und Kokosöl kommen in das Gefäß hinein und werden in dem Wasserbad bei etwa 70 Grad geschmolzen. Ist alles flüssig, wird langsam das Rosenöl hinzugegeben und untermischt. Die Temperatur sollte nicht über 70 Grad steigen. Ist alles gut vermischt, kommt nach und nach das Rosenwasser dazu. Am besten nutzt du einen Stabmixer, sonst benötigst du ein wenig Ausdauerkraft beim Rühren. Langsam verwandelt sich die flüssige Konsistenz beim Abkühlen in eine Creme. Sind die Zutaten gut vermengt, alles in saubere Cremedosen abfüllen.

Checkliste für Kosmetikrezepte

Du brauchst für eine Creme:

- Gefäß für das Wasserbad
- Topf
- Sauberer Löffel oder Glasstab für das Vermischen
- Stabmixer
- Cremetiegel

In der Naturkosmetik ist es ratsam, sehr sauber zu arbeiten, damit du lange Freude an deinem Produkt hast. Deswegen säubere die Cremetiegel am besten vorher mit hochprozentigem Alkohol.

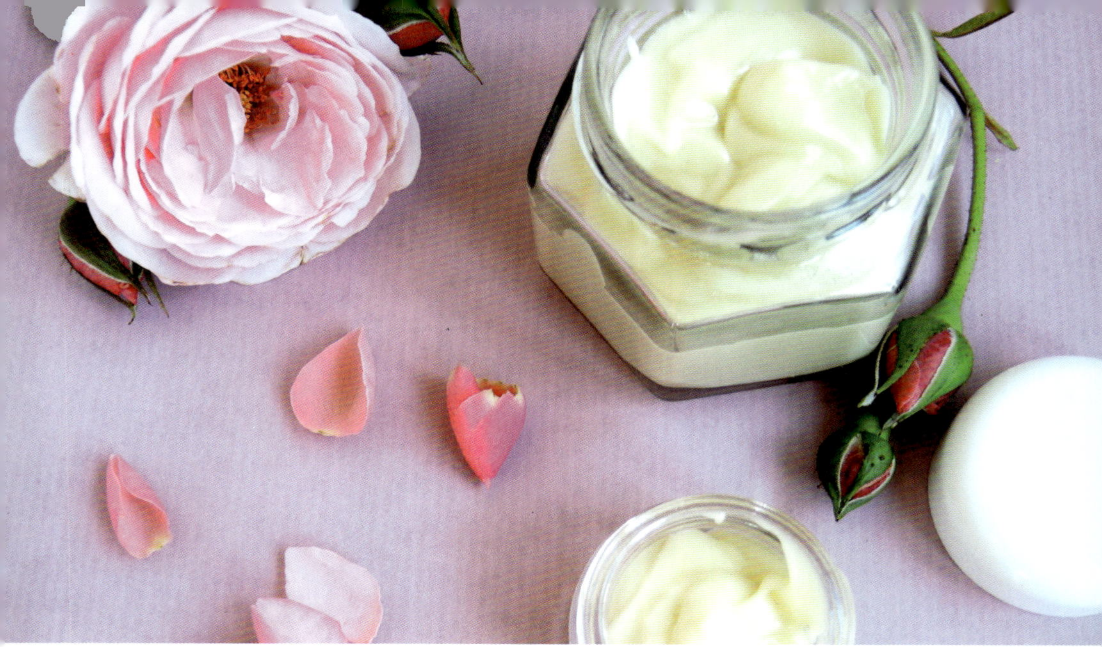

Die Rose in der Naturapotheke

- Bei Entzündungen der Mundschleimhaut (Tee)
- Bei leichtem Durchfall (Tee)
- Bei Hautirritation (Kompresse)
- Zur Nierenreinigung (frisch im Salat oder als Tee)

Die Rose in der Küche

- Frisch in Salaten und Desserts
- Rosenwasser (abgekühlter Tee) als Speisenzusatz für einen leichten Rosengeschmack

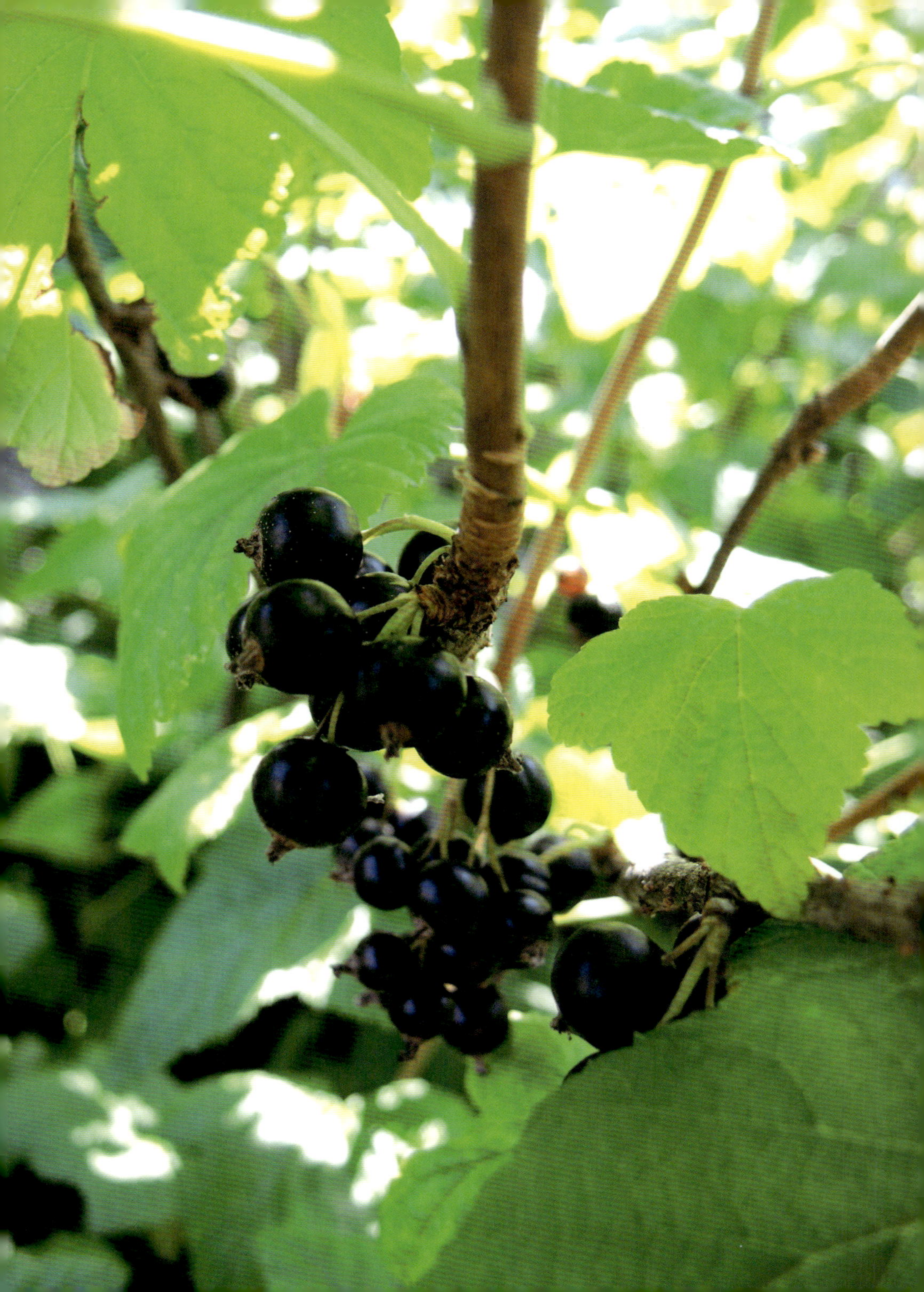

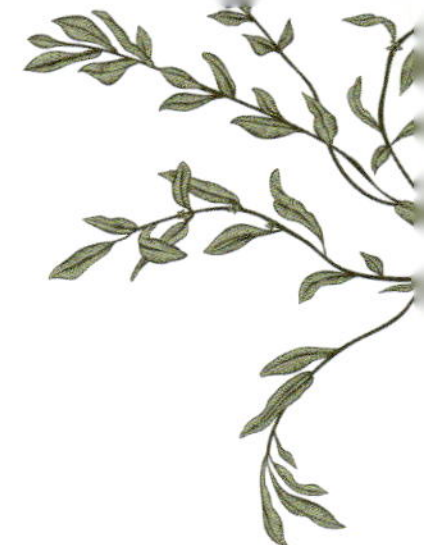

Schwarze Johannisbeere – Superfood vom Gartenstrauch

Wir sprechen in diesem Buch über viele Pflanzen, die als »Medizin der Natur« unseren Körper unterstützen, gesunderhalten oder bei Krankheiten begleiten können. Da dürfen natürlich auch die Beeren nicht fehlen. Kinder lieben die Superfrüchte aus dem Garten, vor allem wenn sie frisch stibitzt werden können. Jedes Naschobst hat seine Vorzüge, denn wenn die kleinen Früchte lange genug in der Sonne baden, entwickelt sich ein lieblich süßlicher Geschmack.

Das allerdings trifft überhaupt nicht auf die Johannisbeere zu. Ich kann es leider nicht beschönigen. Der Spruch »Medizin schmeckt nicht gut« sagt alles. Klar, als Johannisbeersaft oder als Marmelade ist dieses dunkle Früchtchen ein Traum. Aber wer die Beere einmal pur versucht hat, weiß, dass sich dabei jedes Gesicht zu einer Grimasse verzieht. Ein herber, alles zusammenziehender Geschmack. Tja, da müssen wir durch. Ich habe ein paar schlagkräftige Argumente für dich, warum du trotzdem die frische dunkle Johannisbeere essen solltest. Sie ist durch ihren extrem hohen Vitamin-C-Gehalt *das* Vorbeugungsmittel gegen Erkältungen – und die Ribisel (so nennen wir sie in Österreich) hilft gegen Gicht, Rheuma, Durchfall und reinigt unser Blut. Und wenn du Wert auf ein junges Aussehen legst, dann ist das schwarze Naturwunder dein Anti-Aging-Mittel.

VITAMIN-C-BOMBE

Das wohl wichtigste Argument, das die Schwarze Johannisbeere zur Superbeere macht, ist ihr Vitamin C. Mit etwa 170 Milligramm in 100 Gramm Beeren ist sie die Spitzenreiterin bei den heimischen Beeren. Zum Vergleich: Die Rote Johannisbeere besitzt etwa 40 und die Zitrone etwa 50 Milligramm Vitamin C. Nach diesem Gesundheitsargument kommen wir zum nächsten Aspekt, warum du diese Beere bald zu deiner Lieblingsbeere küren wirst.

Sie ist vollgepumpt mit Inhaltsstoffen und ich möchte explizit einen der Schwarzen Ribisel herausheben: Flavonoide. Es ist sozusagen der Sonnenschutz der Pflanzen. Viele Kräuter, Obst- und Gemüsesorten wie Brokkoli, Zwiebeln, Tomaten, Trauben oder Orangen tragen Flavonoide, Pflanzenfarbstoffe, in sich. Flavonoide können viel, vor allem aber den Alterungsprozess verlangsamen. Ja, die Ribisel ist ein Anti-Aging-Mittel, denn sie wirkt antioxidativ, bindet freie Radikale, die unsere Zellmembran schädigen können und damit das Altern begünstigen. Freie Radikale sind für die Kosmetikindustrie der Staatsfeind Nr. 1, deswegen setzt sie auch flavonoidhaltige Pflanzenauszüge in Pflegeprodukten ein. Aber ab heute kannst auch du jeden Tag etwas Wertvolles für deine Haut tun: Iss bunte Beeren, deine Haut wird es dir danken! Aber neben schön wollen wir ja auch gesund bleiben …

Fräulein Grüns Erfahrungstipp

Bei leichten Verbrennungen helfen die frischen Johannisbeeren, indem du sie zerquetscht auf die Wunde legst.

DAS WICHTIGSTE ÜBER DIE SCHWARZE JOHANNISBEERE

Wirkung und Einsatzgebiete

Die Schwarze Johannisbeere wirkt blutreinigend, stopfend, entzündungshemmend und wassertreibend. Durch ihre zahlreichen Inhaltsstoffe wie Gerbstoffe, ätherische Öle, Flavonoide, Kalzium, Eisen, Karotin und die Vitamine C, B1 und B2 steigert sie die Widerstandsfähigkeit des Organismus gegen Erkältungskrankheiten und hilft als Frischsaft eingenommen auch vorbeugend. (Einfach Augen zu und runter damit!) Sowohl der Saft als auch die getrockneten Beeren helfen bei Entzündungen der Harnwege, bei Rheuma und Gicht. Gerade in der Volksheilkunde wurden die Blätter als Tee eingesetzt, um Menschen bei Gicht Erleichterung zu bringen. Denn neben der Beere sind auch die wunderschön gezackten großen Blätter voll mit wertvollen Wirkstoffen. In einer klassischen Hausteemischung dürfen sie wegen ihres Aromas nicht fehlen. Dazu besitzen die Blätter eine blutreinigende Wirkung und helfen dir damit auch, wenn du einfach mal deinen Körper entgiften, entschlacken und reinigen möchtest.

Wo du sie vor der Haustür findest

Eigentlich eine Wildpflanze findest du die Schwarze Johannisbeere nur noch ganz selten in Auwäldern. In Hausgärten ist diese Ribiselart eher anzutreffen, wobei sich viele als Naschbeeren dann doch lieber die Rote Johannisbeere anpflanzen. Vielleicht bist du nach diesem Kapitel motiviert, dem schwarzen Beerenstrauch einen Platz zu schenken.

Erkennungsmerkmale

Der Strauch kann ein bis zwei Meter hoch werden und hat aufrechte Äste. Die Blätter sind gelappt mit einem gezackten Blattrand. Auffällig sind die gelben Drüsen an der Blattunterseite. Zerreibst du die Blätter, verströmen sie einen intensiven aromatischen Geruch. Die kleinen gelben Blüten bilden überhängende Trauben. Die Beeren sind tiefschwarz und haben, da dieser Strauch zu den Stachelbeergewächsen gehört, am Ende auch ein kleines Überbleibsel der Blüte, wie eben auch die Stachelbeere.

Sammelzeit

Die Blätter kannst du bereits im Juni, wenn sie noch jung sind, pflücken. Die Johannisbeeren sind im Juli erntereif.

Was du verwenden kannst

Blätter und Beeren eignen sich für Naturapotheke und Küche.

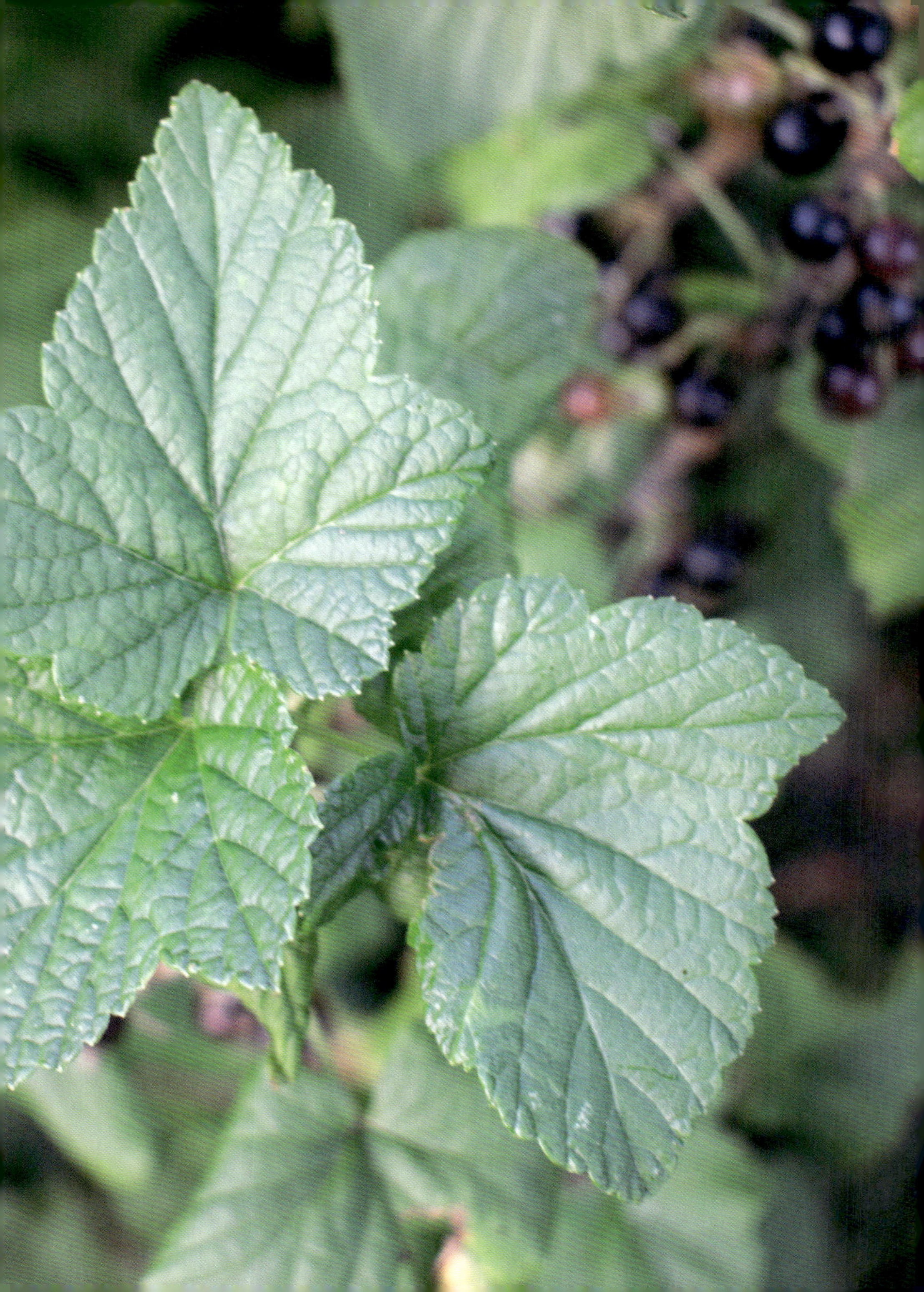

REZEPTE UND ANWENDUNGEN

Gesundheitlich und kulinarisch: In dieser Beere steckt richtig viel Potenzial, und es lohnt, sie in den Alltag einzubauen. Mit dieser Beere kannst du herrlich experimentieren und vielleicht anstatt des Klassikers Erdbeermarmelade mal eine Schwarze-Johannisbeer-Marmelade versuchen. Ein paar tolle Rezepte habe ich hier gleich für dich.

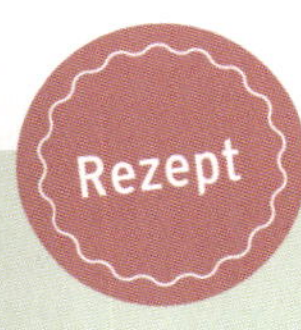

Reinigung mit der Johannisbeere

Zutaten

2 Teelöffel getrocknete Blätter
¼ Liter Wasser

Für eine allgemeine Reinigung des Körpers übergießt du die getrockneten Blätter mit dem kochenden Wasser. Zehn Minuten ziehen lassen und abseihen. Empfohlen werden drei Tassen täglich, nicht länger als 14 Tage. Danach ist dein Körper wieder voller Schwung.

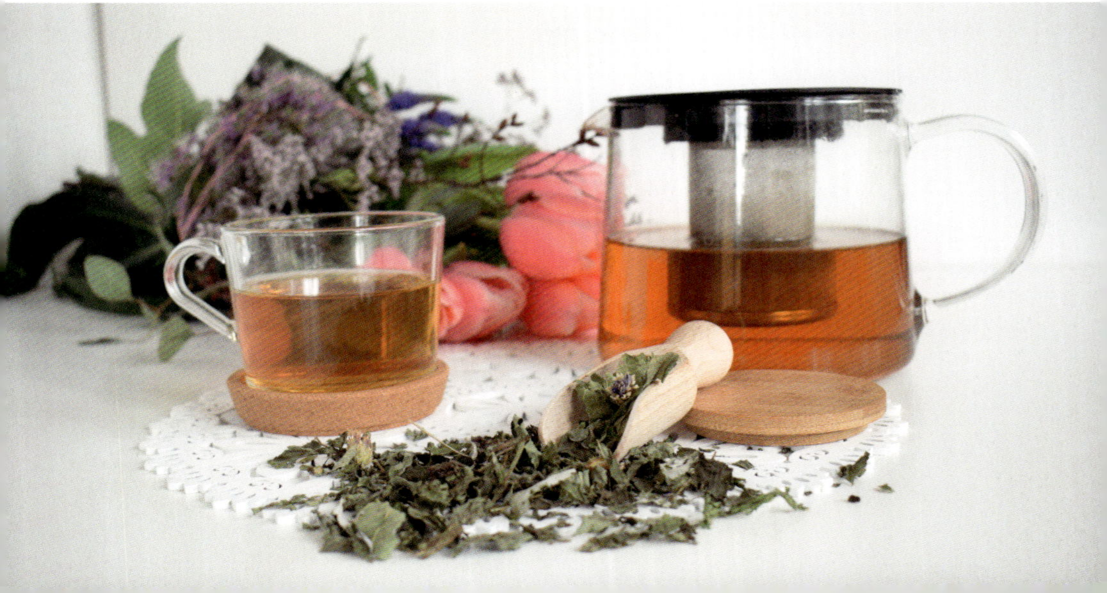

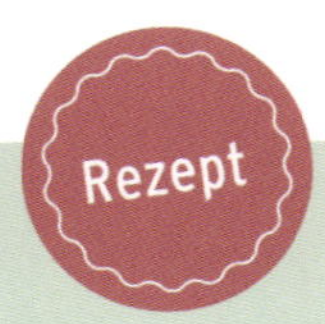

Balsamicogelee mit Johannisbeersaft

Weil der Geschmack der frischen Beere gesund, aber eher gewöhnungsbedürftig ist, habe ich in der Küche mit dem schwarzen Früchtchen ein bisschen herumgetüftelt und ein himmlisches Gelee mit Thymian kreiert. Das i-Tüpfelchen: die leichte Säure des Balsamicoessigs.

Zutaten für zwei Marmeladengläser

300 Milliliter Saft der Schwarzen Johannisbeere
200 Milliliter Balsamico
2 kleine Zweige frischer Thymian
200 Gramm Gelierzucker

Den Johannisbeersaft habe ich mithilfe meines Entsafters gewonnen. Dieses Teil kann ich jedem nur ans Herz legen. Ich verwende ihn auch für meine Äpfel und Trauben, um die Früchte mit Wasserdampf zu entsaften. Einfach, schnell und effektiv. Wenn du keinen hast, kannst du den Saft auch pressen, indem du die Beeren zerquetscht und durch ein feines Tuch passierst. Ist der Frischsaft fertig, solltest du dir die positiven Eigenschaften der Beere ins Gedächtnis rufen und ruhig ein Gläschen davon trinken. Prost, auf deine Gesundheit!

Aber nun weiter mit dem Gelee: Der gewonnene Saft wird kurz mit dem Balsamicoessig aufgekocht. Danach die beiden Thymianäste und den Gelierzucker hinzufügen und alles 20 bis 30 Minuten einkochen lassen. Zum Schluss wird die heiße, dicke Flüssigkeit in saubere Gläser gefüllt. Durch das Abkühlen wird die Masse in Gelee verwandelt und schmeckt dank des Hauchs Säure besonders gut zu Käse.

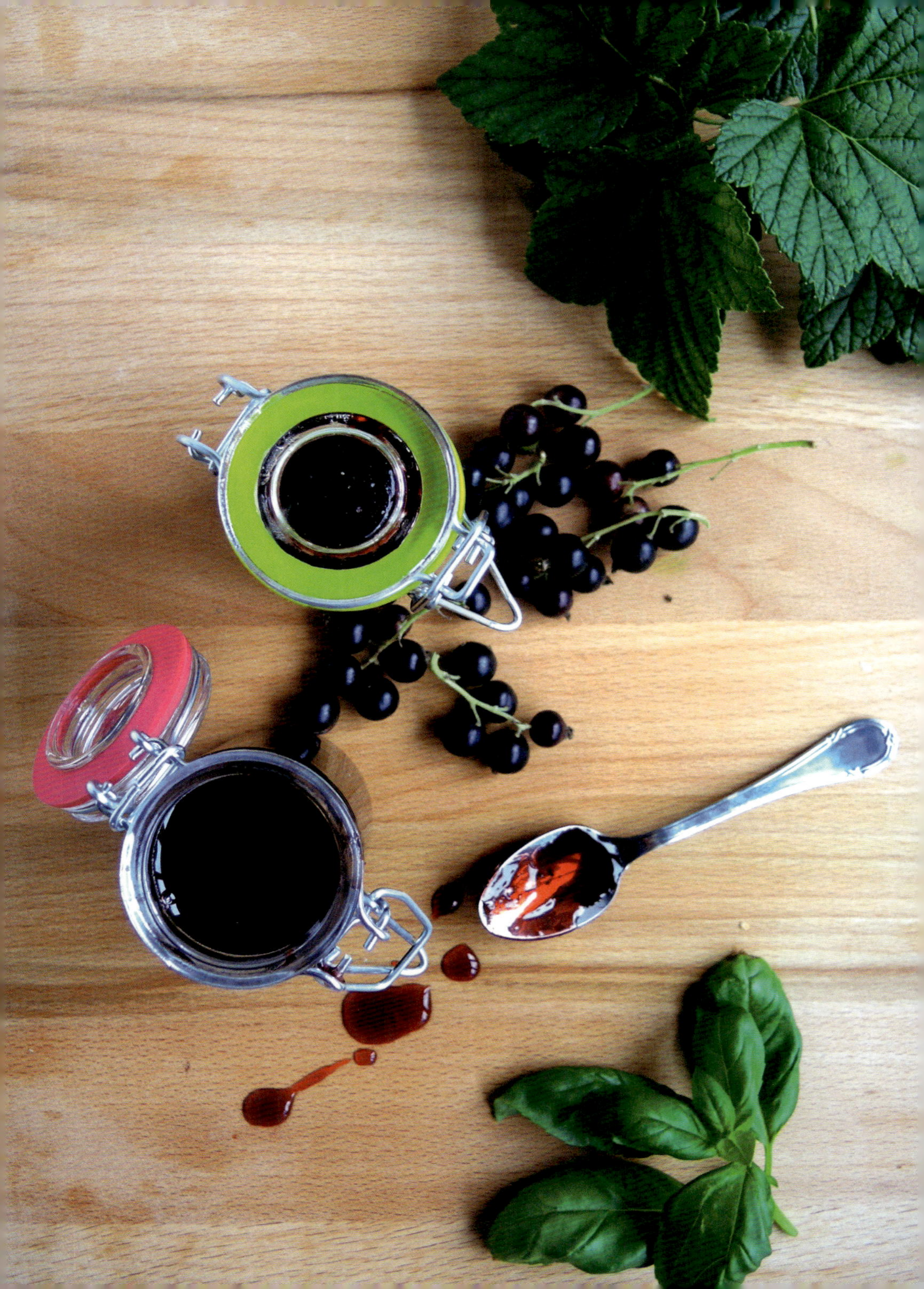

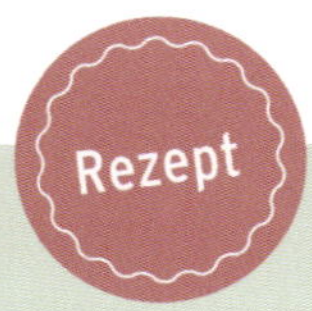

Tee aus Blättern oder Früchten

Ernte im Sommer ruhig ein paar Blätter und Früchte und trockne sie auf Vorrat. Denn wenn du eine Erkältung hast, leichte Entzündungen in der Mundhöhle oder Durchfall, dann hast du etwas von der wertvollen Pflanze in deiner Naturapotheke. Für diese Fälle reichen zwei bis drei Tassen Tee davon täglich.

Zutaten

2 Teelöffel Blätter oder
1 Teelöffel getrocknete Beeren
¼ Liter Wasser

Blätter oder Beeren (oder beides gemischt) mit kochendem Wasser übergießen und mindestens 15 Minuten ziehen lassen, damit die Gerbstoffe der Heilpflanze in den Tee übergehen. Abseihen und gut temperiert trinken.

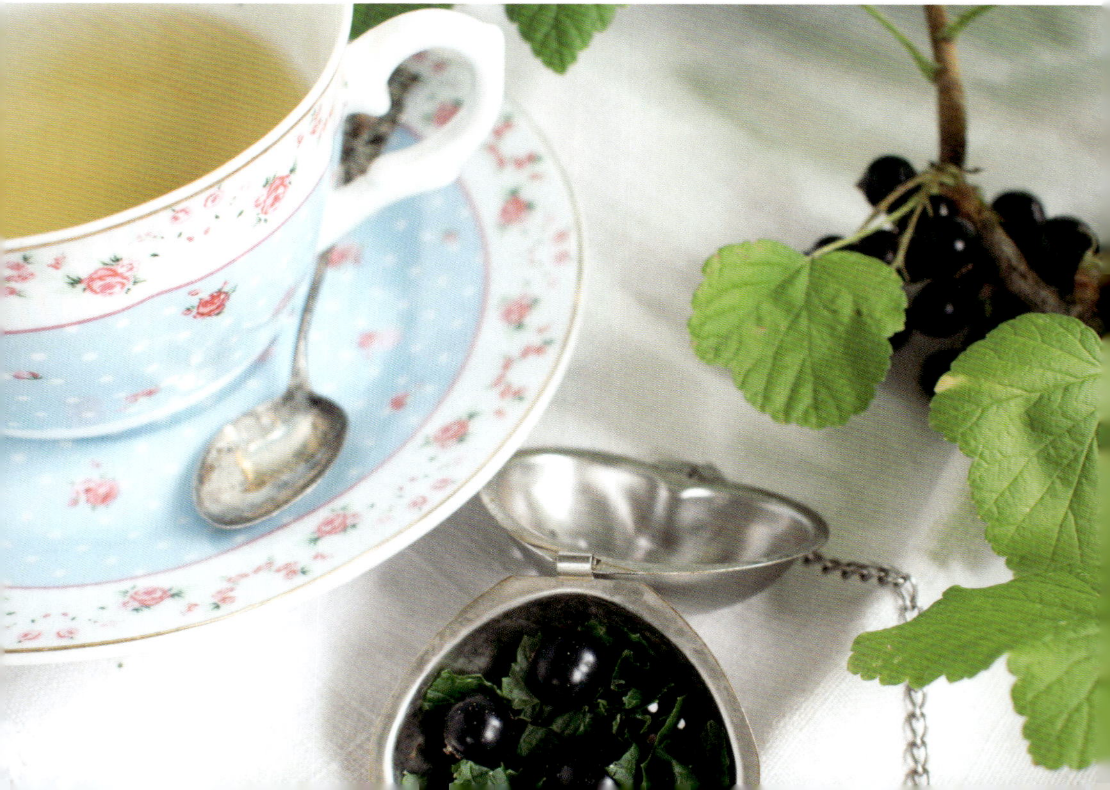

Die Schwarze Johannisbeere in der Naturapotheke

- Bei rheumatischen Beschwerden oder allgemein zur Blutreinigung (Tee aus den Blättern)
- Macht widerstandsfähiger gegen Infektionen, besonders bei Erkältungskrankheiten (frischer Beerensaft oder getrocknete Beeren)
- Bei Durchfall, Blähungen und Entzündungen im Magen-Darm-Trakt (Tee aus Blättern oder getrockneten Früchten)
- Für Anti-Aging (Frischsaft)

Die Schwarze Johannisbeere in der Küche

- Frisch vom Strauch, wenn du das magst (oder dich daran gewöhnen kannst)
- Als Johannisbeersirup, Marmelade und Gelee (Beeren)

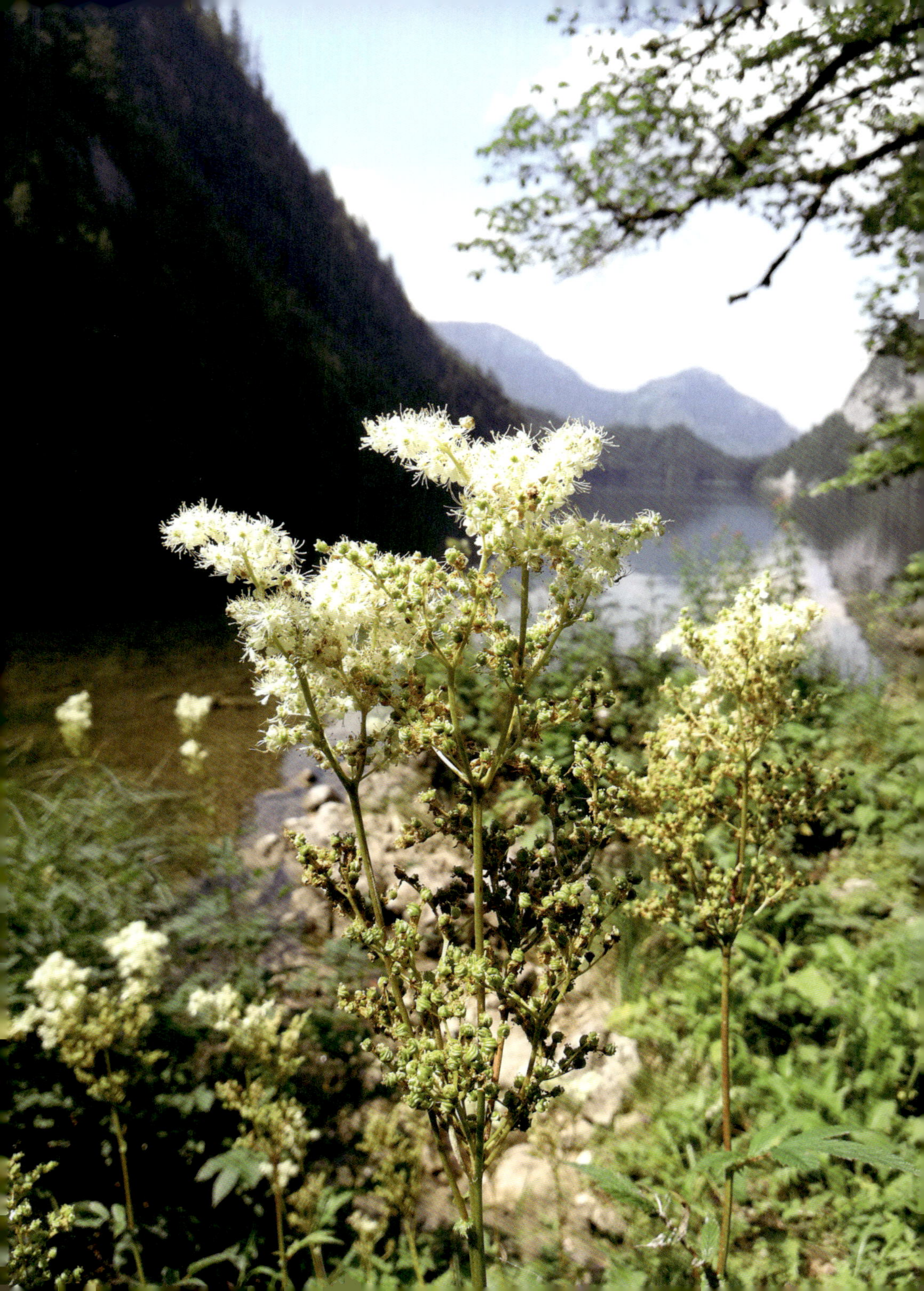

Das Mädesüß – flauschig süße Schmerzhemmerin

Flauschig, weich und weiß – die Blütenköpfe des Mädesüß erkennst du bereits von Weitem. Dazu kommt noch dieser leicht süßliche Duft. Was ich dir mitgeben möchte, wenn du die Kräuter- und Pflanzenwelt näher kennenlernst: Vergiss nie deine Nase. Denn auch der Duft kann ein eindeutiges Indiz sein, an dem du das eine Kraut vom anderen unterscheiden kannst. Auch wenn wir uns gern auf unsere Augen verlassen, manchmal sehen sich zwei Pflanzen sehr ähnlich. Doch geruchlich haben sie meist einen eindeutigen Unterschied. Also setze auch deinen Geruchssinn wieder mehr ein. Leider haben wir verlernt, uns auf ihn zu verlassen, obwohl er oft besser ist, als wir vermuten.

Beim Mädesüß ist es einfach. Manche erinnert dieser Duft an Mandeln, mich erinnert er eher an ein Pflaster – und damit wusste ich auch schon bei der ersten Begegnung nur durch den Duft: Da muss Heilwirkung drinstecken. Ich habe mich nicht geirrt. Ganz im Gegenteil. Das Mädesüß ist sogar das pflanzliche Pendant zur wohl bekanntesten Schmerztablette der Welt: Aspirin.

DAS ASPIRIN DER WIESE

Ich sehe es überall. Das Mädesüß ist die Pflanze, die mich den ganzen Sommer über, egal wo ich mich hinbewege, begleitet. Seit ich sie kennengelernt habe, trennt uns nichts mehr. Es wird oft gesagt, die Pflanze, die du am nötigsten hast, wächst immer um dich herum. Und tatsächlich, das Mädesüß entdecke ich überall, und es findet bei mir vielfältigen Einsatz. Wenn ich wieder einmal einen Wetterumschwung schmerzlich im Kopf fühle, hilft mir eine Tinktur aus den Blüten. Wenn ich glaube, ich könnte eine Erkältung bekommen, greife ich zum Mädesüßtee. Oder auch – und das ist jetzt der Geheimtipp: Wenn ich am Vorabend mal ein Gläschen zu viel getrunken habe, gibt's statt Kaffee einen Tee aus diesem besonderen Rosengewächs. Wie du dir jetzt wahrscheinlich denken kannst, besitzt diese wunderschöne Pflanze eine schmerzlindernde Wirkung. Das liegt an der Vorstufe zur Salicylsäure, die in ihr enthalten ist. Dieser Stoff ist nicht nur im Mädesüß, sondern auch in der Weidenrinde zu finden. Chemiker haben Anfang des 19. Jahrhunderts den Wirkstoff isoliert, und dann wurde er synthetisch hergestellt. Dieser nicht natürliche Stoff nennt sich Acetylsalicylsäure, und den finden wir heute im Aspirin. Ein Medikament, das gern und schnell genommen wird, sobald ein wenig der Kopf schmerzt oder eine Erkältung im Anmarsch ist. Nur hat alles Chemische seine Nebenwirkungen. Ich bekomme meist Magenschmerzen, und was wir auch wissen, ist, dass Aspirin das Blut verdünnt. Das natürliche Original überzeugt ohne Nebenwirkungen, denn das Besondere ist: Der Inhaltsstoff, der schmerzlindernd wirkt, wird anders als die Tablette erst in der Leber aktiv und dort umgewandelt. Das bedeutet zwar, dass die Wirkung langsamer in Kraft tritt, Magenschmerzen bleiben aber aus. Und das ist es, was mich immer wieder aufs Neue in der Pflanzenwelt so begeistert: Wenn ich ein wenig Geduld mitbringen kann, weil ich meine Beschwerden gut aushalte, dann kann ich ruhig auf die Natur vertrauen. Natürlich müssen Menschen, die unter einer Salicylatüberempfindlichkeit leiden, auf Mädesüß, aber auch auf Aspirin verzichten.

DIE HÜBSCHE HEILERIN VOM WEGESRAND

Dass uns das Mädesüß bei Kopfschmerzen helfen, kann weißt du nun schon. Aber ebenso fantastische Helferlein sind ihre cremeweißen Blüten in der Erkältungs- und Grippezeit. Dann, wenn uns Kopf-, Muskel- und Gliederschmerzen ans Bett fesseln. Oft können wir Erwachsenen im Gegensatz zu Kindern nicht mehr fiebern. Das wäre sehr günstig und würde uns schneller gesunden lassen. Mädesüß hilft uns als Tee genau dabei – Hitze aufzubauen und dann zu schwitzen.

Wirkung und Einsatzgebiete

Das Mädesüß ist als Tee eingenommen schweißtreibend. Es simuliert das Fieber, und das unterstützt den Körper beim Heilungsprozess. Noch dazu lindert es die schmerzhaften Erkältungssymptome. Wenn du bereits Fieber hast, wirkt der Mädesüßtee fiebersenkend. Er ist also immer eine gute Ergänzung zu allen anderen Maßnahmen, die du bei einer Erkältung, Grippe oder einem grippalen Effekt ergreifst.

Alles raus aus dem Körper

Schon in der Volksheilkunde haben Menschen immer auf diese süßlich riechende Heilpflanze gesetzt. Vor allem dann, wenn sie ihren Körper und insbesondere das Blut reinigen wollten. Sobald du den Tee trinkst, merkst du die leicht harntreibende Wirkung. Bereits mit vier Tassen Tee am Tag unterstützt du den Körper dabei, Körpergifte schonend auszuschwemmen. So eine kleine Entgiftungskur kannst du das ganze Jahr über immer mal wieder einplanen. Drei Wochen reichen jeweils.

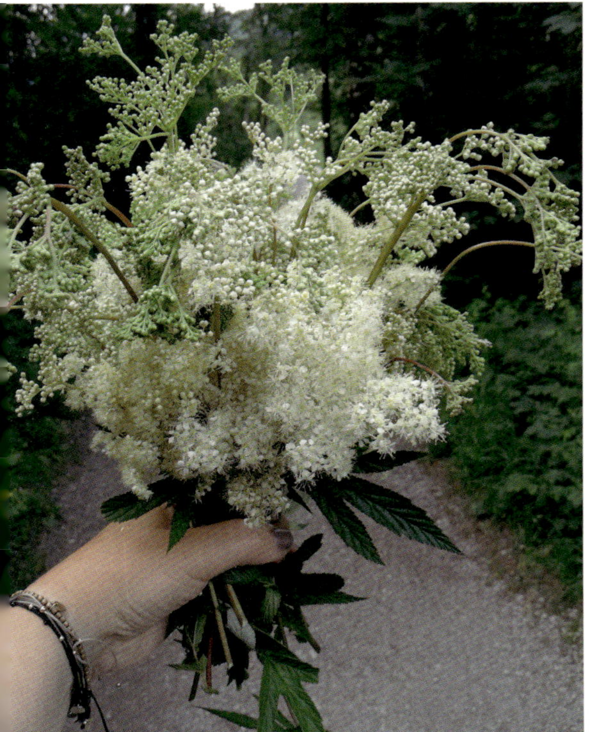

Rheumageplagte haben mit dieser alten Heilpflanze ebenfalls ein Mittel gefunden, das begleitend ein wenig Linderung bringen kann – und zwar durch seine entzündungshemmenden und schmerzlindernden Eigenschaften. Ein guter Partner dabei ist die Birke. Eine Teemischung aus Mädesüßblüten und Birkenblättern und drei Tassen täglich sind zu empfehlen, aber nicht länger als drei Wochen.

Fräulein Grüns Erfahrungstipp

Da die Mädesüßblüten sehr schnell wieder verwelken, solltest du sie am besten sammeln, wenn noch ein paar geschlossene Blütenknospen dabei sind. Beim Transportieren der gesammelten Pflanze solltest du einen Karton oder etwas Ähnliches verwenden. Lege dort die Blüten vorsichtig hinein, sonst verlieren sie viel von ihrem wertvollen Blütenstaub.
Zu Hause angekommen, lege die Pflanzen aus und gib ein dunkles Tuch darüber. Die noch vorhandenen Tierchen, die sich in den Blüten versteckt haben, folgen dem Licht und krabbeln unter dem Tuch hervor. Diesen Trick kannst du auch beim Holunder und jeder anderen Pflanze anwenden.

Süßes für die Küche

Neben ihren Fähigkeiten, unsere Schmerzen zu lindern, ist das Mädesüß aber auch ein gern gesehener Gast in der süßen Küche. In England wurden mit der Pflanze Bier und Wein gewürzt, in unseren Breiten fügte man es dem Honiggetränk Met hinzu. Aber es gibt auch in der modernen Küche viele Möglichkeiten, die süßen Blüten zu nutzen. Ähnlich wie beim Holunder kannst du aus den Mädesüßblüten einen Sirup machen, die Köpfe in Teig ausbacken oder eine süße Butter zaubern. Das Rezept für diese Mädesüßbutter findest du noch in diesem Kapitel.

Wo du es vor der Haustür findest

Das Mädesüß mag feuchte Füße. Überall da, wo Wasser fließt, oder auf feuchten Wiesen wirst du diese Heilpflanze finden. Du kannst dir das Mädesüß auch nach Hause in den Garten oder in einen Topf auf den Balkon holen. Hauptsache, du vergisst es nicht zu gießen.

Erkennungsmerkmale

Auch wenn das Mädesüß zu den Gewächsen der *Rosacea* gehört, erinnert der Blütenkopf ein wenig an ein watteartiges Doldengewächs. Der Kopf besteht aus vielen einzelnen, kleinen cremefarbenen Blüten. Der Stängel ist leicht rötlich und die Blätter sind meist dunkelgrün und gefiedert, an der Unterseite sind sie leicht behaart.

Sammelzeit

Gesammelt werden kann das Mädesüß in den Sommermonaten Juni, Juli, August.

Was du verwenden kannst

Blüten und Blätter.

REZEPTE UND ANWENDUNGEN

Wie beschrieben, kannst du dir bei Kopfschmerzen einen Tee zubereiten. Aber wenn du unterwegs bist oder vielleicht keine getrockneten Pflanzen mehr zu Hause hast, ist es sehr wertvoll, ein Fläschchen Tinktur auf Vorrat zu haben. Eine Tinktur besteht aus Alkohol, und der entzieht der Pflanze die Wirkstoffe, die wir benötigen.

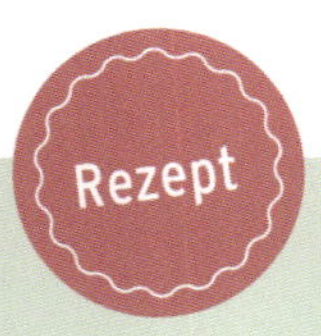

Mädesüßtee

Zutaten

1 Esslöffel getrocknete Blüten
¼ Liter Wasser

Die getrockneten Blüten mit kochendem Wasser übergießen und zehn Minuten zugedeckt ziehen lassen. Abseihen und etwas abgekühlt trinken.

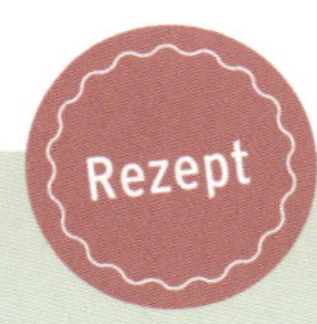

Kopfwehtinktur

Zutaten

Frische Mädesüßblüten (Menge je nach Größe des Schraubglases)

40-prozentiger Alkohol (zum Beispiel Korn)

Fülle ein Schraubglas zu einem Drittel mit frischen Blüten. Dafür solltest du die Blütenköpfe vorab ein wenig zerkleinern. Dann alles bis oben hin mit dem Alkohol vollfüllen und verschließen. Der Auszug sollte zwei bis vier Wochen stehen bleiben und idealerweise täglich einmal geschüttelt werden, damit die Wirkstoffe auch gut in den Alkohol übergehen. Sobald der Alkoholauszug fertig ist, alles abseihen und in dunkle Tropfflaschen füllen. Du kannst die Tinktur natürlich auch mit getrockneten Mädesüßblüten herstellen.

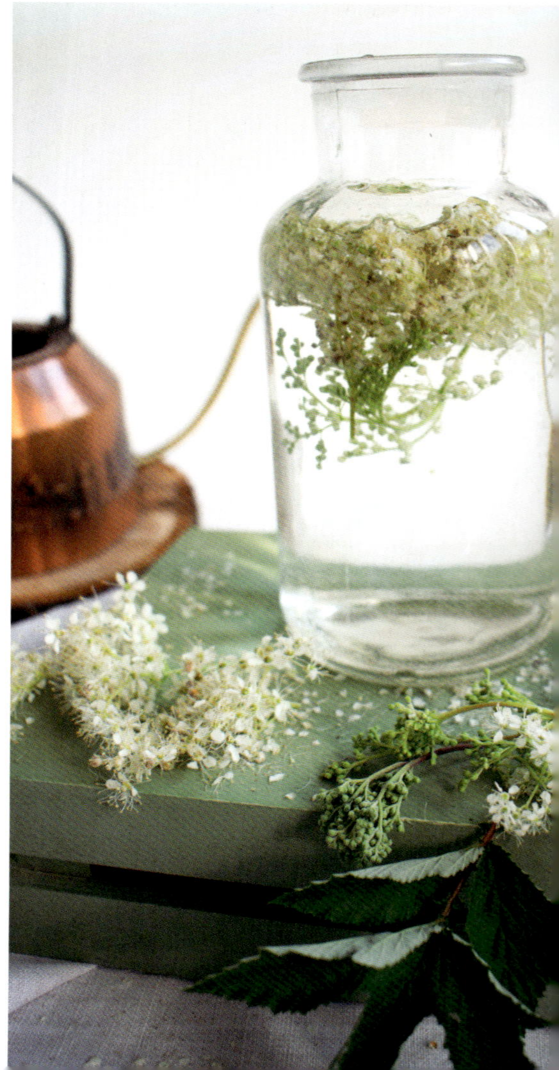

Je nach Körpergröße und Gewicht kannst du bei Kopfschmerzen ein- bis dreimal am Tag 15-20 Tropfen einnehmen. Wenn du die Tropfen nicht pur nehmen möchtest, kannst du sie auch in einem Glas Wasser lösen.

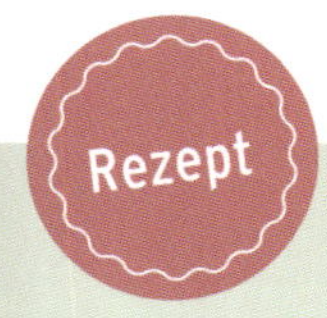

Süße Mädesüßbutter

Im Sommer ist diese Butter der Renner bei einem Brunch mit Freunden. Du kannst dieses Rezept natürlich auch noch mit anderen Sommerblüten wie Holunder oder Ringelblume verfeinern. Da ist dann auch das Auge sehr entzückt.

Zutaten

1 Handvoll frische Mädesüßblüten
250 Gramm Butter
2 Esslöffel Honig

Zunächst musst du die Blüten vorsichtig von den Stielen abzupfen. Die Butter sollte Zimmertemperatur haben und kommt in den Mixer, um dort cremig und weich geschlagen zu werden. Dann gibst du den Honig hinzu, und wenn alles gut verrührt ist, werden erst ganz zum Schluss die kleinen Blüten vorsichtig untergemischt. Behalte noch ein paar zum Garnieren zurück. Ich fülle die Butter dann in eine Silikonform ab und erhalte so kleine hübsche Butterpralinen. Ist alles abgefüllt, kommt die Form in den Kühlschrank.

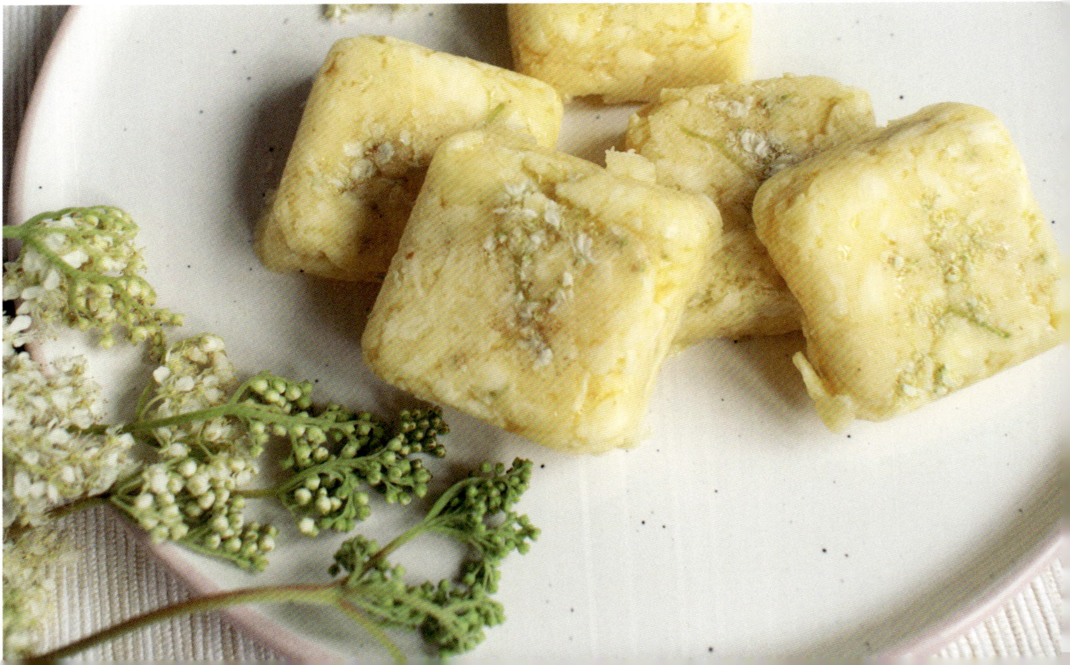

Mädesüß in der Naturapotheke

- Bei Kopfschmerzen (Tee, Tinktur)
- Bei Erkältung, Grippe, grippalem Infekt (Tee)
- Bei rheumatischen Beschwerden (Tee)
- Zur Blutreinigung und Entgiftung (Tee)

Mädesüß in der Küche

- Als Mädesüßsirup
- Als Blumenbutter
- Als Garnitur über Desserts

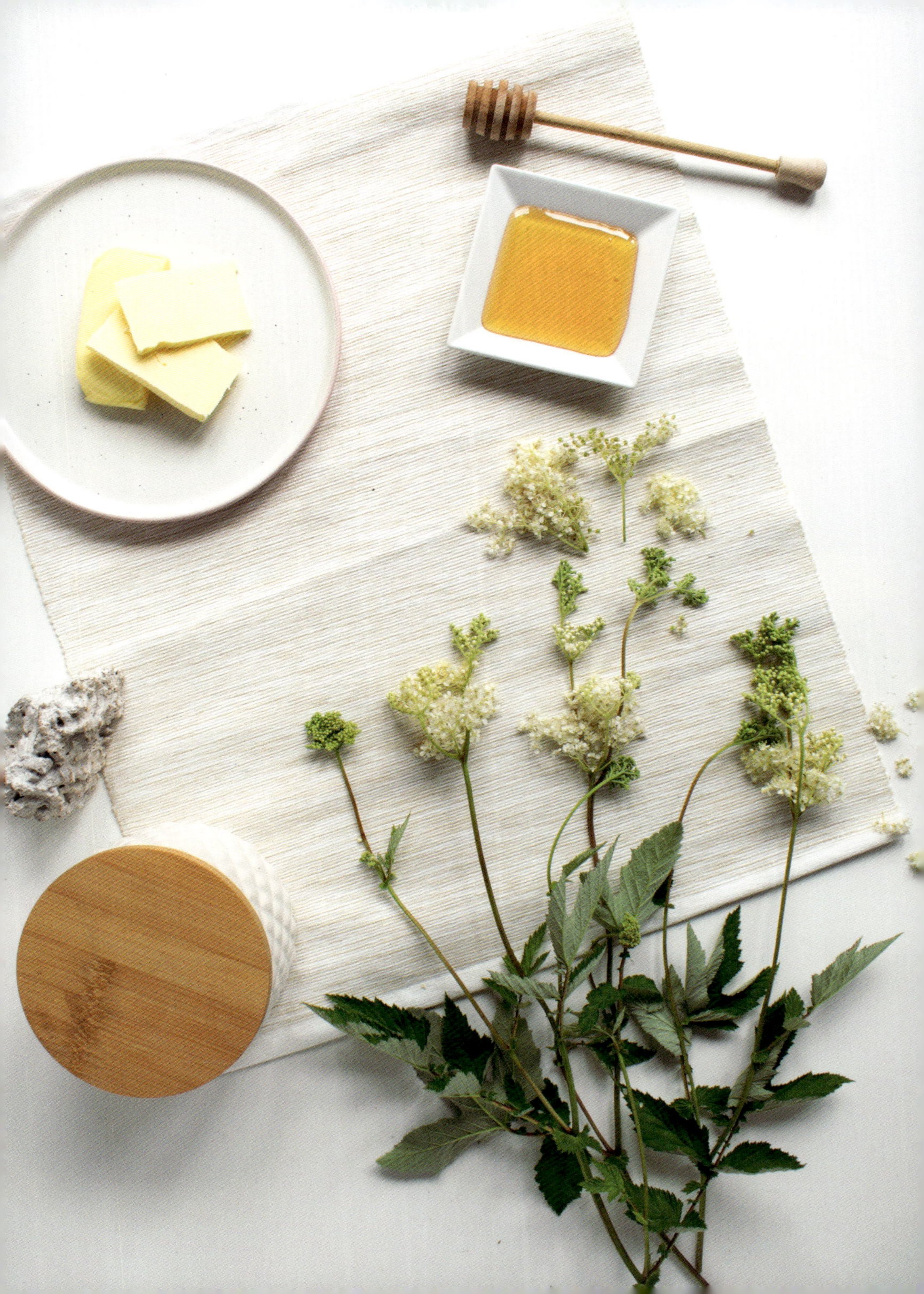

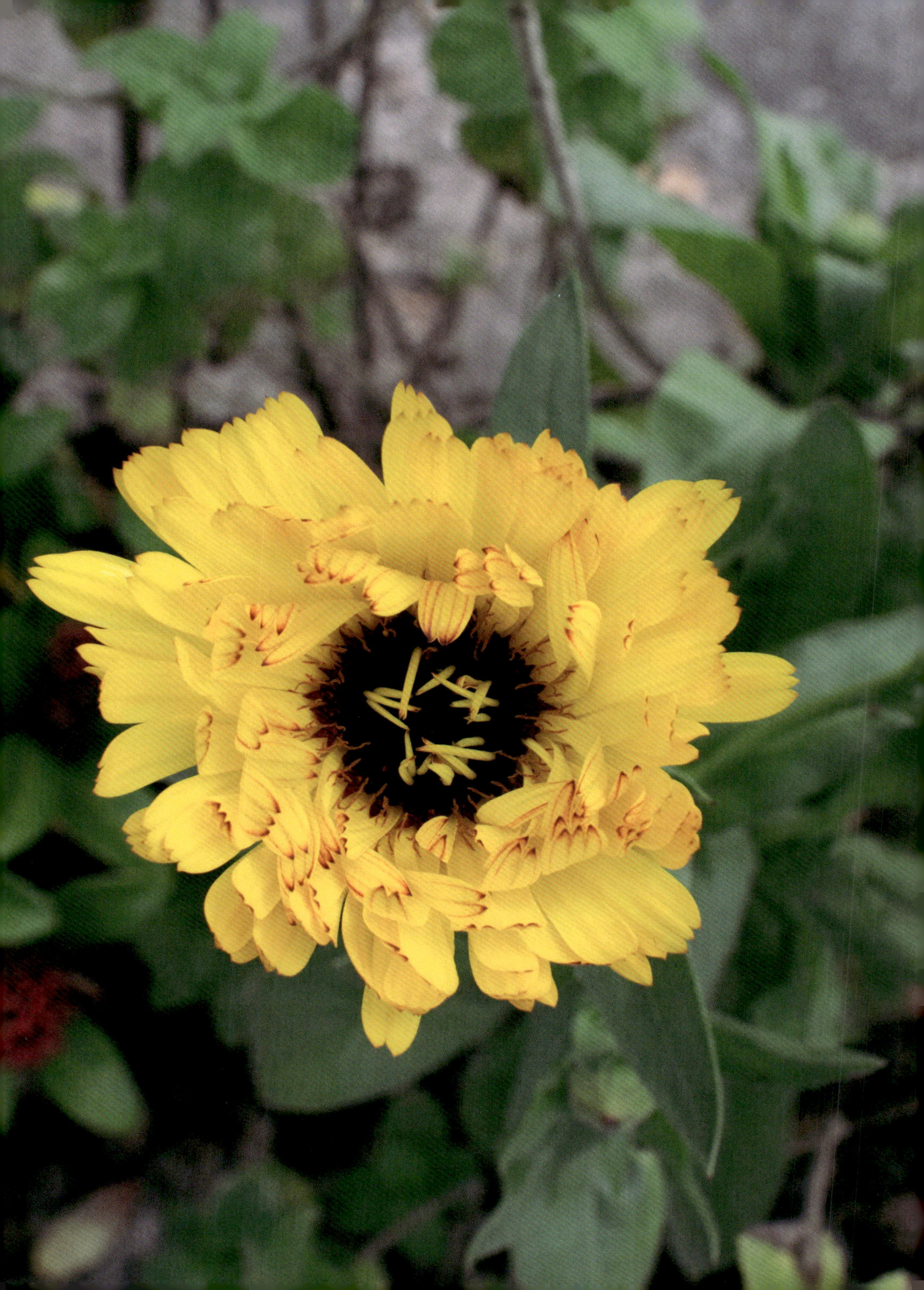

Ringelblume – die Altbekannte

Manche haben es geschafft – und sie gehört dazu. Die Ringelblume hat Jahrhundert um Jahrhundert überlebt und ist niemals, so wie viele andere ihrer wirksamen Kolleginnen, in Vergessenheit geraten. Dass dieses sonnige Blümchen eine tolle Heilwirkung hat, wissen viele. Die Ringelblumensalbe wird vielerorts angeboten, denn, ja, sie gehört in jede Hausapotheke und wird bei kleinen Verletzungen gern eingesetzt. Aber jetzt mal ehrlich: Würdest du nicht auch lieber deine eigene Ringelblumensalbe herstellen als eine zu kaufen? Nach diesem Kapitel steht diesem Vorhaben nichts mehr im Weg. Und auch wenn sie der Star unter den Kräutern ist, gibt es noch vieles über sie zu entdecken.

DAS SONNENKIND

Von gelb bis goldorange: Die Ringelblume ist das Sinnbild der Sonne, und auch wenn die Wettervorhersage nicht sieht, dass ein Regenschauer kommt, sie weiß es. Sobald sich ihr Blütenköpfchen schließt, kannst du sicher sein, dass Regen auf dem Programm steht. Sie ist überhaupt die Heilpflanze, von der ich viel über die Signaturenlehre gelernt habe, von der ich dir bereits erzählt hatte. Pflanzen sagen uns oft durch ihr Aussehen oder ihre Art, wobei sie uns unterstützen können. Sammelst du von der Ringelblume die Blütenköpfe, bildet sich an der Schnittstelle am Stängel eine weiße Flüssigkeit, die sozusagen ihre Wunde verschließt. Diese Wirkung kann auf den Menschen übertragen werden. Ihre Heilkraft ist es nämlich tatsächlich, Wunden schneller heilen zu lassen. Deswegen gehört die Ringelblumensalbe zu den Allroundsalben, wenn es um kleinere Verletzungen geht. Allerdings stecken noch so viel mehr Heilkräfte in ihr.

DIE MUTTER ALLER HEILSALBEN

Die Ringelblume wird seit jeher hauptsächlich als Salbe verwendet. In früheren Zeiten wurde diese auch bei Blutergüssen, Venenentzündungen, Quetschungen oder Gelenkproblemen verwendet. Aber das ist noch lange nicht alles. Sie ist die Hautspezialistin bei Entzündungen, Akne, Abszessen, Verbrennungen oder auch Erfrierungen, aufgeschürften Knien, rissigen Händen und trockenen Lippen. Die Ringelblume ist eine ideale Heilerin für Babys und Kleinkinder, wenn diese unter einem wunden Popo leiden, und Mütter, deren Brüste entzündet sind, können sich ebenfalls auf Linderung durch sie freuen.

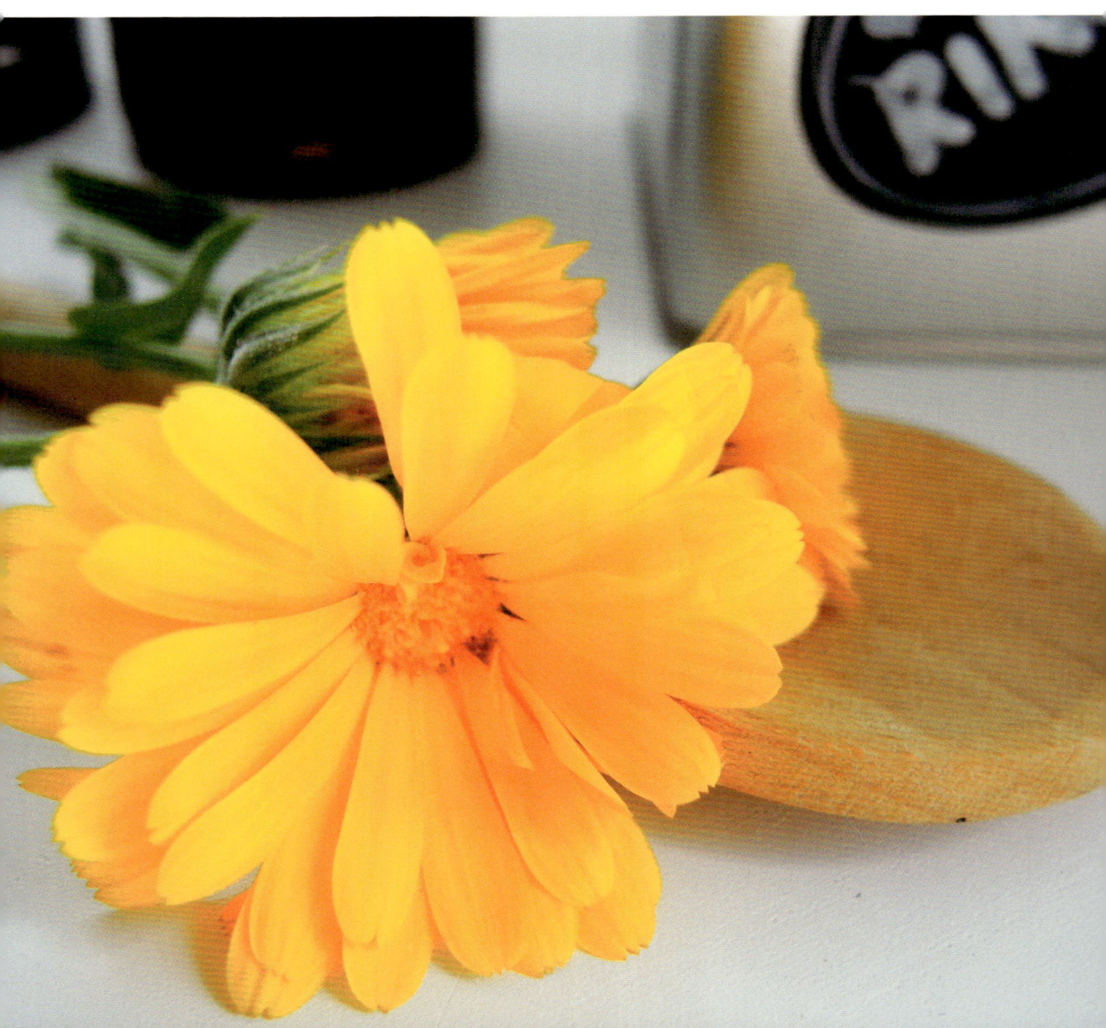

Wirkung und Einsatzgebiete

Die Ringelblume punktet mit Inhaltsstoffen wie ätherischem Öl, Flavonoiden und Saponinen, die ihr Eigenschaften verschaffen wie:

- wundheilend
- antiseptisch
- entzündungshemmend
- granulationsfördernd

Letzteres bedeutet, dass die Gewebebildung angeregt wird, und das ist der Grund, warum Wunden durch die Ringelblume schneller und besser verheilen. Sie schafft es, unseren Zellen einen Push zu geben, und vernichtet gleichzeitig Viren, Bakterien und Keime. Eine komplette Armee wirkt in so einem süßen Blütenkopf, die nur ein Ziel hat: Alles muss schnell verheilen, auch bei sehr komplizierten Wunden. Man weiß in der Naturheilkunde, dass uns die Ringelblume bei allen Verletzungen den nötigen Kick gibt.

Was die wenigsten wissen, ist, dass vor allem die orangefarbenen Ringelblumen in der Küche als »falscher Safran« verwendet wurden. Echter Safran ist ja eines der teuersten Gewürze der Welt, und um trotzdem ein wenig gelbe Farbe in das Essen zu bringen, hat man sich in vergangenen Tagen der orangen Zungenblüten bedient. Versuch es doch einfach mal und koch deinen Reis mit einer Handvoll der orangen Blütenblätter. Auch in der Küche sind der Ringelblume keine Grenzen gesetzt, sie hat zudem kaum einen Eigengeschmack. Auch in Desserts, Blütenzucker oder Teemischungen macht sich die Ringelblume sehr gut. Und die tollen Wirkungen auf den Körper sind dann inklusive.

Fräulein Grüns Erfahrungstipp

Ringelblumen finden bei mir immer auch ihren Weg in mein Bauernbrot mit Sauerteig. Ein paar Blütenblätter sind das i-Tüpfelchen, und ich versorge meinen Körper prophylaktisch schon durch mein Essen mit ein paar der Heilwirkungen. Wenn du das Rezept für die Herstellung eines Sauerteiges willst: Es ist auf meinem Blog *www.fräuleingrün.at* zu finden.

Wo du sie vor der Haustür findest

Die Ringelblume gehört bereits seit dem Mittelalter als Zier- und Heilpflanze in unsere Gärten. Der einjährige Korbblütler ist dazu ein Gartenmeister, denn seine tiefen Wurzeln lockern den Boden, und er hält außerdem Schädlinge fern.

Erkennungsmerkmale

Die Ringelblume zählt wie gesagt zu den Korbblütlern (Achtung bei einer Allergie) und kann gelbe oder orange Zungenblüten haben. Je stärker orange diese sind, desto mehr Heilkraft soll sie besitzen. Die Stängel sind kantig und flaumig behaart. Die Blätter sind lanzettlich, manchmal auch eierförmig und wachsen wechselständig. Die Samen (Achäne) geben der Pflanze den Namen, denn sie ringeln sich zusammen. Ein paar sammle ich jedes Jahr, um sie überall im Garten zu verteilen, aber die *Calendula* (so ihr lateinischer Name) sät sich auch selbst sehr brav aus.

Sammelzeit

Die Blütenköpfe werden zwischen Juni und September, bei entsprechender Wetterlage auch noch im Oktober gesammelt.

Was du verwenden kannst

Man nutzt den ganzen Blütenkopf oder nur die Zungenblütenblätter. Das bedeutet, dass du entweder den ganzen Blütenkopf mit den Fingern abknipst oder, wenn du den Bienen noch etwas übrig lassen möchtest, nur die länglichen orange- und gelbfarbenen Zungenblüten absammelst und die Blütenkörbe stehen lässt.

REZEPTE UND ANWENDUNGEN

Auch wenn der Klassiker die Ringelblumensalbe ist, kannst du dir trotzdem auch einen Tee aus der sonnigen Blume zubereiten. Du förderst damit von innen die Regeneration. Auch Kompressen können gemacht werden: bei aufgeschlagenen Knien, Quetschungen oder Hautentzündungen. Dafür musst du nur einen starken Ringelblumentee kochen, ihn abkühlen lassen, ein Tuch darin tränken und auflegen.

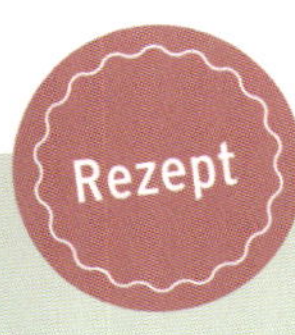

Ringelblumentee

Zutaten

1 Teelöffel getrocknete oder
2 Teelöffel frische Ringelblumen

¼ Liter Wasser

Für den Tee übergießt du die Blüten mit heißem Wasser. Mindestens 15 Minuten ziehen lassen, danach abseihen.

Ringelblumensalbe – das ideale Wundmittel

Es heißt immer, eine Salbe zu machen, benötigt Zeit und Hingabe. Nicht, weil das Salbenrühren an sich so lange dauert. Doch um die ganzen Wirkstoffe aus der Pflanze zu bekommen, muss diese entweder in Alkohol oder in Öl ausziehen. Und für eine gute Ringelblumensalbe benötigst du beides, sowohl eine Tinktur als auch das Öl. Ich werde dir also beides einzeln als Rezept mit auf den Weg geben – und im dritten Schritt geht es dann an die Salbe.

Ringelblumenöl

Zutaten

Angetrocknete Ringelblumen

Hochwertiges kaltgepresstes Olivenöl

Wenn du die Ringelblumen frisch gepflückt hast, sollten sie einen Tag lang antrocknen, sonst kann es sein, dass sie im Schraubglas zu schimmeln beginnen. Dafür legst du die frischen Ringelblumen auf ein Trockengitter oder, wenn du das nicht hast, einfach auf ein Leinentuch. Schon nach einem Tag füllst du sie in ein Schraubglas – bis zu einem Drittel hoch. Danach mit hochwertigem Olivenöl auffüllen. Das Glas wird verschlossen und sollte für mindestens zwei bis drei Wochen auf dem Fensterbrett sonnig stehen. Ideal ist es, wenn das Glas jeden Tag ein wenig geschüttelt wird. Nach der Stehzeit einfach das fertige Öl abseihen und in ein dunkles Glas füllen.

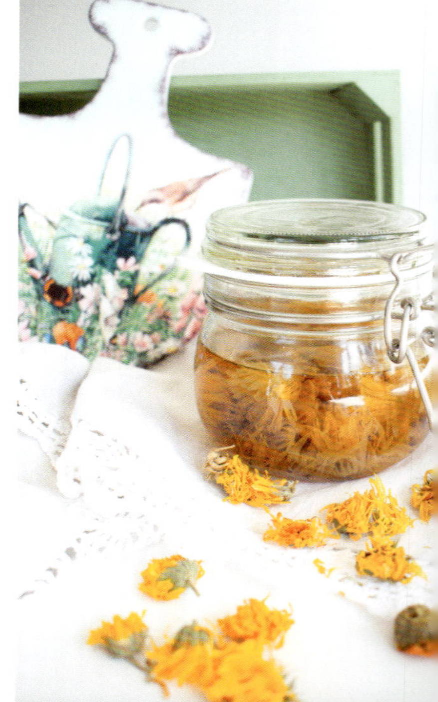

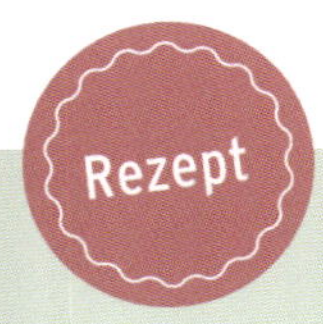

Ringelblumentinktur

Zutaten

Frische Ringelblumen

40-prozentiger Alkohol (zum Beispiel Korn)

Hierbei kannst du direkt die frischen Ringelblumen in ein Schraubglas geben. Wieder zu einem Drittel füllen und mit dem Korn auffüllen. Wie auch beim Öl mindestens zwei bis drei Wochen auf dem Fensterbrett sonnig stehen lassen und täglich schütteln. Nach der Stehzeit abseihen, abfüllen und fertig.

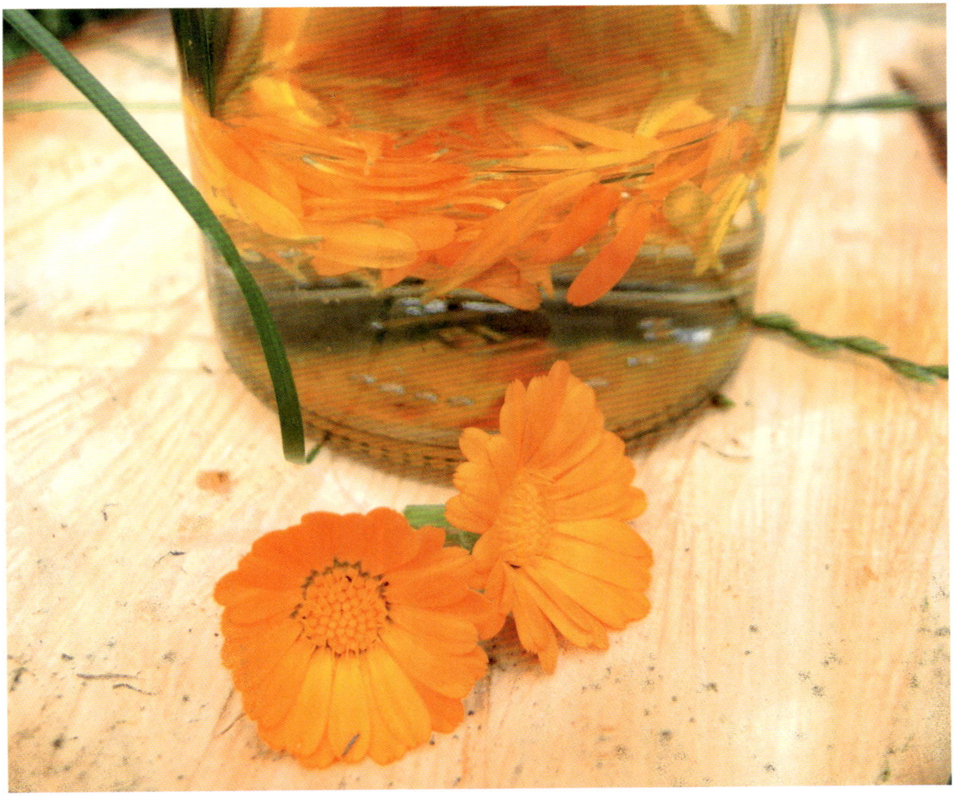

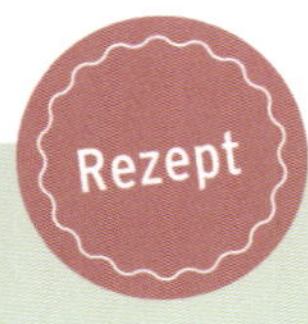

Ringelblumensalbe

Zutaten für etwa vier Tiegel à 50 Milliliter

200 Gramm Ringelblumenöl
1 Handvoll frische Ringelblumenblüten
20 Gramm Bienenwachs
30 Gramm Ringelblumentinktur

Das Ringelblumenöl auf kleinster Stufe erhitzen, die frischen Ringelblumen dazugeben und etwa 30 Minuten ausziehen lassen. Aufpassen, dass das Öl nicht zu heiß wird, sonst hast du frittierte Ringelblumen. Danach das Öl abseihen, Ringelblumen im Sieb gut auspressen und das Öl zurück in den Topf gießen. Nun das Bienenwachs schmelzen, die Tinktur dazugeben, gut durchrühren und anschließend alles in saubere Tiegel füllen. Abkühlen lassen, Deckel drauf und fertig. Am besten bewahrst du die Ringelblumensalbe an einem kühlen Ort auf. Haltbar ist sie etwa ein Jahr lang – und dann blühen schon wieder die nächsten Ringelblumen.

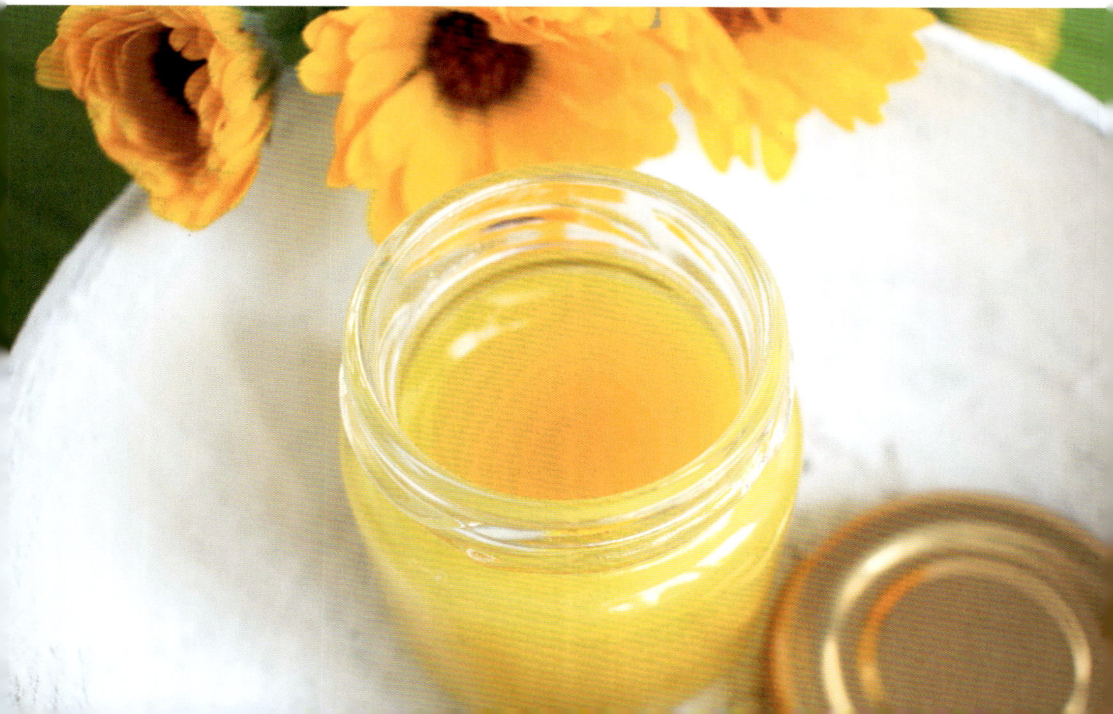

Die Ringelblume in der Naturapotheke

- Bei Wunden und wunder Haut, Quetschungen, rissigen Händen und Lippen, zur Narbenpflege (Salbe)
- Bei Hautentzündungen, Verstauchungen, Blutergüssen, Abszessen (Tee, Kompressen)

Die Ringelblume in der Küche

- Zum gelblichen Einfärben von Reis und Kuchen
- Für Blütenzucker
- Zum Garnieren von Desserts oder Salaten

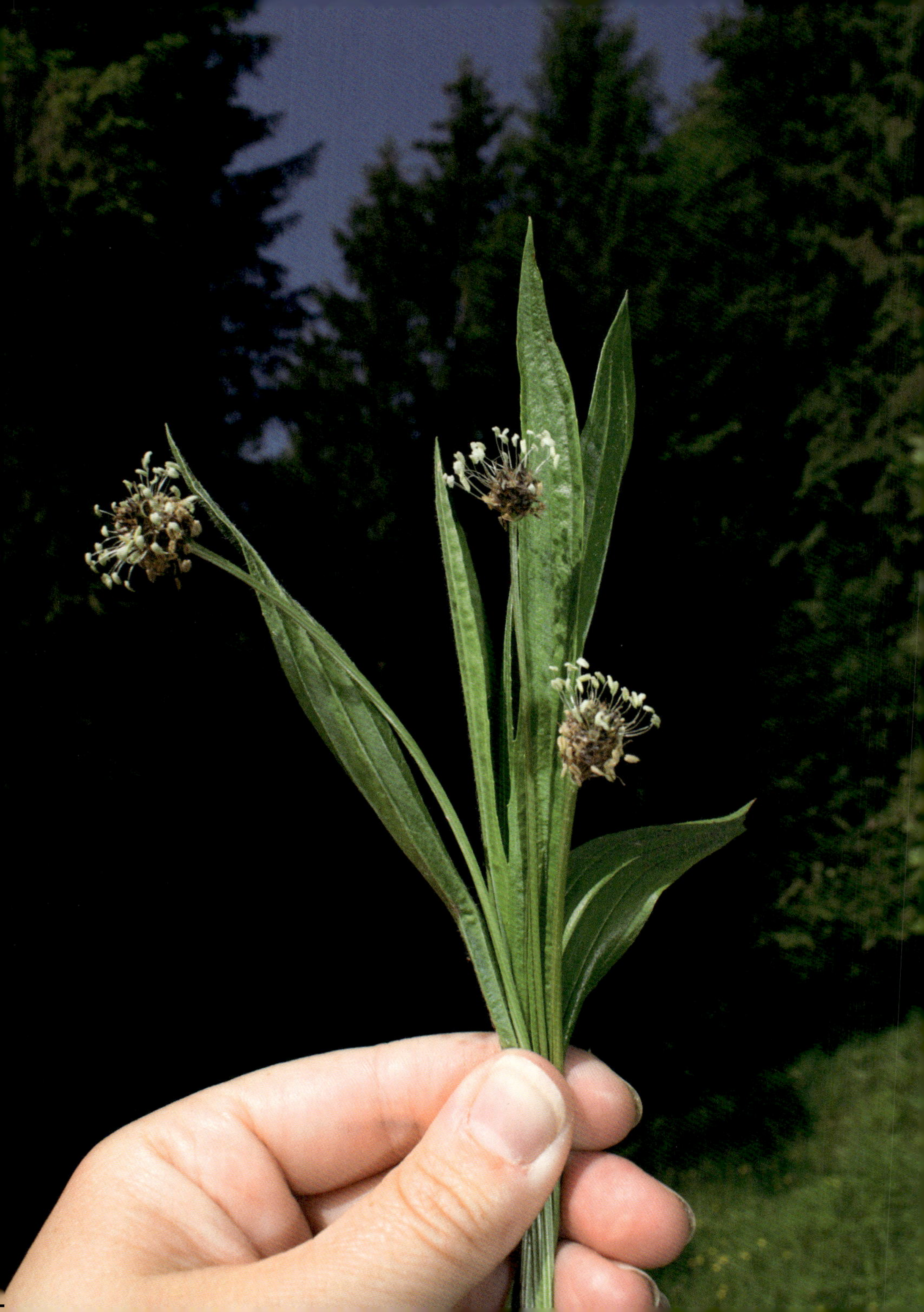

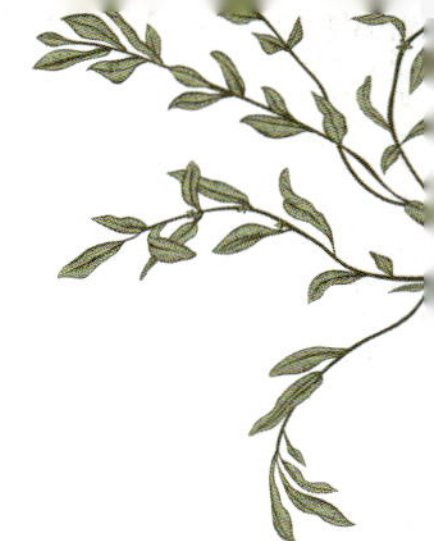

Spitzwegerich – der Wegbegleiter

Der Spitzwegerich ist mein persönliches Erste-Hilfe-Kraut, mein stetiger Wegbegleiter, mein Sofort-Schmerzlinderer, wenn ich gemeinsam mit meinem Hund die Salzburger Berge erobere und mich irgendwie verletze. Der frische Saft, der austritt, wenn man die grünen langen Blätter zwischen den Fingern zerquetscht, hat eine antibiotische Wirkung und hilft somit bei kleinen Wunden, Blasen und Insektenstichen. Aber der Spitzwegerich kann noch mehr: Diese alte Heilpflanze gehört zu den wichtigsten Hustenkräutern, die wir vor unserer Haustür finden.

Das Erste-Hilfe-Kraut

Ich habe leider erst sehr spät begonnen, die großen und kleinen Berge in den Alpen zu erkunden. Als Österreicherin war ich immer schon von ihnen umgeben. Doch in meinen Zwanzigern hatte ich jahrelang mehr Lust auf Stadtaction als auf Bergidylle. Als mich in meinen Dreißigern die Kräuterleidenschaft gepackt hat, musste ich, nein, wollte ich hinauf – denn nur dort oben, da blühen sie, die Alpenkräuter. Von ihnen sagt man, dass sie noch mehr Kraft in sich tragen, weil sie besonders harten Witterungen ausgesetzt sind. Stürme, Schnee, Wind, starke Sonneneinstrahlung, da kann man sich schon vorstellen, wie robust Alpenpflanzen sind.

Natürlich musste ich langsam anfangen, die Berge zu erobern. Zuerst bestieg ich nur kleine Hügel und musste mich von fitten Senioren überholen lassen, die noch bei der größten Steigung fröhlich dahinplauderten, während ich versuchte, bei jedem Schritt meinen Atem zu finden. Aber nun ist es eine Sucht für mich, eine Energiequelle, ein Ausweg aus dem städtischen, lauten Alltag. Jede

Anstrengung ist es wert, oben dann die Fernsicht zu genießen und die reine Luft einzuatmen. Ich habe das Glück, dass ich an einem Ort lebe, wo ich jederzeit auf einen Berg flüchten kann. Aber auch wenn ich das nicht könnte, wüsste ich, dass ich meine Urlaube nicht mehr nur dort planen würde, wo Sand durch meine Zehen rieselt. Nein, ich habe erkannt, welche Energie und Ausgeglichenheit mir die Bewegung in der Natur, in den Bergen schenkt. Vielleicht ist das auch für dich ein Anreiz, einen kleinen Hügel oder großen Berg zu erobern. Denn egal, wo du dich bewegst, das Geschenk, dich so zufrieden zu fühlen und dabei auch noch Kräuter zu entdecken, ist eines, das du dir nur selbst machen kannst, mit jedem Schritt. Und genau das Kraut, dass mich seit meinen ersten Touren immer begleitet, ist der Spitzwegerich. Entlang eines jeden Wanderweges ist er da und mein Helfer bei größeren oder kleineren Blessuren und auch bei Bienen- und Insektenstichen.

DAS WICHTIGSTE ÜBER DEN SPITZWEGERICH

Was alles in dieser Heilpflanze steckt, liest sich wie das »Who is who?« der Heilwirkstoffe. Da sind:

- Schleimstoffe
- Aucubin
- Gerbstoffe
- Bitterstoffe
- Kieselsäure und vieles mehr

Durch das Aucubin wirkt der frisch verwendete Spitzwegerich antibiotisch. Wenn kleine Wunden versorgt werden müssen, ein Insektenstich furchtbaren Juckreiz verursacht oder dich sogar eine Biene sticht, dann nimm dir ein paar Blätter in die Hand und zerquetsche sie solange zwischen deinen Fingern, bis der frische Saft austritt. Diesen dann einfach auf die betroffene Stelle träufeln – und weg ist der Schmerz. Ich bin jedes Mal wieder erstaunt, wie schnell, also wirklich innerhalb weniger Sekunden, der Schmerz nachlässt. Da ich ja bekennende Barfußläuferin bin, hatte ich leider schon so einige schmerzende Begegnungen mit stechenden Insekten – und da ist der Spitzwegerich mein Bienenstich-Pflaster. Beim Wandern hole ich mir auch den großen Bruder, den Breitwegerich zu Hilfe. Dieser legt sich bei Bedarf, wie sein Name schon verrät, mit seiner breiten Form genau über die Fersen, wenn eine Blase zum Problem wird. Dann einfach den Socken wieder drüberziehen und die Schuhe an. Und wie auch der Spitzwegerich lindert er Schmerzen sehr schnell, wirkt kühlend und heilend.

Wirkung und Einsatzgebiete

Schon in der Volksmedizin wurde der Spitzwegerich bei schlecht heilenden Wunden eingesetzt. Das Rezept für eine Wundheilsalbe mit Spitzwegerich und Gänseblümchen findest du auf www.fräuleingrün.at. Neben dieser ganz wunderbaren Wirkung, die ihn zu meinem Nummer-1-Wiesenpflaster macht, hat das Wegerichgewächs noch eine zweite unfassbare Wirkung: Es ist eines der besten Hustenmittel der Natur.

Die ideale Hustenpflanze für Groß und Klein

Die antibiotische Wirkung der Blätter unterstützt bei lästigem Husten. Der Spitzwegerich zählt zu den Schleimpflanzen und lindert damit schnell den Hustenreiz. Besonders Kinder vertragen dieses Naturheilmittel sehr gut. Es ist eher unüblich, einen Tee aus den getrockneten Blättern zu machen. (Wenn doch, musst du ihn kalt ansetzen, sonst werden die Schleimstoffe zerstört.) Der Spitzwegerich wird meist in Form eines Hustensaftes eingenommen. Dieser Sirup legt sich wie ein schützender Film über die gereizten Stellen, und dort beginnen die Inhaltsstoffe des Krautes zu wirken – das Rezept folgt gleich.

Der Ersatz-Champignon

Doch damit noch nicht genug seiner Künste. Neben dem Einsatzfeld Kräuterapotheke ist der Spitzwegerich auch in der Kräuterküche sehr gefragt. Seine Blätter und noch mehr seine Blütenköpfchen schmecken wie Champignons. Daraus kannst du eine Wiesensuppe zaubern, die tatsächlich wie eine – österreichisch gesagt – Schwammerlsuppe mundet.

Fräulein Grüns Erfahrungstipp

Wenn ich unterwegs bin und eine Wunde an mir versorgen muss, dann zerkaue ich zwei bis drei Spitzwegerichblätter im Mund. Was wir leider oft vergessen, ist, dass Speichel ebenfalls heilende Wirkungen hat. Deshalb lecken Tiere auch immer ihre Wunden. In Kombination mit dem Saft des Spitzwegerichs schaffe ich mir so ein starkes Wundheilmittel: Der Saft tritt beim Kauen aus den Blättern, und dann lege ich das zerkaute Kraut auf die Wunde.

Wo du ihn vor der Haustür findest

Der Spitzwegerich liebt es, auf Wegen und an Wegrändern zu wachsen. Aber auch der klassische Rasen in unseren Gärten ist seine Heimat.

Erkennungsmerkmale

Wie es der Name schon verrät, sind seine Blätter sehr spitz und lang und wachsen aus einer Rosette. Ein eindeutiges Merkmal sind die etwa fünf bis sieben länglichen Nerven, die seine Blätter durchziehen. An langen Stielen wachsen seine braunen Blütenköpfchen, die zwischen Mai und September eher unscheinbar blühen.

Sammelzeit

Das macht ihn zum idealen Partner: Der Spitzwegerich wächst fast das ganze Jahr über. Auch wenn der Winter sehr mild ist, kannst du seine Blätter pflücken.

Was du verwenden kannst

Die Blätter und Blütenköpfchen kommen zum Einsatz, wobei Letztere nur in der Küche genutzt werden.

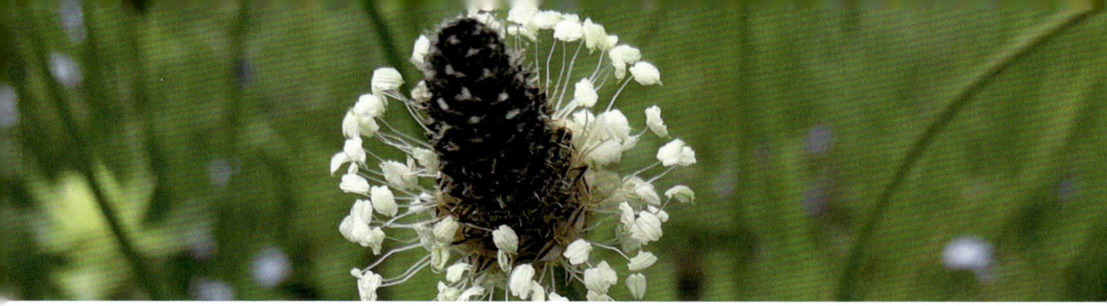

REZEPTE UND ANWENDUNGEN

Es gibt zwei Möglichkeiten, einen Hustensaft herzustellen. Wer im Frühjahr oder Sommer nicht die Zeit gefunden hat, den sogenannten Schichthustensaft zuzubereiten, kann einen Sirup durch Aufkochen des Krautes machen. Mehr heilende Wirkstoffe sind aber im Schichthustensaft enthalten, da dieser langsam und schonend auszieht. Wirksam sind beide.

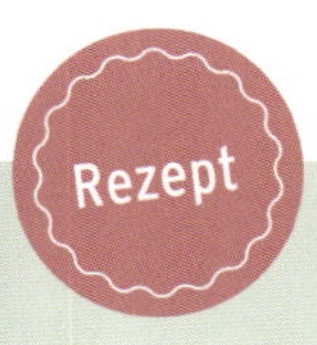

Schichthustensaft

Zutaten

Spitzwegerichblätter
Brauner Zucker

Die Spitzwegerichblätter werden vorsichtig gewaschen und zerkleinert. Zuerst gibst du in ein Schraubglas eine etwa zwei Zentimeter dicke Schicht braunen Zucker, dann folgt eine genügend dicke Schicht zerkleinerter Blätter (diese Pflanzenschicht darf ruhig doppelt so dick wie die Zuckerschicht sein). Diese Schichtung wird so oft wiederholt, bis das Glas bis oben hin gefüllt ist. Der braune Zucker bildet den Abschluss. Dann das Glas luftdicht verschließen. Danach, so sagt es die Volksheilkunde, sollte das Glas für mindestens zwei Monate im Erdboden vergraben werden, da hier die Temperatur konstant ist. Es funktioniert aber auch wunderbar in einem kühlen Keller oder an einem anderen kühlen

Ort. Nach etwa zwei Monaten hat sich durch den Pflanzensaft der Zucker verflüssigt. Nun kannst du den Saft abseihen und in eine saubere Flasche füllen. Der Hustensaft hält sich im Kühlschrank gut ein Jahr. Bei Husten oder Kratzen im Hals wird er wie folgt eingenommen: für Erwachsene ein Esslöffel drei- bis fünfmal am Tag, für Kinder ein Teelöffel drei- bis fünfmal am Tag.

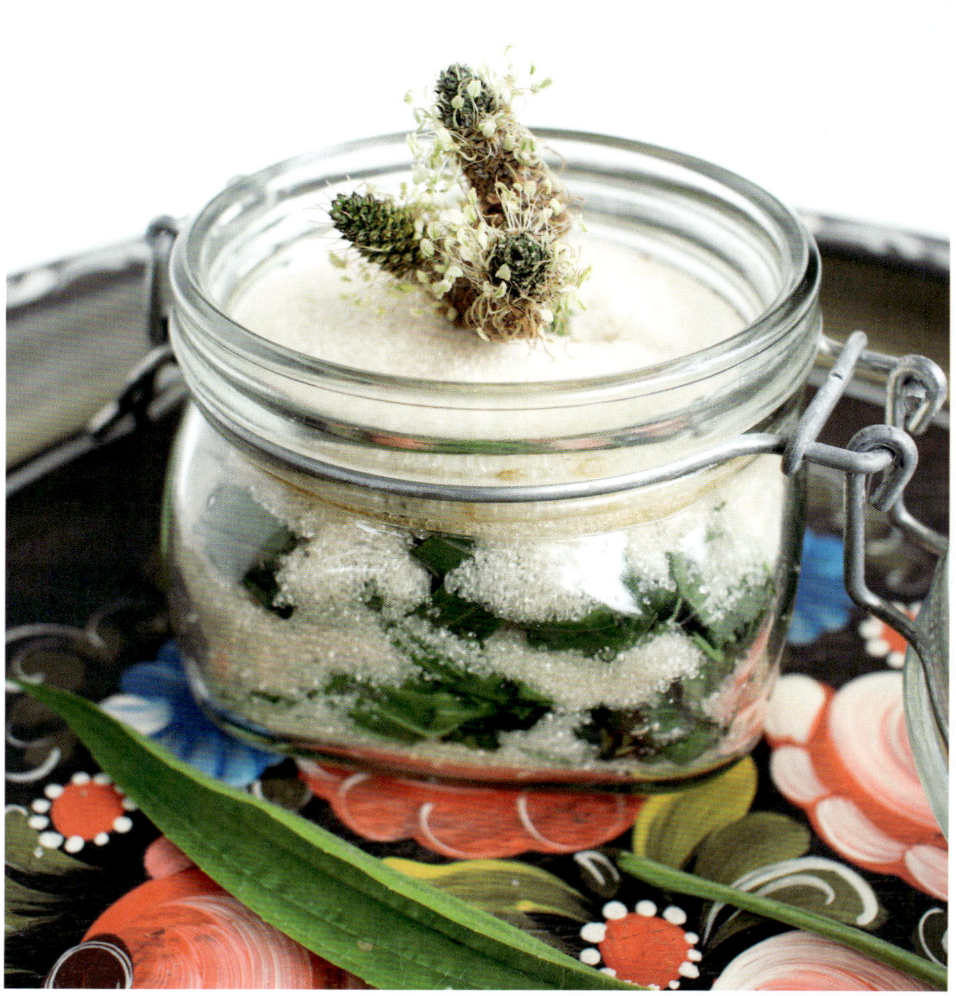

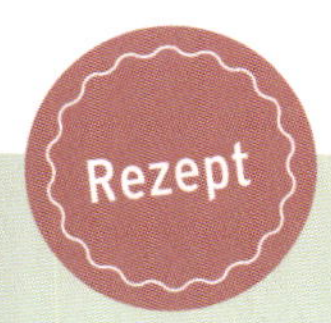

Schneller Hustensaft

Zutaten

1 Handvoll Spitzwegerichblätter
200 Milliliter Wasser
100 Milliliter brauner Zucker oder Honig

Die Spitzwegerichblätter zerkleinern und im kalten Wasser einen halben Tag lang ansetzen, damit die wertvollen Schleimstoffe ins Wasser übergehen. Nun das Wasser abseihen und mit dem Zucker oder Honig erwärmen, damit sich das Süßungsmittel auflöst. Beim Honig das Wasser nicht zu heiß werden lassen (maximal 40 Grad), sonst sind die wertvollen Inhaltsstoffe zerstört. Je länger du die Flüssigkeit auf dem Herd lässt, desto sirupartiger wird der Saft.

Dieser schnelle Hustensaft hält sich im Kühlschrank gut zwei Wochen. Nimm bei Bedarf einen großen Esslöffel davon ein und behalte den Sirup ein wenig im Mund, bevor du ihn runterschluckst.

Spitzwegerichsuppe

Zutaten für zwei Personen

2 Esslöffel Butter
½ rote Zwiebel, fein gehackt
1 Kartoffel
¾ Liter Wasser
2 Handvoll Spitzwegerichblätter
4 Esslöffel Sahne
2 Teelöffel Gemüsebrühe
1 Handvoll Spitzwegerichköpfchen

In einem Topf anderthalb Esslöffel Butter erwärmen und die Zwiebelstücke darin anbraten. Die Kartoffel schälen und klein schneiden. Mit dem Wasser und den gewaschenen Spitzwegerichblättern in den Topf geben und alles so lange kochen, bis die Kartoffelstückchen weich sind. Nun mit einem Stabmixer alles im Topf pürieren, mit Sahne und Gemüsebrühe abschmecken. Die Spitzwegerichköpfchen in einer Pfanne mit einem halben Teelöffel Butter leicht anbraten und vor dem Servieren über die Suppe streuen.

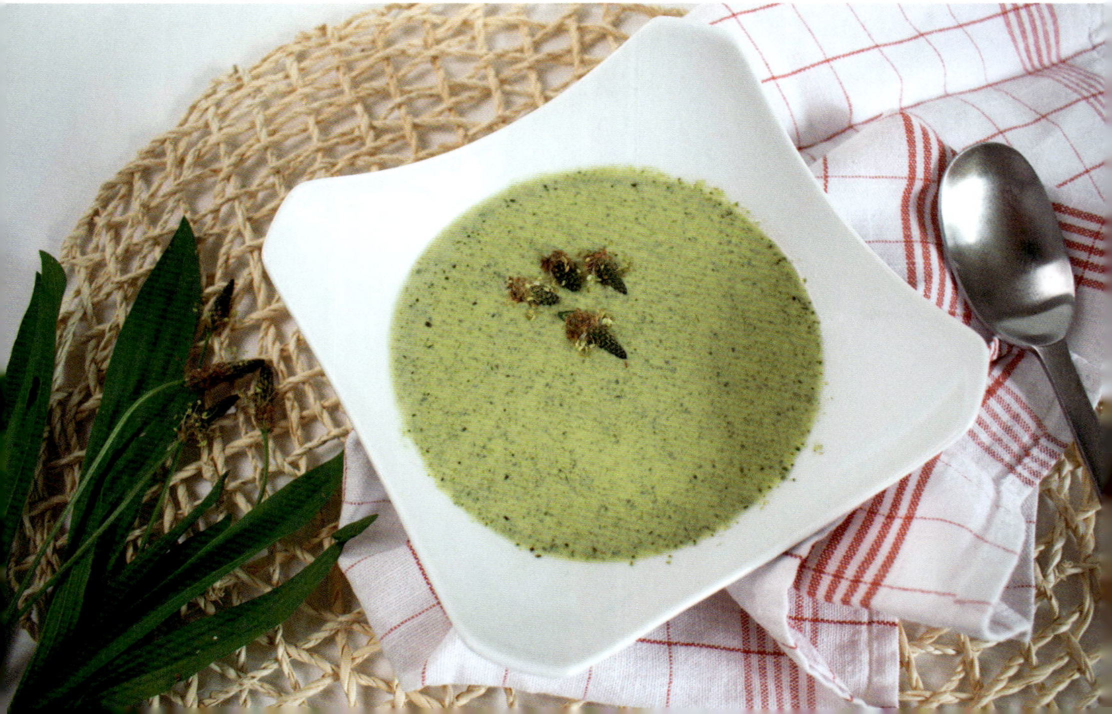

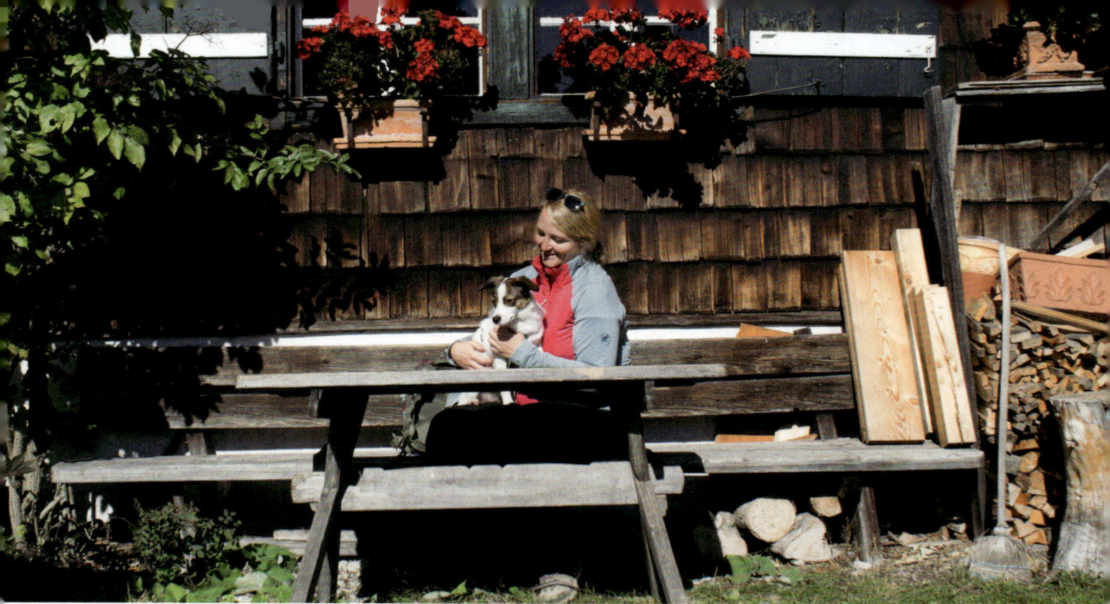

Der Spitzwegerich in der Naturapotheke

- Bei Insektenstichen (Frischpflanzensaft)
- Bei Blasen an den Füßen (Blätter des Breitwegerichs)
- Bei kleinen Wunden (Frischpflanzensaft oder Salbe)
- Bei Reizhusten (Hustensaft)

Der Spitzwegerich in der Küche

- Sehr gut für Suppen, Salate und im Smoothie

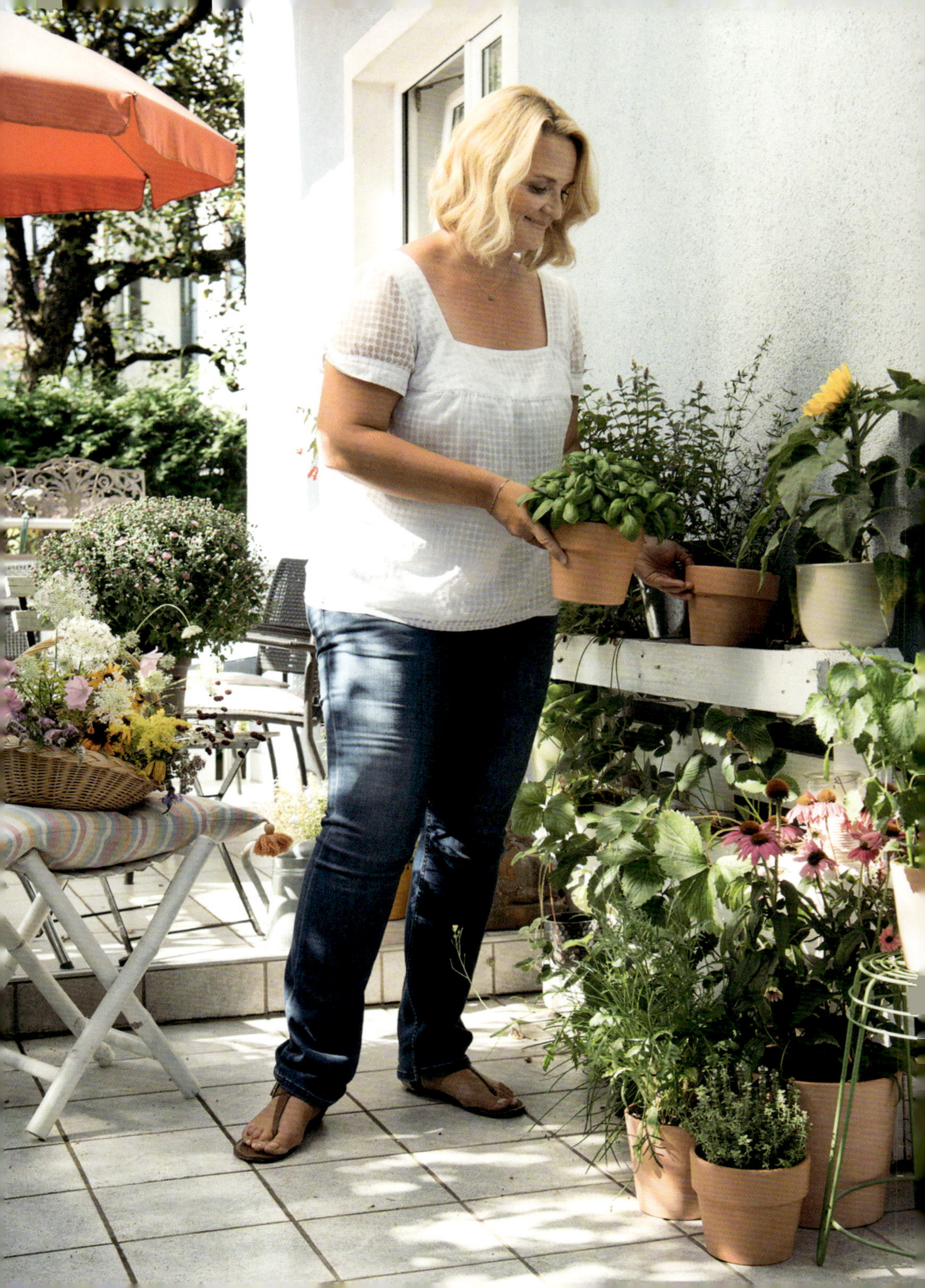

Urban Gardening mit Kräutern

Ich weiß noch ganz genau, wie ich als kleines Kind meiner Mutter in den Ohren lag, weil ich einen eigenen Gemüsegarten wollte. Ich wollte immer schon meine Hände in die kühle Erde stecken. Bis ich aber zu meinem ersten eigenen Garten kam, vergingen noch ein paar Jahre. Die Konsequenz war, dass meine erste Wohnung schnell einem Dschungel glich. Ich kompensierte dort meine »verlorenen« Gartenjahre.

Vielen von uns geht es so: Ein eigener Garten ist nicht möglich. Doch auf Kräuter muss deshalb trotzdem keiner verzichten. Mit einigen Tipps und Tricks steht deinem grünen Zuhause nichts im Wege. Und der Nebeneffekt: Du hast stets viele wirksame Kräuter für deine Naturapotheke parat.

Naturapotheke trifft Urban Gardening

Die Leidenschaft für Kräuter bedeutet gleichzeitig eine Leidenschaft für Pflanzen. Ich kennen keinen einzigen Kräuterfan, der nicht in den eigenen vier Wänden, auf dem Balkon oder im Garten eine Vielzahl an grünen Freunden hat. Auch wenn deine Wohnung noch so klein ist, auf einem Fensterbrett findet sich immer ein Plätzchen für einen Blumentopf mit Kräutern. Aus meiner eigenen Erfahrung möchte ich dir ein paar Tipps geben, die du für deine Kräuter zu Hause berücksichtigen kannst.

AUSREICHEND LICHT

Eine natürliche Lichtquelle ist das Wichtigste für deine Kräuter. Genauso wie auch wir benötigen Pflanzen Sonnenlicht, und zwar für die Fotosynthese. Es gibt zwar künstliche Lichtquellen, die in einer dunklen Wohnung Sonnenlicht simulieren. Doch wenn es möglich ist, stell deine Kräuter an einen Platz, wo es einfach hell genug ist.

GUTE LUFT

Wir vergessen es gern, aber auch Zimmerpflanzen mögen Frischluft. Krankheiten wie zum Beispiel Schimmel haben es sehr viel schwerer, wenn die Kräuter in der Wohnung mit frischer Luft versorgt werden. Im Garten oder auf dem Balkon sorgt der Wind dafür, im Zimmer müssen wir es tun. Achte aber darauf, dass deine Kräuter nicht immer nur von einer Seite belüftet werden. Dreh den Topf ruhig mal ein wenig, so bekommen die Pflanzen automatisch von allen Seiten ein wenig Luft und auch Sonnenlicht.

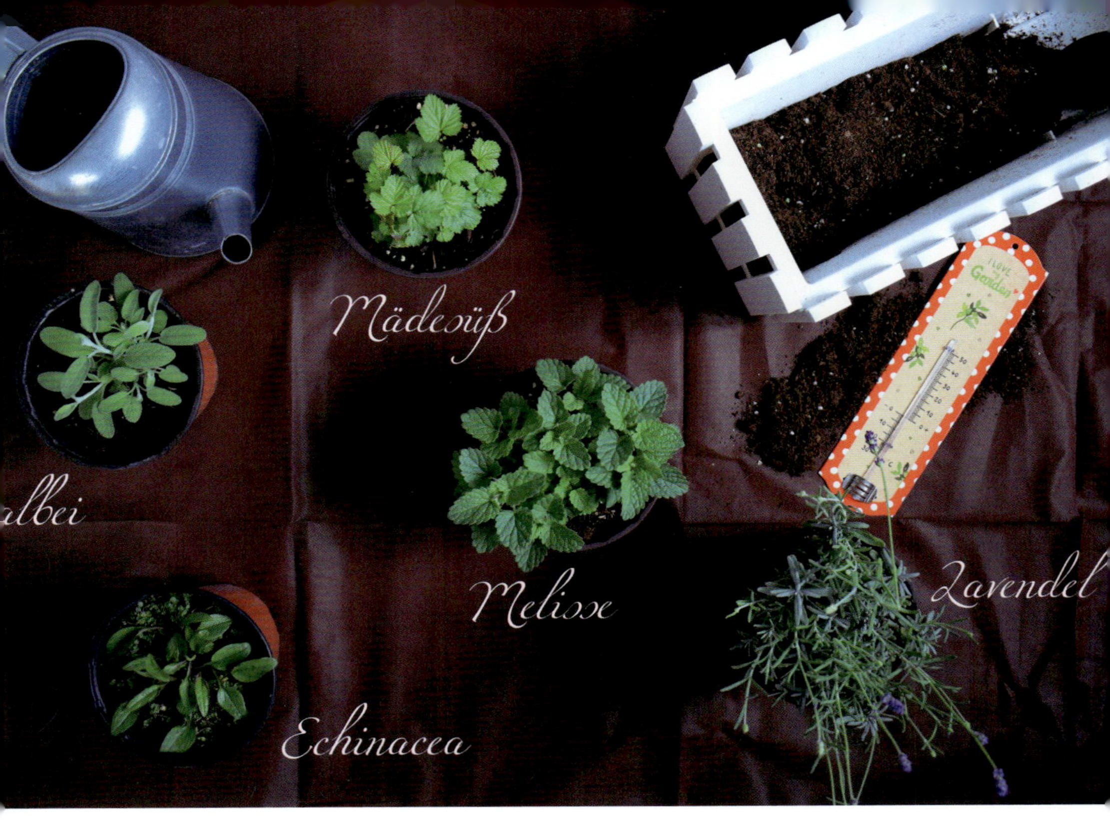

DIE RICHTIGE MENGE WASSER

Bitte nicht zu viel! Wir meinen es meist zu gut mit den Pflanzen um uns herum, und oft ist das Problem nicht, dass wir vergessen, die Kräuter zu gießen. Nein, wir ersäufen sie. Kein Scherz! Pflanzen benötigen oft kein tägliches Gießen. Am besten du testest die Erde auf Feuchtigkeit, indem du einfach deinen Finger reinsteckst. Erst dann, wenn die Erde trocken ist, heißt es: Wasser marsch! Kräuter wie Lavendel, Rosmarin oder Salbei sind aus dem heißen Süden zu uns gekommen. Diese mediterranen Kräuter wachsen auch gut weiter, wenn du ihnen ein wenig Trockenheit gönnst.

Die passenden Töpfe

Es ist dir sicherlich schon passiert, dass du dir einen schönen Kräutertopf, zum Beispiel Basilikum, gekauft hast, und schon nach wenigen Tagen waren die Blätter am Absterben. Diese gekauften Kräuter sind dazu gedacht, schnell verwendet zu werden. Wenn du länger etwas davon haben willst, dann solltest du umtopfen. Dabei gilt, dass der neue Topf ein oder zwei Nummern größer sein sollte, damit sich die Kräuter gut kultivieren können. Achte bei der Topfwahl auch darauf, dass das Wasser abfließen kann, dass also ein Loch im Boden ist. Staunässe mögen die wenigsten Kräuter. Verwende möglichst eine Kräutererde, da sind schon alle Nährstoffe drinnen, die die Pflanzen für gesunde Wurzeln benötigen.

Hast du die Kräuter umgesetzt, brauchen sie je nach Üppigkeit der Pflanze vier bis acht Wochen Zeit, um Blattmasse zu bilden. Danach kannst du deine Schätze laufend beernten. Frag aber auch den Gärtner deines Vertrauens um Rat. Er kann dir sicherlich die besten Kräuter für dein Zuhause geben, die auch lange leben.

KRÄUTER ERNTEN

Unsere Lieblinge wollen unbedingt beerntet werden, dann können sie am besten weiterwachsen. Bei größeren Blättern wie beim Basilikum, der Melisse oder der Pfefferminze holst du dir von den Stängeln die Blätter und lässt die jungen Triebe oben weiterwachsen. Bei Thymian, Majoran oder Rosmarin kannst du ganze Stängel abschneiden, aber nicht ganz am unteren Ende direkt über dem Boden. Die Petersilie sollte vor der Blüte geerntet werden. Hier kannst du sowohl ein paar einzelne Blätter als auch einen ganzen Stängel abzupfen. Der beliebte Schnittlauch wird ganz unten abgeschnitten, und du kannst auch die lila Blütenköpfe verwenden. Diese haben ebenfalls den Schnittlauchgeschmack und machen sich wunderbar als Deko in Aufstrichen oder über dem Salat.

SAG JA ZUR KÜCHE

Ich weiß es aus eigener Erfahrung: Stehen die Kräuter zu weit weg, vergisst man oft, sie beim Kochen überhaupt zu verwenden, oder man ist schlichtweg zu faul, in einen anderen Raum zu gehen und sie zu holen. »Schnell und einfach« ist in unserem Leben die Devise – und »schnell und einfach« machst du es dir, wenn du deine Kräuter in greifbarer Nähe zum Herd stehen hast, also in der Küche.

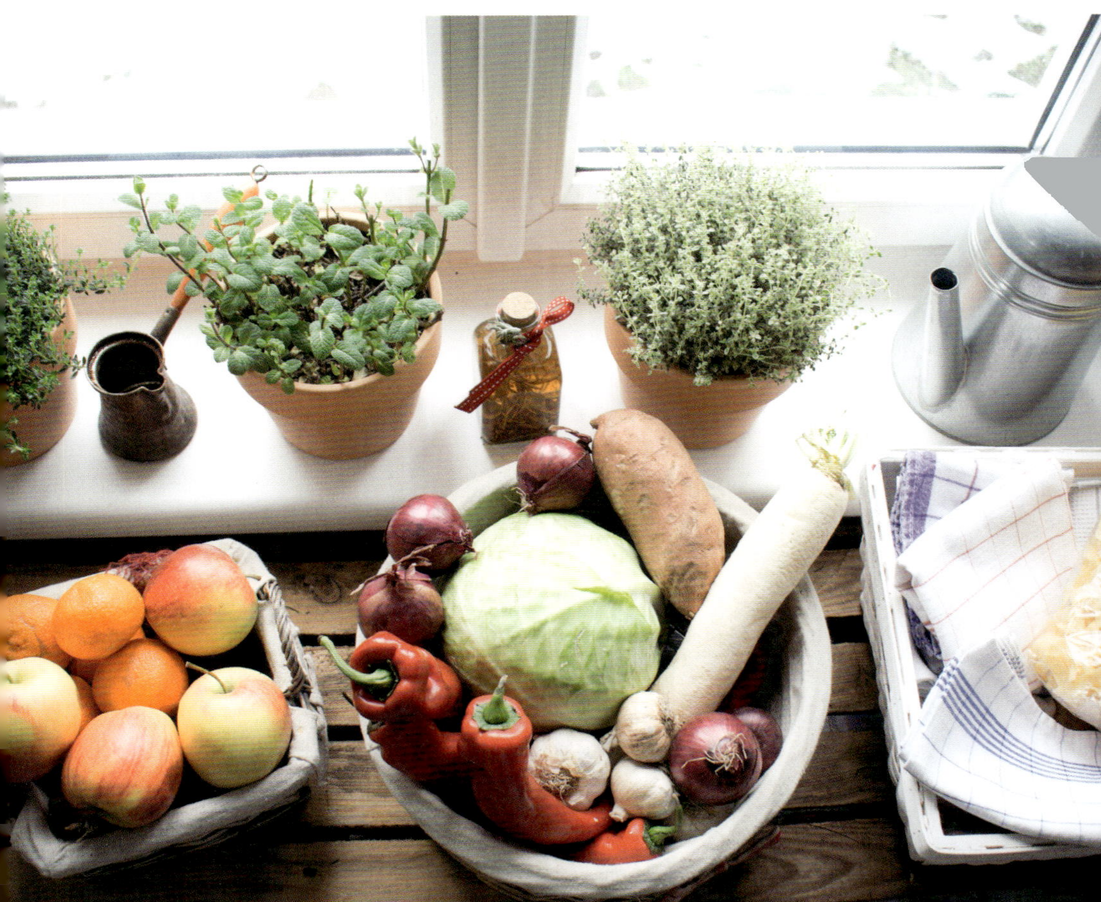

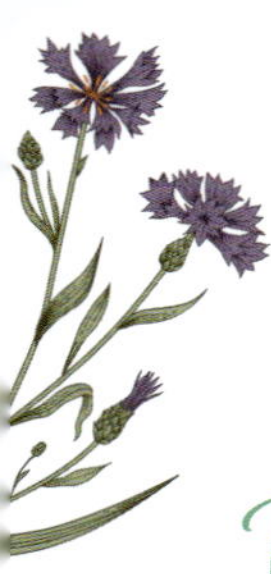

Dein Erste-Hilfe-Blumenkisterl

Kräuter in der Küche einsetzen ist der erste wundervolle Schritt, dein Leben und vor allem deine Gesundheit zu bereichern. Ich möchte mit dir aber noch einen Schritt weitergehen und dir zeigen, dass du dir auch Pflanzen für deine Naturapotheke nach Hause holen kannst.

Viele Gärtnereien bieten eine unfassbare Vielfalt an heimischen, mediterranen und exotischen Heilpflanzen an. Diese kannst du, wenn du ihre Standortvorlieben kennst, einfach zu Hause großziehen und dich bei Bedarf ihrer Wirkungen bedienen. Stell dir einfach ganz individuell nach deinen Bedürfnissen dein persönliches Erste-Hilfe-Blumenkisterl zusammen. Neigst du zum Beispiel öfters zu Kopfschmerzen? Dann darf auf keinen Fall die Pfefferminze fehlen – an ihr kannst du im Bedarfsfall riechen, und sie hilft dir auch als Tee bei Magen- und Darmbeschwerden. Es gibt unzählige Arten von Minze, aber wir sprechen nur von der Pfefferminze, weil sie die großartigen Wirkungen hat. Benötigst du etwas, damit du zur Ruhe kommst? Dann setz dir unbedingt die Melisse, die auch umgangssprachlich Zitronenmelisse genannt wird, in einen Topf – sowohl als Tee als auch frisch verwendet schenkt sie dir neue Gelassenheit. Hier ein paar Vorschläge, die dir einen Anreiz bieten können. Wie wäre es mit einem

- Schlafloskisterl mit Lavendel, Melisse und Baldrian,
- Halswehkisterl mit Spitzwegerich, Malve und Salbei,
- Verdauungskisterl mit Löwenzahn, Gundelrebe und Rosmarin,
- Wundheilkisterl mit Ringelblume, Gänseblümchen und Spitzwegerich,
- Natürliches-Antibiotika-Kisterl mit Kapuzinerkresse und Gartenkresse,
- Schönheitskisterl mit Frauenmantel, Gänseblümchen und Ringelblume?

MEIN RUNDUM-SORGLOS-PAKET

In meinem Erste-Hilfe-Kisterl finden sich Heilpflanzen, die von Kopfweh über Halsschmerzen bis zu Schlaflosigkeit als Erste-Hilfe-Kräuter ihren Einsatz finden. Jedes dieser Heilkräuter hat eine Vielfalt an Wirkstoffen und Einsatzmöglichkeiten und das Tolle: Diese grünen Schätze sind in vielen gut sortierten Gärtnereien erhältlich.

- **Melisse:** Sie hat eine beruhigende und krampflösende Wirkung und hilft bei Magen- und Menstruationsbeschwerden. Verwendet werden kann sie unter anderem als Tee, Tinktur oder frisch zum Beispiel in einem Joghurt.
- **Lavendel:** Er unterstützt bei Einschlafproblemen – siehe das Rezept für die Gute-Nacht-Milch auf meinem Blog *www.fräuleingrün.at*. Verwendet werden kann der Lavendel auch in einem Duftsäckchen oder in Milch gekocht mit Honig.
- **Salbei:** Hilft bei Halsentzündungen und Zahnfleischblutungen. Wird auch als natürliches Mund-Probiotikum bezeichnet. Verwendet werden kann der Salbei in Form eines Tees als Mundspülung zum Gurgeln oder zum Trinken, mit Salz als Salbeisole als Spray (siehe Rezept auf *fräuleingrün.at*) oder auch pur gekaut.
- **Echinacea:** Gerade in der Erkältungszeit stärkt sie unser Immunsystem. Verwendet wird die Echinacea, die auch purpurner Sonnenhut genannt wird, als Tinktur aus Blüten und vor allem der Wurzel.
- **Mädesüß:** Bei Kopfschmerzen und vor allem als Unterstützung bei Erkältungen und Grippesymptomen. Verwendet wird das Mädesüß als Tee und Tinktur.

Das Mädesüß habe ich in einem separaten Topf angepflanzt, da diese Pflanze einen feuchten Boden liebt und braucht. Ich achte also darauf, ihr einen immer mit Wasser gefüllten Untersetzer zu bieten. Die *Echinacea* sollte im Laufe der Zeit dann mehr Platz bekommen und in einen eigenen Topf gesetzt werden, damit sie eine Vielzahl ihrer wirksamen Blüten entfalten kann. Am besten, du schaust dir die Gegebenheiten in deinem Heim an und sprichst mit dem Gärtner, welche Standorte für welche Pflanze am besten sind.

Aber natürlich kannst du dir auch die klassischen »Küchenkräuter« wie Thymian, Basilikum und Majoran nach Hause holen, denn neben dem geschmacklichen Erlebnis haben auch diese Kräuter tolle gesundheitsförderliche Eigenschaften:

- Thymian hilft bei Erkältungen.
- Basilikum schenkt Ruhe und fördert die Konzentration.
- Majoran bewirkt die Ausschüttung des Glückshormons Serotonin, ist also sozusagen die Prise Glück im Essen.
- Petersilie enthält viel Vitamin C und hilft auch bei Blähungen.
- Schnittlauch ist mit dem Knoblauch verwandt und enthält schwefelhaltige ätherische Öle, die der Verdauung helfen.
- Rosmarin stärkt die Nerven, unterstützt den Kreislauf, hilft bei Erschöpfung und steigert den Appetit.

Du kannst bei Bedarf die Kräuter einfach frisch zu dir nehmen, über das Essen streuen oder du machst dir einen Tee. Je nachdem welche Beschwerden dich plagen und was zum Kraut passt. Ich finde, so ein Erste-Hilfe-Kisterl ist auch ein schönes Geschenk, über das sich bestimmt jeder freuen wird.

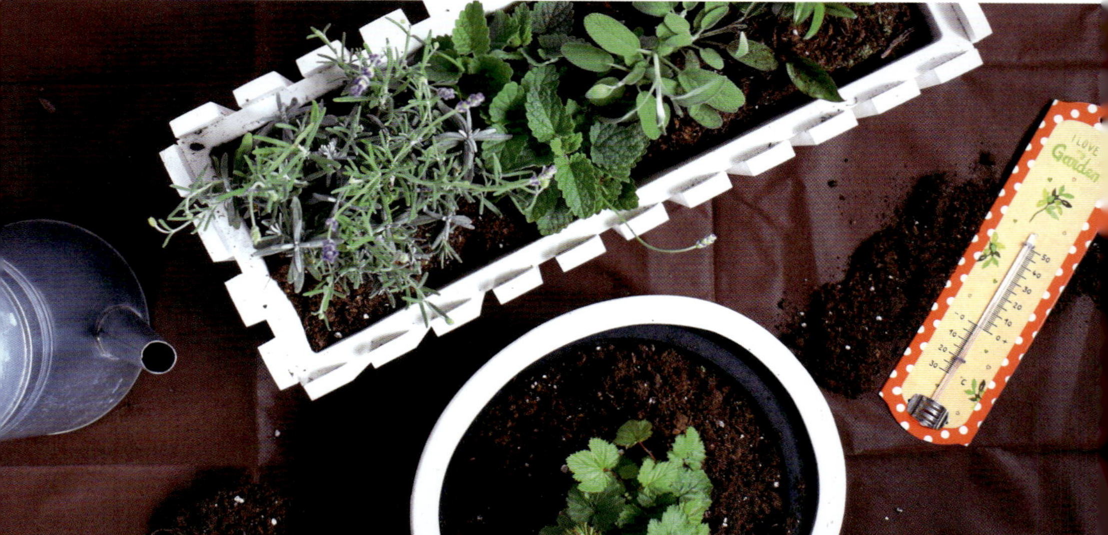

KRÄUTER BRAUCHEN KRAFTNAHRUNG

Kräuter, die in Töpfen und nicht in der freien Natur wachsen, benötigen unbedingt einen Dünger. Auch wenn du ihnen die beste Erde gönnst, ist irgendwann keine Kraft mehr für sie da, um gesund und üppig weiterzuwachsen. Ich greife prinzipiell nur zu natürlichen Biodüngern. Denn Pflanzen nehmen alles in sich auf, auch chemische Substanzen. Wenn wir die Kräuter dann zu uns nehmen, nehmen wir diese Stoffe automatisch auch in uns auf. Und bei chemischen oder gar toxischen Dingen sollten wir das vermeiden. Es gibt in vielen Gärtnereien sehr gute Biodünger, aber auch du selbst kannst dir mithilfe von Naturprodukten einen tollen Kräuterdünger herstellen. Pflanzen für Pflanzen sozusagen.

Knoblauch, der natürliche Kräuterdünger

Knoblauch brauche ich dir wahrscheinlich nicht vorstellen. Eine gesunde Knolle, die für uns Menschen durch die Schwefelverbindung Allicin antibakteriell und antimykotisch wirkt. Das bedeutet, dass sich Pilze, Bakterien und Viren nicht festsetzen können. Frisch verzehrter Knoblauch ist schon seit jeher auch ein Gesundheitsmittel, um zum Beispiel Arteriosklerose vorzubeugen. Das Blut wird dünner, und die Blutgerinnung wird reduziert.

Eine tolle Pflanze, die aber aus Geruchsgründen oft nicht frisch verwendet wird. Nicht so bei meinem Vater. Knoblauch ist sein Allheilmittel und sein Rezept, um gesund alt zu werden. Viele ältere Menschen schwören auf die Wirkung des frischen Knoblauchs, und seine Gesundheit gibt meinem Vater recht. Mit seinen achtundsechzig Jahren läuft er noch so manchem Vierzigjährigem davon. Sein Geheimrezept darf ich hier verraten: ein schönes Stück Schwarzbrot mit einer Scheibe Käse, frischen Radieschen und fein geschnittenem Knoblauch darüber. Als Finish eine Prise Salz – und das Ganze dann langsam und mit Genuss verzehren. Wie gesagt, man riecht sein Geheimnis, aber hin und wieder mal so ein gesundes Brot ist den Geruch schon wert.

Achtung!

Wer blutgerinnungshemmende Tabletten einnimmt, sollte auf einen übermäßigen Verzehr von Knoblauch verzichten oder sich zumindest mit seinem Arzt dazu beraten.

Kommen wir aber zurück zur Wirkung gegen Viren, Pilze und Bakterien. Denn wenn Knoblauch uns davor schützt, schützt die Knolle auch ihre grünen Freunde davor. Wichtig ist, dass deine Pflanzen von Anfang an mit diesem natürlichen Dünger behandelt werden. So vermeidest du, dass sich Krankheiten überhaupt erst bilden. Dazu hat dieses Biodüngemittel eine pflanzenstärkende Wirkung. Und für mich das Tollste überhaupt: Knoblauch ist das ganze Jahr über erhältlich. Die einfachste Möglichkeit, deinen Kräutern Knoblauch in Form eines Düngers zu verabreichen, ist es, einen Tee daraus zu kochen.

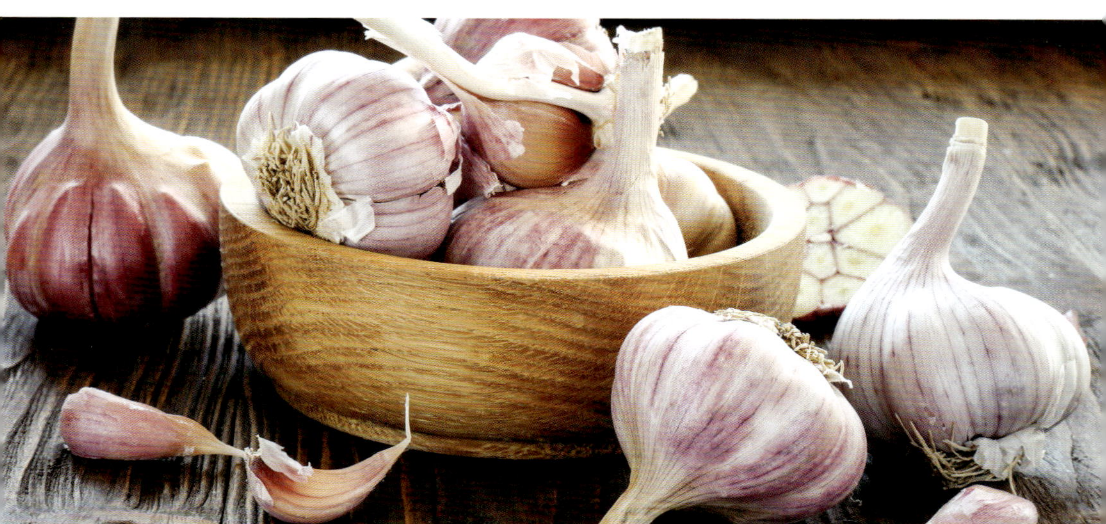

Knoblauchdünger für Kräuter

Zutaten

2 kleine frische Knoblauchzehen
½ Liter Wasser

Zerkleinere die Knoblauchzehen und übergieße sie mit dem kochenden Wasser. Deckel drauf und nun sechs Stunden ziehen lassen. Abseihen und den fertigen Tee in eine Sprühflasche gießen. Einmal wöchentlich sollten deine Pflanzen mit dem Knoblauchdünger besprüht werden. Du kannst sie zusätzlich einmal im Monat damit gießen – dafür sollte der frische Tee aber eins zu zehn mit Wasser verdünnt werden.

Stell am besten immer nur kleine Mengen her, denn der Knoblauchdünger fängt nach einigen Tagen zu riechen an. Verwenden kannst du ihn dann zwar immer noch, aber du und deine Nachbarn werden keine Freude daran haben. Je länger der Knoblauchtee steht, desto intensiver wird er auch in seiner Wirkung, da er zu gären beginnt. Verwendest du also einen älteren Knoblauchdünger, bitte unbedingt eins zu zehn mit Wasser verdünnen.

Kräuter und andere Pflanzen als Unterstützer für den Garten und die Zimmerpflanzen zu verwenden, ist eine sehr alte und wirksame Gärtnermethode, die langsam wieder salonfähig wird. »Bio« und »natürlich« sind die Schlagworte, wenn Dünger wie die Brennnessel- oder Ackerschachtelhalmjauche wieder vermehrt verwendet werden. Besonders wenn du einen Garten hast und gern Tomaten, Paprika, Zucchini oder eben viele Kräuter ernten möchtest, kann ich dir diese natürlichen Biodünger nur ans Herz legen. Aber dazu solltest du ein wenig geruchsresistent sein, denn wo es blubbert und schäumt, riecht es auch.

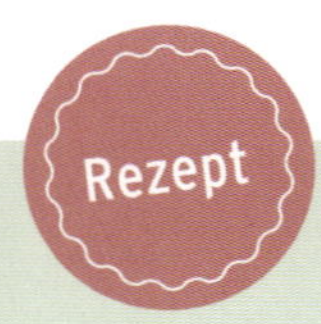

Düngejauche für den Garten

Falls du tatsächlich einen Garten hast, wo du auch einen natürlichen Dünger ansetzen kannst, möchte ich dir hier noch das Rezept für eine Brennnesseljauche mitgeben. Wichtig ist, dass auch deine Nachbarn einverstanden sind, denn es kann beim Gärprozess anfänglich schon richtig stinken.

Die Brennnessel ist ja eine große Heilpflanze für uns Menschen, aber sie hält auch so einiges parat, um schädlingsanfällige Pflanzen zu stärken. Durch natürlicherweise enthaltenes Kalium und Kieselsäure vitalisiert sie ihre Pflanzenfreunde so stark, dass Schädlinge keine Chance haben.

Also die Jauche: Handschuhe sind sehr zu empfehlen beim Sammeln und Verarbeiten der Brennnessel. Ich verwende einen großen Kübel mit fünf Litern Fassungsvermögen. Da hinein kommen dann etwa 500 Gramm kleingeschnittene frische Brennnesseln. Alles mit Wasser bedecken und gut umrühren. Dann wird das Gefäß mit einem Jutesack oder etwas Ähnlichem luftdurchlässig zugedeckt. Jetzt sollte es mindestens 10-14 Tage stehen bleiben und jeden Tag einmal umgerührt werden. Der starke Geruch, der sich bildet, kann durch die Zugabe von einer Handvoll Kompost oder auch Gesteinsmehl ein wenig gelindert werden, aber stinken tut das Ganze trotzdem. Es fängt an, zu blubbern und zu gären. Die Jauche ist dann fertig für ihren Einsatz, wenn keine Bläschen mehr zu sehen sind.

Für die Anwendung muss die fertige Jauche unbedingt im Verhältnis 1:20 verdünnt werden. Dieser Naturdünger wird nur zwei- bis dreimal in der Gartensaison verabreicht. Achte darauf, nur die Erde zu gießen und nicht die Blätter und Blüten, es könnte sonst in Kombination mit der Sonne zu Verbrennungen kommen. Es mögen auch nicht alle Pflanzen die Brennnesseljauche. Bohnen oder Zwiebeln solltest du damit nicht behandeln.

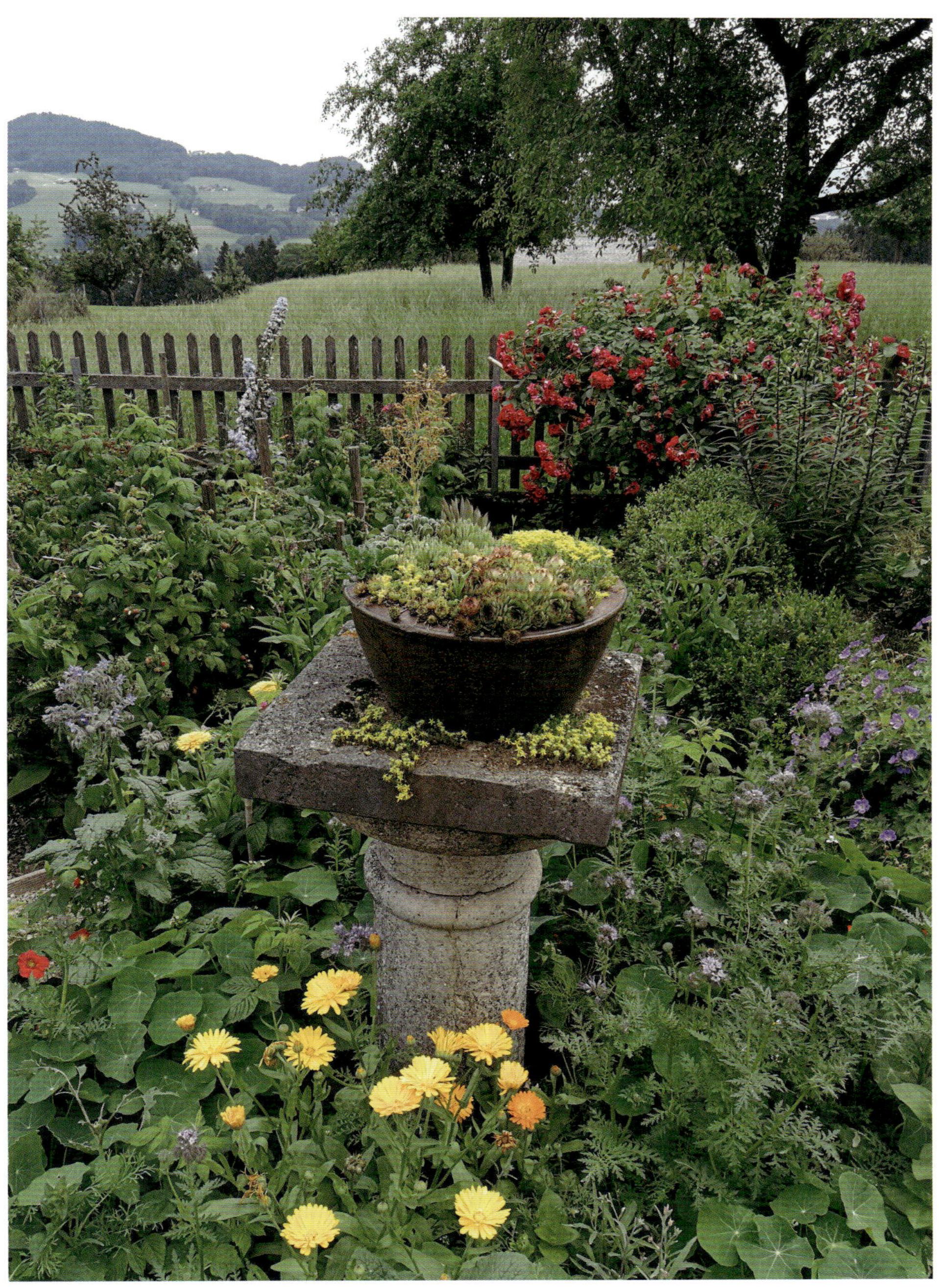

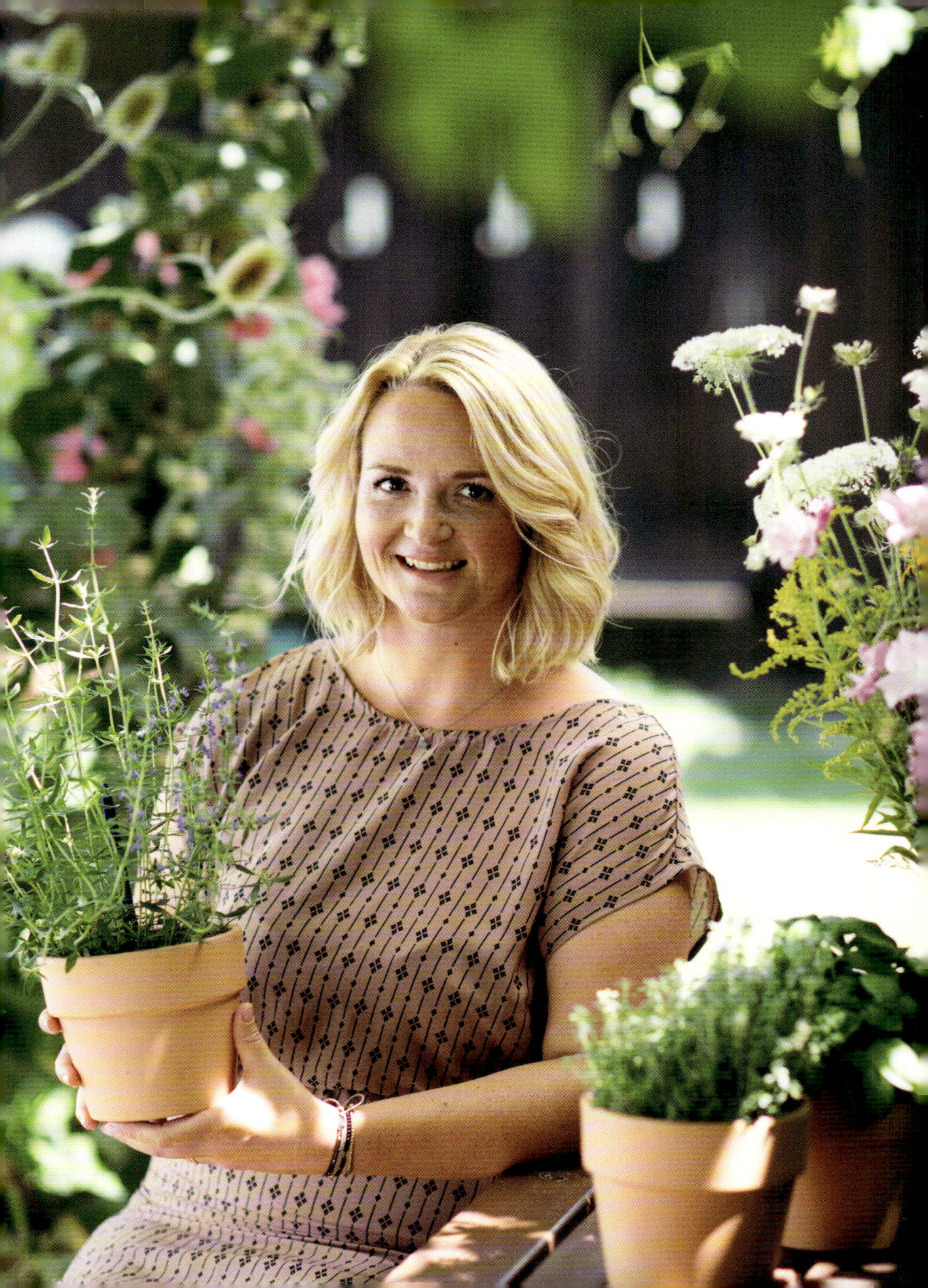

Kräuter, wahre Lebensbegleiter

Mein Lebensweg hat mich zu den Kräutern und dabei zurück zur Natur gebracht. Die Suche nach Ruhe und Entschleunigung konnte ein Ende finden. Diese tiefe Sehnsucht in mir weiß ich nun endlich zu stillen. Natürlich gibt es auch für mich weiterhin die »stressigen« Phasen, wenn ich mich an enge Termine halten und Verpflichtungen nachgehen muss. Aber ich kann das alles meistern, ohne mich ausgebrannt zu fühlen. Ich habe die Energie dazu, weil ich sie mir aus meinen Spaziergängen draußen, bei jedem Wetter, hole. Ich lade meine Batterien stetig auf, sodass sie gar nicht mehr komplett leerlaufen können.

In den letzten Jahren habe ich sehr viel gelernt. Allem voran: auf mich zu schauen. Denn nur wenn es mir gut geht, dann ist jeder Tag ein wertvoller. Ich habe meinen Wert erkannt und opfere mich nicht mehr auf, nur um anderen einen Gefallen zu tun, der dann vielleicht nicht mal wertgeschätzt wird. Ich nehme mir Zeit. Zeit für mich, für meine Gedanken, meinen Körper, meine Seele. Nur wenn ich mich mit mir auseinandersetzen kann, wenn ich reflektieren kann, in welcher Situation ich mich gerade befinde, kann ich gute und richtige Entscheidungen treffen. Das wirkt sich auch positiv auf mein Umfeld aus.

Und ich stelle mir viel öfter die Frage: Ist es das wert? Diese Frage begleitet mich auf so vielen Ebenen meines alltäglichen Lebens. Das beginnt bei Aufträgen, die ich von Kunden erhalte, und geht über vermeintlich wichtige Happenings, zu denen ich eingeladen werde, bis hin zu privaten Verpflichtungen oder auch alltäglichen Kleinigkeiten. Ich frage mich immer: Ist es das wert, Zeit und Energie dafür herzugeben? Die Antwort darauf ist eine sehr individuelle Sache und von Moment zu Moment unterschiedlich. Aber ich bin fest davon überzeugt: Wenn wir uns diese Frage öfter stellen, werden wir immer klarer sehen, was uns guttut und was uns Energie und damit Lebensqualität raubt.

Zu all dem hat sich in den letzten Jahren bei mir noch etwas breitgemacht: ein Gefühl des tiefen Vertrauens. Das spüre ich meistens dann, wenn ich in der Natur unterwegs bin und atme. Tief ein und aus. Viele Wege, die ich eingeschlagen habe, entstanden aus Bauchentscheidungen, bei denen mein rationales Denken mal Pause machen durfte. Niemals hätte ich sonst einen sicheren Job an den Nagel gehängt und den Schritt in die Selbstständigkeit versucht. Aber mein Bauchgefühl – oder wie ich es gern auch nenne: meine Intuition – sagte mir, dass es für mich richtig ist. Und ich spüre ein Vertrauen zu mir und meinen Entscheidungen. Es fühlt sich an wie eine angenehme Ruhe, die mich leitet und mir Sicherheit gibt. Vielleicht könnte man es mit der Sicherheit vergleichen, die Kinder noch in sich tragen, die jeden Tag spielen, Abenteuer erleben und Neues in der Welt entdecken, ohne die Angst im Hinterkopf zu haben, dass sie fallen und sich vielleicht verletzen könnten, weil sie zu schnell mit dem Rad gefahren sind. Die Natur hat mir Vertrauen geschenkt. In mich selbst und in meinen Weg. Damit habe ich auch ein gutes Stückchen Freiheit und Lebensqualität zurückgewonnen.

Das sind ein paar der Veränderungen, die sich in mir ereigneten, seit ich Zeit mit mir selbst im Wald, auf Wiesen, bei Spaziergängen oder einfach nur im Garten sitzend verbringe. Ich habe sie gar nicht bewusst angesteuert, sie sind einfach passiert.

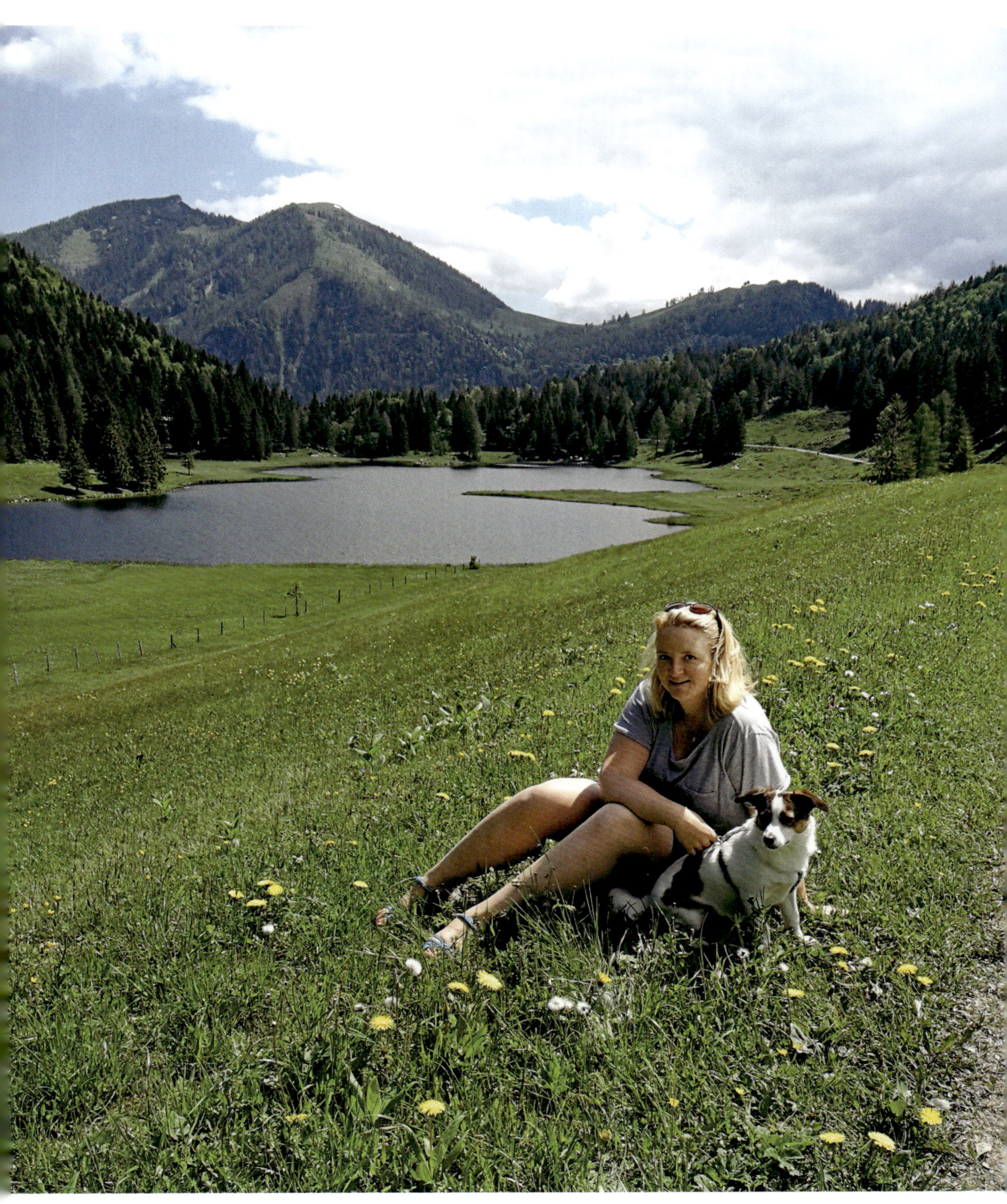

Es gibt vieles, was mich weiterhin beschäftigt, zum Beispiel die Frage: Wann ist uns die Selbstverständlichkeit abhandengekommen, mit der Natur zu arbeiten, uns ihre Kräfte zunutze zu machen? Das kann natürlich nicht mit einer simplen Antwort entschlüsselt werden. Die Vergangenheit kann ich außerdem auch nicht mehr beeinflussen, aber vielleicht die Zukunft ein wenig. Besser gesagt: den zukünftigen Umgang mit Kräutern und der Natur. Es ist mein Ziel und Wunsch, nicht nur mir das Leben mit Kräutern und Naturerlebnissen zu erleichtern, sondern auch dir und all jenen, die ein bisschen mehr Grün in ihrem Leben haben möchten. Das beginnt bei einem kleinen Spaziergang oder in der Küche, wenn wir Gerichte mit Kräutern verfeinern, in der Kosmetik, wenn wir darauf achten, was auf unsere Haut kommt, und bei gesundheitlichen Problemen, wenn wir nicht beim kleinsten Wehwehchen auf synthetische Mittel zurückgreifen.

Ich weiß noch, als ich das erste Mal nach einem Abend mit Freundinnen am nächsten Morgen mit Kopfschmerzen aufgewacht bin und mir gedacht habe: heute keine Kopfschmerztablette, sondern ein Mädesüßtee. Ja, es war ein langer Abend, und wir bestellten beim Plaudern schon das eine oder andere Gläschen Wein. Für solche Abende bezahle ich am nächsten Tag dann meistens mit einem pochenden Kopf. und der Einfachheit halber ging ich dann schon mal in Richtung Bad und holte mir eine Schmerztablette. Damals aber wollte ich wissen, ob das Mädesüß, das natürliche Aspirin der Wiesen, tatsächlich helfen kann. Also aufrappeln und Tee kochen. Allein das war schon eine Herausforderung. Und eines wusste ich: Auf eine Wirkung innerhalb der nächsten fünfzehn Minuten brauchte ich bei dem Tee nicht zu hoffen. Klar war mir aber, dass mir das Mädesüß keine Nebenwirkungen bescheren wird wie Magenschmerzen oder verdünntes Blut. Mit dem Bewusstsein, dem Kraut ein wenig Zeit zu geben, habe ich langsam den Tee getrunken, mich auf die Couch gelegt – und was soll ich sagen: Nach zwei Stunden waren die pochenden Schmerzen weg. Klar, ich war noch erschlagen, aber das war das Schlafdefizit. Dieses Gefühl, wenn du selbst das erste Mal einen Erfolg mit den Kräutern erlebst, das ist und bleibt unbezahlbar. Es war ein kleiner Erfolg, der mir damals die Welt bedeutet hat und von dem ich unbedingt den Menschen erzählen wollte.

Es ist oft einfach so viel besser für den Körper, auf etwas Natürliches zu zählen, statt nur wegen der Bequemlichkeit zu schnell zu einem synthetischen Mittel zu greifen. Frag dich doch selbst beim nächsten Mal: Muss das jetzt die Lösung sein? Oder kann ich mir anders, sanfter helfen? Ich weiß, der Anfang mit den Kräutern kann erst mal ein wenig überfordernd wirken. Vielfältige Kräuter, dazu zahlreiche Rezepte und schier unendliche Möglichkeiten liegen direkt vor der Haustür und warten nur darauf, erkundet zu werden. Aber wo anfangen?

Du hast jetzt dieses Buch. Es kann dir ein Leitfaden sein, um erste Bekanntschaften mit regionalen Kräutern zu machen oder schon bestehende Freundschaften zu vertiefen. Nimm es zum Anlass, dich in die grüne Welt hinein verführen zu lassen, denn die Nebeneffekte, die diese Lebensart mit sich bringt, sind so wertvoll und vielfältig und für deinen Körper und deinen Geist unbezahlbar. Erlebe die Kräuter mit all deinen Sinnen. Schmecke sie, lass deine Nase erleben, wie lieblich oder herb sie duften können. Und auch deine Hände werden erstaunt sein, wie unterschiedlich Blätter und Blüten sich anfühlen können. Eine Pflanze kennenzulernen heißt, sie zu erforschen, sie über jede Jahreszeit hinweg zu begleiten und mit ihr zu experimentieren. Vielleicht kreierst du schon bald deine eigenen Naturrezepte für dein Wohl und das deiner Lieben. Sei gespannt, was dir die Welt der Kräuter noch alles offenbaren wird. Genieße jeden Augenblick und teile deine Erfahrungen auch mit anderen. Nur so schaffen wir es, dass ein so wertvolles Wissen, das schon so vielen Menschen vor uns auf vielfältige Art und Weise geholfen hat, nicht aussterben wird.

Ich bin davon überzeugt, dass wir erst am Anfang stehen, uns endlich wieder auf das zu besinnen, was wir sind: ein Teil der Natur. Und deshalb sollten wir der Natur auch mit viel Respekt und Achtung gegenübertreten. Deshalb möchte ich dich abschließend noch einmal daran erinnern, achtsam mit den Geschenken der Natur, den Kräutern, Pflanzen und Beeren, umzugehen. Es ist auch Achtsamkeit dir selbst gegenüber, wenn du immer daran denkst, wie viel du aus der Natur wirklich benötigst, wenn du nichts zerstörst und jede Sekunde genießt, die du draußen auf Entdeckungsreise gehst. Denn du weißt ja: Das grüne Glück beginnt direkt vor deiner Haustür.

EIN PAAR BUCHEMPFEHLUNGEN

Arnold Achmüller: *Wickel, Salben und Tinkturen*. Das Kräuterwissen der Bauerndoktoren in den Alpen. Edition Raetia 2016.

Clemens G. Arvay: *Der Biophilia-Effekt*. Heilung aus dem Wald. edition a 2015.

Karin Buchart & Miriam Wiegele: *Die Natur-Apotheke*. Das überlieferte und neue Wissen über unsere Heilpflanzen. Servus 2016.

Ursel Bühring: *Praxis-Lehrbuch Heilpflanzenkunde*. Grundlagen – Anwendung – Therapie. Haug 2014.

Siegrid Hirsch & Felix Grünberger: *Die Kräuter in meinem Garten*. Freya 2014.

Schwester Bernardines große Naturapotheke. Mosaik 1983.

Bernadette Schwienbacher: *Heilkräuter für die Seele*. Integral 2018.

Miriam Wiegele: *Kräuterelixiere*. Die selbstgemachte Hausapotheke. Bacopa 2015.

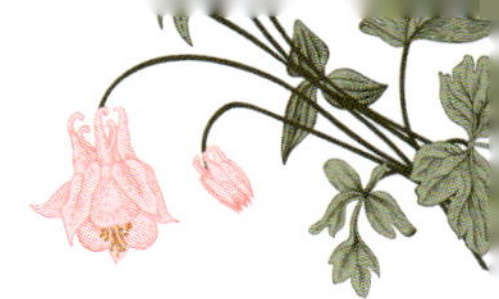

Meine Angebote für dich

Andere Kräuterfreunde persönlich kennenlernen, Kräuterideen, -erfahrungen, und -rezepte austauschen, dafür sorgen, dass altes und neues Wissen weitergetragen wird – es war ein bewusst gesetzter Schritt von mir, mein Wissen rund um die Kräuter und ihre Anwendungen nicht nur im Blog, sondern auch im »real life« anzubieten. Ich habe nach meinem Entschluss, mich selbstständig zu machen, innerhalb kürzester Zeit verschiedene Kurse, Vorträge und Wanderungen erstellt, und jede Sekunde dieser Arbeit hat sich ausgezahlt. Ob Kräuterneulinge oder erfahrene Kräuterliebhaber: Im Zusammensein mit ihnen entsteht immer eine ganz besondere Atmosphäre, in der Hektik keinen Platz hat, sondern es nur darum geht, wie sie sich mit der Kraft der Natur etwas Gutes und Besonderes ins Leben holen können. Ich würde fast sagen, es ist Kräutermagie. Willst auch du dabei sein? Ich habe jede Menge Angebote für dich.

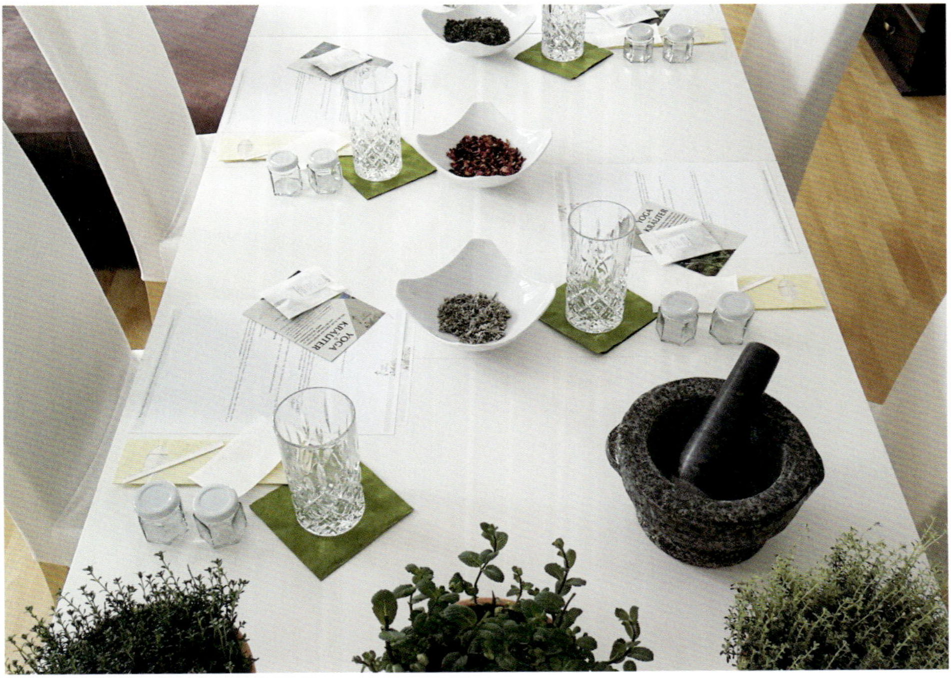

MEINE AUSBILDUNGEN

Wenn ich in der Schule gern so gelernt hätte wie jetzt! Ich bin wissbegierig und neugierig auf alles, was uns die Natur noch an Alternativen und Möglichkeiten zu bieten hat. Aus diesem Grund gehören Fortbildungen einfach immer dazu und auch, um immer mehr weitergeben zu können. Einen kleinen Überblick der letzten Jahre habe ich hier zusammengetragen:

2016 – Ausbildung zur Diplomierten Praktikerin der TEH (Traditionelle Europäische Heilkunde)

2017 – Aufbauausbildung – TEH-Naturapotheke

2018 – Aufbauseminar für Naturwanderungen: Biophilia. Der Heilungscode der Natur, bei Clemens G. Arvay

2018 – Waldpädagogin i. A.

MEINE KURSE

Ob Kräuterneulinge oder all jene, die noch tiefer in die Kräuterwelt eintauchen möchten – ich biete für jede Lebenslage und jeden Geschmack die passenden Kurse an. Angefangen vom »Das kleine 1x1«, wo es um die ersten Kräuterbasics geht, über die »Naturapotheke«, wo der gesundheitliche Aspekt im Vordergrund steht, bis hin zur »Naturkosmetik«. Wichtig ist mir dabei vor allem, dass du selbst Kräuterprodukte mischst und alle Teilnehmer mit vielen vollgefüllten Gläsern nach Hause gehen.

Wie du in diesem Buch schon erfahren hast, ist es sehr wichtig, wilde Kräuter in der freien Natur gut kennenzulernen. Deswegen biete ich vom Frühling bis in den Herbst hinein Kräuterwanderungen an. Und dies sogar in der Stadt Salzburg, denn kräftige Kräuter wachsen ja auch direkt vor unserer Haustür. Vor allem habe ich meine »Wiese, Wasser, Wald & Wunder Wanderung« entwickelt. Hierbei geht es auch in den Wald, und ich zeige dir, welche Wirkungen dieser auf Körper und Seele hat. Zum Abschluss der Wanderung wird außerdem gekneippt. Denn das Wasser, unser wichtiges Lebenselixier, gehört ebenfalls zu einem gesunden Leben.

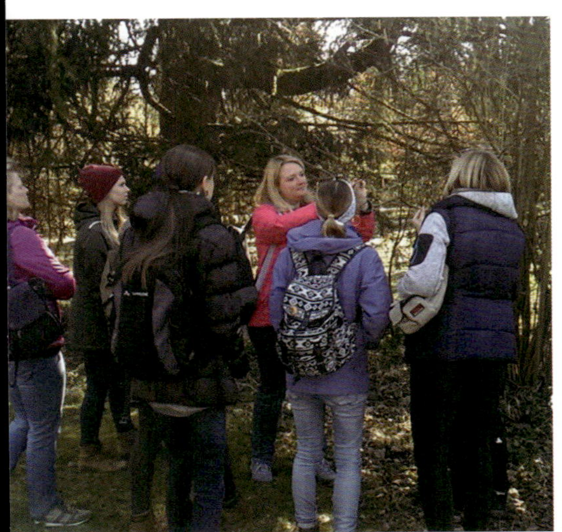

Alle Termine zu den Kräuterkursen und -wanderungen wie auch zu verschiedenen Fräulein-Grün-Vorträgen und Themen-Specials findest du laufend auf *www.fräuleingrün.at.*

IMPRESSUM

Die in diesem Buch vorgestellten Informationen und Empfehlungen sind nach bestem Wissen und Gewissen geprüft. Dennoch übernehmen die Autorin und der Verlag keinerlei Haftung für Schäden irgendwelcher Art, die sich direkt oder indirekt aus dem Gebrauch der hier beschriebenen Anwendungen ergeben. Bitte nehmen Sie im Zweifelsfall bzw. bei ernsthaften Beschwerden immer professionelle Diagnose und Therapie durch ärztliche oder naturheilkundliche Hilfe in Anspruch.

Sollte diese Publikation Links auf Webseiten Dritter enthalten, so übernehmen wir für deren Inhalte keine Haftung, da wir uns diese nicht zu eigen machen, sondern lediglich auf deren Stand zum Zeitpunkt der Erstveröffentlichung verweisen.

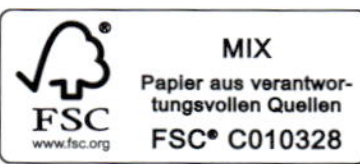

Verlagsgruppe Random House FSC® N001967

Zweite Auflage 2020

Vermittelt von Stefan Linde
Redaktion: Dr. Diane Zilliges
Fotoproduktion: Bele Engels
Umschlaggestaltung: Guter Punkt, München,
unter Verwendung eines Fotos von © Frank Bauer
sowie eines Motivs von © Olga Korneeva / shutterstock
Layout und Satz: Claudia Castiglione | Guter Punkt, München
Druck und Bindung: Alföldi Nyomda Rt., Debrecen
Printed in Hungary
ISBN 978-3-7787-9288-9

BILDNACHWEIS

© Frank Bauer: Fotos S. 6, 10, 41, 42, 56, 58, 65, 70, 212, 226.

© Karina Reichl: Fotos S. 14, 15, 19, 22, 25, 26, 30, 33, 35, 39, 46, 48, 50, 53, 54, 61, 62, 64, 68, 72, 73, 74, 84, 85, 89, 90, 94, 96, 99, 101, 103, 104, 106, 110, 111, 113, 114, 119, 120, 121, 122, 123, 124, 126, 128, 131, 133, 134, 136, 138, 141, 142, 143, 146, 148, 149, 151, 153, 154, 157, 158, 159, 160, 162, 166, 169, 171, 172, 176, 177, 179, 180, 182, 185, 188, 189, 191, 192, 194, 198, 199, 200, 202, 207, 208, 210, 211, 215, 217, 220, 225, 229, 233, 235.

© Olga Korneeva/Shutterstock: Illustrationen S. 4, 5, 7, 8, 16, 20, 27, 28, 34, 39, 41, 43, 44, 46, 50, 56, 64, 71, 72, 84, 87, 88, 91, 92, 93, 95, 105, 115, 125, 137, 147, 155, 163, 173, 183, 193, 203, 213, 214, 218, 227, 233.

© Del_Mar/iStock: Illustration S. 97

© M. Schuppich/AdobeStock: Foto S. 38 oben

© lnsdes/AdobeStock: Foto S. 38 unten

© Caiaimage/Sam Edwards/gettyimages: Foto S. 66

© Heike Rau/AdobeStock: Foto S. 130

© Marta Jonina/AdobeStock: Foto S. 145

© Ivan/AdobeStock: Foto S. 165

© ferumov/AdobeStock: Foto S. 222

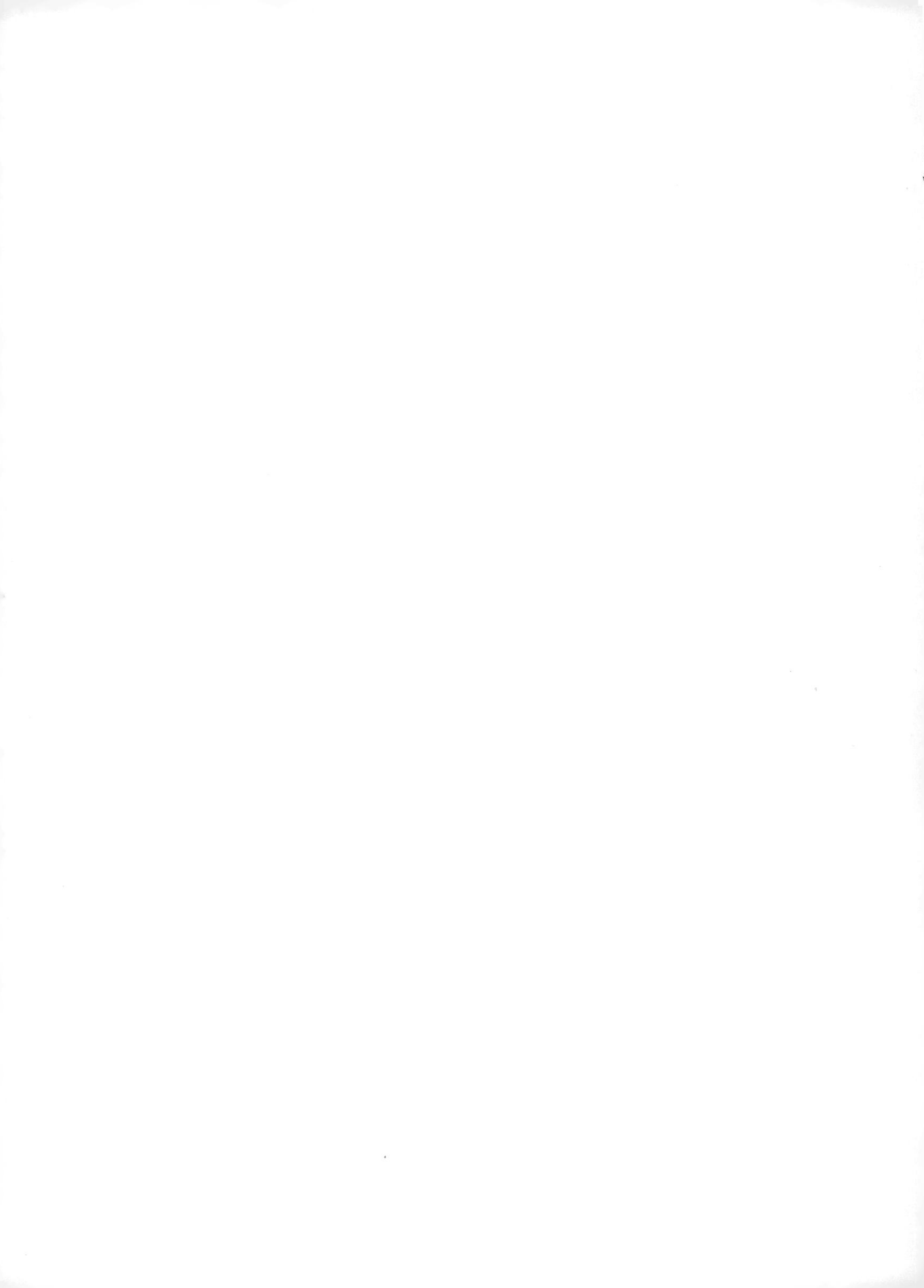